社区危重症医学

主　编　刘雍容　付　冰　张文秀　唐海云　汤观秀

副主编　常　欢　李　博　肖艳英　黄瑞瑞　杨　青

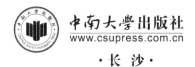

中南大学出版社
www.csupress.com.cn

·长沙·

前 言

Foreword

在当今社会，随着人口老龄化、生活方式的改变以及医疗技术的进步，社区危重症患者的发病率和病死率逐年上升。这些患者往往需要在短时间内得到及时、有效的救治，以降低病死率和并发症的发生率。然而，由于社区医疗机构的资源有限，医生的专业知识和技能水平参差不齐，使得社区危重症患者的救治面临着巨大的挑战。因此，编写一本关于社区危重症医学的书籍，旨在为社区医生提供一本实用、易懂的参考书，帮助他们更好地应对这一挑战。

本书分为以下几个部分。

第一部分：社区危重症医学概述。本部分主要介绍社区危重症医学的基本概念、特点、发展历程以及面临的挑战。通过对社区危重症医学的全面了解，有助于读者更好地把握本书的主旨和内容。

第二部分：社区危重症患者的识别与评估。本部分详细介绍了如何识别和评估社区危重症患者，包括病史采集、体格检查、实验室检查、影像学检查等方面的内容。通过对患者的全面评估，为医生制定合适的治疗方案提供依据。

第三部分：社区危重症患者的治疗策略。本部分重点介绍了社区危重症患者的治疗原则、治疗方法及常见疾病的治疗策略。详细介绍各种治疗方法，有助于医生根据患者的具体情况选择合适的治疗方案。

第四部分：社区危重症患者的护理与康复。本部分主要介绍了社区危重症患者的护理原则、护理方法及康复措施。通过对护理与康复的全面了解，有助于医生提高患者的生活质量，降低病死率和并发症的发生率。

第五部分：社区危重症医学的未来发展。本部分对社区危重症医学的发展趋势进行了展望，包括技术创新、人才培养、政策支持等方面的内容。通过对未来发展的展望，有助于读者更好地把握社区危重症医学的发展方向。

目录

Contents

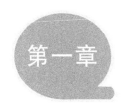

第一章

绪　论

　　危重症通常是指那些病情严重、进展迅速，可能对患者生命造成威胁的疾病或病症。这些疾病或病症可能导致器官功能衰竭、休克、严重的感染等并发症，需要紧急救治和密切监测。

一、社区危重症识别与急救的意义

1. 提高生存率

　　对于突发的危重症，如心脏停搏、严重创伤等，及时有效的急救措施可以显著提高患者的生存率。在社区环境中，由于距离医院较远，等待救护车的时间可能会影响患者的预后。因此，社区居民掌握基本的危重症识别和急救技能至关重要。

2. 减轻医疗负担

　　社区危重症识别与急救的普及有助于减轻医院的急诊压力，减少医疗资源的浪费。当社区居民能够及时发现并处理一些常见的危重症时，可以避免不必要的医疗资源消耗。

3. 提高生活质量

　　对于患有慢性疾病的患者，如高血压、糖尿病等，社区危重症识别与急救的培训可以帮助他们更好地管理自己的病情，预防并发症的发生，从而提高生活质量。

4. 增强社区凝聚力

　　通过开展社区危重症识别与急救培训，可以提高居民之间的互助意识，增强社区凝聚力。当面临危重症时，邻里之间可以互相帮助，共同应对紧急情况。

5. 培养公民责任感

　　掌握危重症识别与急救技能的居民，可以在遇到紧急情况时主动提供帮助，承担起公民的责任。这有助于提高整个社会的道德水平和文明程度。

　　总之，社区危重症识别与急救的意义在于提高患者生存率、减轻医疗负担、提高生活质量、增强社区凝聚力及培养公民责任感。因此，推广社区危重症识别与急救培训具有重要的现实意义。

二、社区危重症识别及处理原则

社区危重症识别及处理原则是社区医疗和紧急救援中非常重要的部分。以下是社区危重症识别及处理的原则。

1. 快速评估

在社区环境中，对患者进行快速而准确的评估非常重要。评估应包括意识状态、呼吸情况、循环状况和神经系统功能等方面。通常使用的方法是 ABCDE 法则，具体如下所述。

A(airway)：气道管理。

气道管理是危重症患者的首要任务，因为保持通畅的气道对于维持生命至关重要。在评估过程中，医护人员需要关注以下几个方面。

(1)观察患者的呼吸模式和频率，判断是否存在呼吸困难或呼吸暂停。

(2)检查患者的口腔、鼻腔和咽喉部，清除分泌物、异物等阻塞物。

(3)评估患者的气道反射和咳嗽能力，以确定是否需要气管插管或机械通气。

(4)对于存在气道梗阻的患者，及时进行气管插管或气道切开术。

B(breathing)：呼吸支持。

呼吸支持是危重症患者治疗的重要组成部分，包括氧疗、机械通气和其他辅助呼吸措施。在评估过程中，医护人员需要关注以下几个方面。

(1)监测患者的血氧饱和度和二氧化碳分压，以评估氧合和通气状况。

(2)根据患者的呼吸状况和氧合情况，选择合适的氧疗方式，如鼻导管吸氧、面罩吸氧或无创通气。

(3)对于存在呼吸衰竭的患者，应及时进行有创通气或无创通气支持。

(4)定期评估患者的呼吸功能和治疗效果，调整呼吸支持参数。

C(circulation)：循环支持。

循环支持是危重症患者治疗的另一个关键环节，包括血流动力学监测、液体管理和血管活性药物治疗。在评估过程中，医护人员需要关注以下几个方面。

(1)监测患者的心率、血压和心排血量等循环指标，以评估循环状况。

(2)根据患者的循环状况和病因，选择合适的液体治疗方案，如晶体液、胶体液或血液制品。

(3)对于存在低血压或休克的患者，应及时进行血管活性药物治疗，如多巴胺、去甲肾上腺素等。

(4)定期评估患者的循环功能和治疗效果，调整循环支持参数。

D(disability)：功能障碍评估。

功能障碍评估是危重症患者治疗的一个重要方面，包括神经系统、肌肉骨骼系统和其他器官功能的评估。在评估过程中，医护人员需要关注以下几个方面。

(1)观察患者的意识状态、反应能力和运动功能，以评估神经系统功能。

(2)检查患者的肌肉力量、关节活动度和皮肤感觉等，以评估肌肉骨骼系统功能。

(3)定期评估患者的功能恢复情况和治疗效果，调整康复治疗方案。

E(exposure)：暴露风险评估。

暴露风险评估是危重症患者治疗的一个关键环节，包括感染风险、创伤风险和其他潜在危险因素的评估。在评估过程中，医护人员需要关注以下几个方面。

(1)了解患者的病史和既往健康状况，评估患者是否存在感染、出血等高风险因素。

(2)观察患者的皮肤完整性、伤口愈合情况和手术部位等，评估患者是否存在创伤风险。

(3)对于存在暴露风险的患者，采取相应的预防措施，如隔离、抗生素治疗等。

(4)定期评估患者的暴露风险状况和治疗效果，调整预防措施。

2. 快速干预

一旦发现危重症状，需要立即采取必要的干预措施，比如保护患者呼吸道通畅、辅助呼吸及止血等。

(1)氧疗：对于低氧血症的患者，给予氧疗可以提高血氧饱和度，改善组织缺氧状况。

(2)机械通气：对于呼吸衰竭的患者，可通过机械通气来维持呼吸功能。

(3)血液净化：对于肾功能衰竭、中毒等患者，可以通过血液净化来清除体内的毒素和代谢产物。

(4)心肺复苏：对于心脏停搏的患者，进行心肺复苏可以恢复心脏跳动和血液循环。

(5)血管活性药物：对于休克患者，可以使用血管活性药物来提高血压和维持循环稳定。

(6)抗生素治疗：对于感染性休克患者，应及时使用抗生素来控制感染。

(7)营养支持：对于无法正常进食的患者，可以通过静脉输液或胃肠道营养支持来维持营养状态。

(8)疼痛管理：对于疼痛明显的患者，可以使用镇痛药物来缓解疼痛。

(9)心理支持：对于危重症患者及其家属，提供心理支持和安慰是非常重要的。

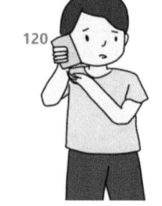

需要注意的是，危重症干预措施应该根据患者的具体情况和病因来确定，并且需要在专业医生的指导下进行操作。

3. 及时呼叫急救

对于社区危重症患者，如果条件允许，需要及时呼叫急救车或紧急救援人员，进行专业救治。如果患者处于危重症状态，需要呼叫急救人员时，请按照以下步骤操作。

拨打当地的急救电话。在中国，急救电话号码是120。在电话中清楚地说明情况。告诉接警员患者的姓名、年龄、性别、所在位置及病情的严重程度。尽量提供详细的信息，以便急救人员能够快速准确地做出反应。

如果可能的话，让其他人帮助患者与急救人员通话。这样可以确保患者的安全，并使急救人员更好地了解情况。

在等待急救人员到达的过程中，保持冷静并采取必要的紧急措施。例如，如果患者失去意识，可以行心肺复苏；如果有出血，可以用干净的布或纱布进行包扎等。

当急救人员到达时，向他们提供进一步的信息和协助。遵循他们的指示，并尽可能配合他们的工作。

4. 专业转运

如果患者情况允许，应尽快将其转移到具备相应医疗设施和专业救护人员的医疗机构。

(1) 评估患者的病情和转运风险：医生需要对患者的病情进行全面评估，包括生命体征、意识状态、呼吸功能、循环系统状况等，以确定是否需要转运及评估转运的风险。

(2) 准备转运设备和药物：根据患者的病情和转运风险，医生需要准备好必要的转运设备和药物，如氧气、监护仪、除颤器、血管活性药物等。

(3) 通知接收医院或急救中心：在转运前，医生需要与接收医院或急救中心联系，告知患者的病情和转运计划，以便他们做好接收准备。

(4) 安排合适的转运方式：根据患者的病情和转运距离，医生需要选择合适的转运方式，如救护车、直升机、火车等。同时，还需要安排好转运人员和医护人员。

(5) 监测患者的生命体征和病情变化：在转运过程中，医生需要密切监测患者的生命体征和病情变化，及时调整治疗方案和处理突发情况。

(6) 提供心理支持和安抚：对于危重症患者及其家属来说，转运是一件另其非常紧张和焦虑的事。因此，医生需要提供必要的心理支持和安抚，帮助他们保持镇静和信心。

5. 团队合作

在社区急救情况下，需要有一支配合默契、能够迅速响应的急救团队。医生、护士、急救员和志愿者之间的合作协调至关重要。

(1) 提高治疗效果：危重症患者病情复杂，需要多学科的专业知识和技能进行综合治疗。通过团队合作，不同专业的医护人员可以共同制定治疗方案，充分发挥各自的优势，提高治疗效果。

(2) 减少医疗错误：在危重症患者的治疗过程中，任何一个环节出现错误都可能导致严重的后果。通过团队合作，医护人员可以相互监督和提醒，从而减少医疗错误的发生。

(3) 提高工作效率：危重症患者需要重点监测和重点护理，工作量大且时间紧迫。通过团队合作，医护人员可以合理分工，提高工作效率，确保患者得到及时有效的治疗。

(4) 增强患者安全感：危重症患者及其家属常常感到焦虑和恐惧。通过团队合作，医护人员可以提供全方位的支持和关怀，增强患者的安全感和信任感。

(5) 促进专业发展：危重症团队合作需要医护人员不断学习和更新知识，提升专业技能。通过团队合作，医护人员可以相互交流和分享经验，促进专业发展和进步。

6. 持续监测

在危重症患者得到初步救治后，需要持续监测患者的病情变化，确保患者的稳定和安全。

危重症患者经过紧急救治后需要继续进行的生命支持包括以下几点。

(1) 呼吸支持：对于呼吸衰竭的患者，可能需要进行机械通气或无创通气等呼吸支持措施，以维持正常的氧合和通气功能。

（2）循环支持：对于循环衰竭的患者，可能需要进行血流动力学监测和液体管理，以及使用血管活性药物等，以维持正常的血压和组织灌注。

（3）营养支持：对于无法正常进食的患者，可能需要通过静脉输液或胃肠道营养支持等方式提供足够的营养和能量。

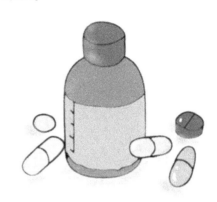

（4）疼痛管理：对于疼痛明显的患者，可能需要使用镇痛药物或其他疼痛管理技术，以减轻患者的痛苦和不适感。

（5）心理支持：危重症患者及其家属常常面临巨大的心理压力和困扰。提供心理支持和咨询服务可以帮助他们应对困难和焦虑情绪，促进康复和恢复。

以上原则可以帮助社区医护人员和急救人员在处理危重症患者时做出迅速而有效的反应，提高患者的生存率和康复率。

三、危重症患者的体格检查

危重症患者的体格检查通常是非常全面和细致的，以便全面评估患者的病情和生命体征，一般包括以下内容。

（1）生命体征：包括血压、脉搏、呼吸频率、体温等常规指标的监测，以及血氧饱和度的测量。

（2）神经系统检查：评估意识水平、瞳孔对光反射、肢体运动和感觉功能等，以判断神经系统是否受损。

（3）心肺听诊：通过听诊心脏和肺部来评估心率、心律、心音、肺部啰音等情况。

（4）腹部检查：包括用触诊、听诊等方法来评估腹部器官的情况，以及寻找可能的腹部疾病迹象。

（5）皮肤检查：观察皮肤颜色、温度、湿度，寻找出血点、瘀斑等征象，以评估循环系统和皮肤情况。

（6）其他系统检查：根据患者具体情况来选择检查项目，包括眼底检查、深静脉血栓形成评估、骨盆和脊柱稳定性评估等。

危重症患者的体格检查需要高度专业的医护人员来进行，并且需要随时监测患者的各项生命体征，以便及时调整治疗方案。在基层社区，可借助一些评分量表来评估患者病情及改善预后。

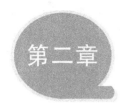

第二章

循环系统危重症

第一节　休克

一、定义

休克是一种严重的循环系统功能障碍，通常表现为血压下降、心率加快、组织灌注不足和器官功能衰竭等症状。休克可以由多种原因引起，包括失血、感染、过敏反应、心脏病、肝病、肾病等。

在休克状态下，机体的循环系统无法维持足够的血液供应，导致组织缺氧和代谢紊乱。如果不及时处理，休克可能会导致多器官功能衰竭和死亡。因此，对于休克患者来说，及时诊断和治疗非常重要。

二、分类

根据休克的病因和病理生理机制，可以将休克分为以下几类。

(1)血容量不足性休克：失血、脱水等原因导致血容量不足，血液循环无法维持正常的血压和组织灌注。

(2)心源性休克：由于心脏泵血功能受损，血液循环无法维持正常的血压和组织灌注。

(3)血管扩张性休克：由于血管扩张或血管阻力降低，血液循环无法维持正常的血压和组织灌注。

(4)梗阻性休克：由于血管阻塞或血流受阻，血液循环无法维持正常的血压和组织灌注。

三、临床表现

休克的临床表现因病因和病情不同而有所差异，但通常包括以下几个方面。

（1）血压下降：休克患者的血压通常会下降，收缩压低于 90 mmHg 或平均动脉压低于 65 mmHg。

（2）心率加快：休克患者的心率通常会加快，超过每分钟 100 次。

（3）皮肤苍白、湿冷：由于血液循环不足，休克患者的皮肤通常会变得苍白、湿冷。

（4）呼吸急促：休克患者可能会出现呼吸急促、呼吸浅表等症状。

（5）意识障碍：严重的休克可能导致意识障碍，包括昏迷等。

（6）其他症状：休克患者还可能出现恶心、呕吐、腹痛、尿量减少等症状。

四、诊断

休克的诊断需要综合考虑患者的病史、临床表现和实验室检查结果等因素。常用的诊断方法有以下几种。

（1）生命体征监测：通过监测患者的血压、心率、呼吸频率等生命体征，可以初步判断是否存在休克。

（2）血常规检查：通过检查患者的白细胞计数、红细胞计数、血小板计数等指标，可以了解患者的贫血程度和炎症反应情况。

（3）血气分析：通过检查患者的血氧饱和度、二氧化碳分压等指标，可以评估患者的氧合情况和酸碱平衡状态。

（4）心电图检查：通过检查患者的心电图，可以了解患者的心脏电活动情况，判断是否存在心肌缺血或心律失常等问题。

（5）影像学检查：通过进行 X 线检查、计算机断层扫描（computed tomography，CT）、磁共振成像（magnetic resonance imaging，MRI）等影像学检查，可以了解患者内脏器官的情况，排除其他疾病的可能性。

五、治疗

休克的治疗需要根据病因和病情制定个体化的治疗方案。常用的治疗措施包括以下几种。

（1）补液复苏：对于血容量不足性休克患者，可以通过静脉输液等方式补充液体和电解质，提高血容量和血压。

（2）血管活性药物：对于血管扩张性休克患者，可以使用缩血管药物如去甲肾上腺素等来提高血压和增加组织灌注。

（3）心脏支持治疗：对于心源性休克患者，可以使用正性肌力药物如多巴胺等来增强心脏收缩力和增加心排血量。

（4）控制病因：对于梗阻性休克患者，需要及时解除血管阻塞或血流受阻的原因，恢复血液循环。

（5）支持治疗：对于多器官功能衰竭的患者，需要进行相应的支持治疗，如机械通气、肾脏替代治疗等。

六、转诊及注意事项

休克是一种严重的病症，需要紧急处理和专业医疗护理。当发生休克时，社区医疗机构可能无法提供必要的急救和治疗。因此，休克的社区转诊应遵循以下注意事项。

（1）紧急呼叫急救服务：在患者出现休克症状时，应立即拨打当地的急救电话。急救人员具备专业的知识和配有紧急的医疗设备，能够在最短时间内提供相应的救援和护理。

（2）准备患者信息：在急救人员到达之前，尽可能收集包括病史、过敏史、当前症状等信息，并将这些信息提供给急救人员。这将有助于帮助急救人员更好地评估病情和采取相应的救治措施。

（3）保持患者平卧：在等待急救人员期间，将患者放置在一个平坦的表面上，保持头部偏向一侧，以避免呕吐物阻塞呼吸道，同时，确保患者呼吸通畅和心跳稳定。

（4）不要给予口服药物：在休克的情况下，患者的血压和血流量严重不足，口服药物可能无法被有效吸收。因此，不要给患者服用口服药物，以免延误急救和专业治疗。

（5）提供心理支持：休克是一种严重并有生命危险的病症，患者和家属都可能感到恐惧和焦虑。在急救人员到达之前，尽可能提供心理上的支持和安慰，帮助他们保持镇静和放松。

总之，休克是一种紧急情况，应立即呼叫急救服务并等待专业医疗团队的到来。在此期间，关注患者的呼吸和心跳情况，并提供适当的心理支持。

第二节　心脏停搏

一、定义

心脏停搏是指心脏突然停止跳动，导致血液无法被有效地泵送到身体各个部位，从而引起意识丧失和呼吸停止等严重后果。心脏停搏通常是心脏病、心律失常、电解质紊乱、药物中毒等因素引起的。

在心脏停搏发生时，患者的心跳会立即停止，血液循环也会中断。如果不及时进行心肺复苏和采取其他紧急救治措施，患者可能会在数分钟内死亡。因此，对于心脏停搏患者来说，时间就是生命。

二、分类

心脏停搏可以根据不同的分类标准进行分类，以下是几种常见的分类方法。

1.根据病因分类

（1）心源性心脏停搏：由心脏病变引起的心脏停搏，如心肌梗死、心肌病等。

（2）非心源性心脏停搏：由其他原因引起的心脏停搏，如电击、溺水、窒息等。

2. 根据发病机制分类

（1）室颤型心脏停搏：心室肌纤维无序收缩导致的心脏停搏。

（2）心室停顿型心脏停搏：心室肌纤维完全停止收缩导致的心脏停搏。

3. 根据复苏成功率分类

（1）成功复苏的心脏停搏：经过及时有效的心肺复苏和其他紧急救治后，患者恢复自主呼吸和心跳。

（2）未成功复苏的心脏停搏：经过及时有效的心肺复苏和其他紧急救治后，患者仍未恢复自主呼吸和心跳。

三、临床表现

心脏停搏是一种紧急情况，需要立即进行心肺复苏和其他紧急救治。以下是心脏停搏的临床表现。

1. 症状

（1）意识丧失：心脏停搏时，大脑缺氧会导致患者突然失去意识。

（2）呼吸停止：心脏停止跳动、肺部无法正常通气，导致患者呼吸停止。

（3）大动脉搏动消失：心脏停搏时，患者的大动脉搏动会突然消失。

（4）皮肤苍白或发绀：由于血液循环中断，患者的皮肤会变得苍白或发绀。

（5）瞳孔散大：由于大脑缺氧，患者的瞳孔会散大。

（6）抽搐或痉挛：在某些情况下，心脏停搏可能导致患者出现抽搐或痉挛的症状。

2. 体征

（1）血压下降：由于心脏停止跳动，血液循环中断，患者的血压会迅速下降。

（2）心率消失：心脏停搏时，患者的心率会突然消失。

（3）呼吸音消失：由于肺部无法正常通气，患者的呼吸音会消失。

四、诊断

1. 病史询问

医生会询问有关患者的病史，包括是否有心脏病、高血压、糖尿病等慢性疾病，是否有过心脏停搏的经历等。

2. 体格检查

医生会对患者进行全面的体格检查，包括测量血压、心率、呼吸频率和体温等指标，观察皮肤颜色和瞳孔大小等。

3. 心电图检查

心电图是诊断心脏停搏的重要工具之一。通过记录心脏电活动的变化，可以确定是否存在心律失常等问题。

4.血液检查

血液检查可以帮助医生了解患者的血氧饱和度、血糖水平、电解质平衡等情况，有助于判断是否存在其他潜在的健康问题。

五、治疗

1.基本生命支持

(1)快速判断是否为心脏停搏：通过观察患者是否有意识、呼吸和脉搏等指标来判断是否为心脏停搏。

(2)立即开始心肺复苏(cardio pulmonary resuscitation，CPR)：包括胸外按压和人工呼吸等措施，以维持血液循环和氧气供应。

(3)使用自动体外除颤器(automated external defibrillator，AED)：如果有 AED 设备，应立即用它进行电击治疗。

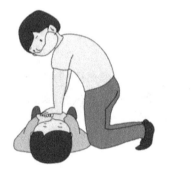
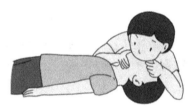

2.高级生命支持

(1)继续进行心肺复苏：在基本生命支持的基础上，继续进行胸外按压和人工呼吸等，直到患者恢复自主呼吸和心跳。

(2)给予药物治疗：如给予肾上腺素、阿托品等药物，以促进心脏收缩和提高血压。

(3)气管插管和机械通气：对于无法自主呼吸的患者，应进行气管插管和机械通气，以维持氧气供应。

(4)血液透析：对于肾功能受损的患者，应进行血液透析，以清除体内的代谢产物和毒素。

(5)手术治疗：对于严重的心脏病变或创伤性损伤等情况，可能需要进行手术治疗，如冠状动脉搭桥术、心脏瓣膜置换术等。

3.后续治疗和管理

(1)监测患者的生命体征：包括血压、心率、呼吸频率和体温等指标，以及血氧饱和度和二氧化碳含量等参数。

(2)防止并发症的发生：如肺炎、脑损伤等并发症的发生，需要采取相应的预防措施。

（3）康复治疗：对于幸存者来说，需要进行康复治疗，包括物理治疗、语言治疗和心理治疗等，以帮助他们恢复身体功能和心理健康。

六、转诊及注意事项

心脏停搏是一种紧急情况，需要立即进行 CPR 和除颤等紧急处理。社区医疗机构通常无法提供必要的急救和进一步的治疗，因此心脏停搏的社区转诊应遵循以下注意事项。

（1）立即呼叫急救服务：在患者出现心脏停搏时，应立即拨打当地的急救电话。急救人员具备专业的知识和紧急的医疗设备，能够在最短时间内提供必要的抢救和护理。

（2）开始 CPR：在急救人员到达之前，立即开始进行 CPR。CPR 包括按压胸骨和进行口对口的人工呼吸，以维持血液循环和氧气供应。

（3）使用 AED：如果社区配备了 AED，并且有人能熟练使用，可以尝试使用该设备进行除颤。AED 能够分析心脏节律，并在需要时进行电击恢复正常心律。

（4）提供心理支持：心脏停搏是一种紧急且可能致命的状况，患者和旁观者都可能感到恐惧和有压力。在等待急救人员期间，提供心理支持和安慰，帮助他们保持冷静和镇定。

（5）接受进一步的治疗：一旦急救人员到达，他们会对患者进行必要的评估，并采取进一步的心脏抢救措施，如除颤、药物治疗等。随后，患者会被转移到能够提供进一步专业治疗的医疗机构进行抢救和监护。

请注意，心脏停搏是一种危及生命的情况，及早地进行 CPR 和除颤可以显著提高患者的生存率。因此，紧急情况下，尽快呼叫急救服务并进行 CPR 是至关重要的。同时，提供心理支持对于安抚患者也非常重要。

第三节　急性心力衰竭

一、定义

急性心力衰竭是指心脏在短时间内无法将足够的血液泵出身体，导致身体器官缺氧和水肿的一种疾病状态。它通常是由心脏病、高血压、心肌病等引起的。急性心力衰竭的症状包括呼吸急促、咳嗽、胸闷、乏力、浮肿等。如果不及时治疗，可能会导致严重的并发症，甚至危及生命。

二、分类

（1）根据病因分类：根据导致急性心力衰竭的病因不同，可以分为心肌梗死、高血压、心脏瓣膜病等类型。

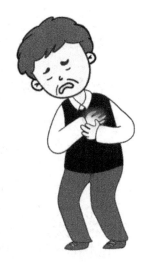

（2）根据临床表现分类：根据患者的症状和体征表现可以分为左心衰竭、右心衰竭或全心衰竭等类型。

（3）根据心功能分级分类：根据患者的心功能状态不同，可以分为Ⅰ级、Ⅱ级、Ⅲ级和Ⅳ级等级别。

（4）根据治疗方案分类：根据患者的治疗方案，可以分为药物治疗、机械通气、血液净化等类型。

需要注意的是，不同的分类方法之间可能存在重叠和交叉，因此在实际应用中需要综合考虑多种因素来进行诊断和治疗。

三、临床表现

急性心力衰竭的临床表现可以分为左心衰竭、右心衰竭和全心衰竭三种类型，具体表现如下：

（1）左心衰竭：主要表现为呼吸困难、咳嗽、咳痰、胸闷等症状。患者可能会感到气短、喘不过气来，尤其是在活动或平躺时更加明显。此外，患者还可能出现乏力、疲劳、心悸等症状。

（2）右心衰竭：主要表现为水肿、腹胀、食欲不振等症状。患者可能会出现下肢水肿、腹部水肿等现象，严重时甚至会出现全身水肿。此外，患者还可能出现恶心、呕吐、腹泻等消化系统症状。

（3）全心衰竭：同时具有左心衰竭和右心衰竭的表现。患者可能会出现呼吸困难、咳嗽、咳痰、胸闷等症状，同时也会出现水肿、腹胀、食欲不振等症状。

需要注意的是，急性心力衰竭的临床表现可能因个体差异而有所不同，因此在实际应用中需要综合考虑多种因素来进行诊断和治疗。

四、诊断

急性心力衰竭的诊断需要综合考虑患者的临床症状、体征和检查结果等因素。以下是常用的诊断方法。

（1）临床症状和体征：医生会询问患者的症状，如呼吸困难、咳嗽、咳痰、胸闷、水肿等。此外，医生还会进行听诊，观察患者的面色、测量体温等。

（2）心电图（ECG）：心电图可以检测心脏的电活动情况，有助于判断是否存在心肌缺血或心肌梗死等情况。

（3）血液检查：血液检查可以检测心肌酶谱、B型钠尿肽等指标，有助于判断是否存在心肌损伤或心功能不全等情况。

（4）X线检查：X线检查可以显示肺部充血和水肿的情况，有助于判断是否存在左心衰竭等情况。

（5）超声心动图：超声心动图可以直接观察心脏的结构和功能，有助于判断是否存在心脏瓣膜病、心肌病等情况。

需要注意的是，急性心力衰竭的诊断需要综合考虑多种因素来进行判断，因此在实际应用中需要由专业医生进行诊断和治疗。

五、治疗

（1）氧疗：给予高浓度氧气可以缓解呼吸困难和缺氧症状。

（2）利尿剂治疗：利尿剂可以促进尿液排出，减轻水肿和肺部充血等症状。常用的利尿剂包括呋塞米、托拉塞米等。

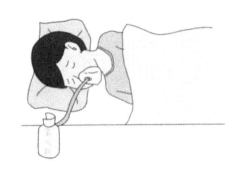

（3）血管扩张剂治疗：血管扩张剂可以降低血压和心脏负荷，减轻心脏负担。常用的血管扩张剂包括硝酸甘油、硝普钠等。

（4）正性肌力药物治疗：正性肌力药物可以增强心肌收缩力，增加心排血量。常用的正性肌力药物包括多巴胺、洋地黄等。

（5）机械通气治疗：对于严重的呼吸衰竭患者，可以采用机械通气来辅助呼吸。

（6）血液净化治疗：对于合并肾功能不全的患者，可以采用血液净化来清除体内的毒素和废物。

需要注意的是，急性心力衰竭的治疗需要根据患者的具体情况制定个体化方案，因此在实际应用中需要由专业医生进行诊断和治疗。

六、转诊及注意事项

在急性心力衰竭的情况下，社区医疗机构可能无法提供及时的专业治疗。社区转诊急性心力衰竭患者应注意以下几点。

（1）立即呼叫急救服务：急性心力衰竭是一种紧急状况，需要紧急救治。在出现症状时应立即拨打当地急救电话，呼叫急救服务。

（2）收集患者信息：在急救人员到达之前，尽可能提供患者的相关信息，包括病史、过敏史和当前症状等。

（3）给予氧气：如果医疗设备可获得氧气供应，可采取措施给予患者吸氧，以帮助改善氧合和缓解症状。

（4）平卧休息：在等候急救人员期间，让患者平躺在床上或地板上，以减轻心脏负担和症状。

（5）避免过度摄入液体：急性心力衰竭患者体内已经有液体潴留，因此不应过度摄入液体，以免加重病情。饮食可适度控制，注意不要过量摄入液体。

（6）心理支持：急性心力衰竭对患者及其家属来说是一个紧张和焦虑的时刻。在等待急救人员时，应提供心理上的支持和安慰，以帮助他们保持冷静和放松。

当急救人员到达时，他们将通过心电图评估和其他相关检查来确定心力衰竭的严重程度，并采取相应的救治措施。随后，患者会被转移到具备心脏专业治疗能力的医疗机构行进一步的抢救和监护。

总的来说，认识到急性心力衰竭的紧急性非常重要，及早呼叫急救服务是至关重要的。在等待急救人员期间，应提供适当的支持和措施来缓解患者的症状，并避免过度摄入液体。同时，为患者及其家属提供心理上的支持和安慰，帮助他们渡过这一困难。

第四节 高血压

一、定义

高血压是指在静息状态下，动脉血压持续升高到一定水平的一种疾病。根据世界卫生组织（WHO）和国际高血压学会（ISH）的定义，成人收缩压≥140 mmHg 和/或舒张压≥90 mmHg 即为高血压。此外，还可根据血压水平分为正常血压、正常高值血压、1 级高血压、2 级高血压和 3 级高血压五个等级。需要注意的是，高血压是一种慢性疾病，如果不及时进行治疗和管理，会增加患心脑血管疾病的风险。

二、分类

高血压可以根据血压水平和病因进行分类。根据血压水平，高血压可以分为以下几个等级。

（1）正常血压：收缩压<120 mmHg，舒张压<80 mmHg。

（2）正常高值血压：收缩压 120～139 mmHg，舒张压 80～89 mmHg。

（3）1 级高血压（轻度）：收缩压 140～159 mmHg，舒张压 90～99 mmHg。

（4）2 级高血压（中度）：收缩压 160～179 mmHg，舒张压 100～109 mmHg。

（5）3 级高血压（重度）：收缩压≥180 mmHg，舒张压≥110 mmHg。

此外，高血压还可以根据病因进行分类，包括原发性高血压和继发性高血压两种类型。原发性高血压是指没有明确病因的高血压，占所有高血压病例的 90%以上；继发性高血压则是由其他疾病引起的高血压，如肾脏疾病、内分泌疾病等。

三、临床表现

高血压是一种常见的慢性疾病，其临床表现因人而异。一般来说，高血压患者可能没有明显的症状，但长期高血压会损伤多个器官和系统，导致多种并发症的发生。下面将从不同方面详细介绍高血压的临床表现。

1. 心血管系统表现

(1)头痛：高血压患者常常会出现头痛，尤其是在早晨起床后或晚上睡觉前。这是高血压导致脑部供血不足，从而引起头痛。

(2)头晕：高血压会导致脑部供血不足，因此患者可能会出现头晕、眩晕等症状。

(3)心悸、心动过速：由于心脏需要更加努力地工作来推动血液流动，因此患者可能会出现心悸、心动过速等症状。

(4)胸痛：高血压患者可能会出现胸痛、胸闷等不适感，这是心脏负荷过重引起的。

(5)心力衰竭：长期高血压会导致心肌肥厚和心脏扩大，最终可能导致心力衰竭的发生。

2. 脑血管系统表现

(1)脑出血：高血压是脑出血的主要危险因素之一，脑出血会导致严重的神经系统损伤和残疾。

(2)脑梗死：高血压也是脑梗死的主要危险因素之一，脑梗死会导致严重的神经系统损伤和残疾。

(3)短暂性脑缺血发作(TIA)：高血压患者可能会出现短暂性脑缺血发作，表现为突然出现的一侧肢体无力、言语不清等症状。

3. 肾脏系统表现

(1)蛋白尿：长期高血压会导致肾小球滤过膜受损，使蛋白质从尿液中泄漏出来，出现蛋白尿。

(2)肾功能不全：长期高血压会导致肾功能逐渐下降，最终可能导致肾功能不全的发生。

4. 眼部表现

(1)视网膜病变：高血压会影响眼部血管的正常功能，导致视网膜病变的发生，严重时可能导致失明。

(2)视力模糊：高血压会影响眼部血管的正常功能，导致视力模糊、眼花等症状。

5. 其他表现

(1)耳鸣：高血压患者可能会出现耳鸣、听力下降等症状，这是内耳供血不足引起的。

(2)皮肤潮红：高血压患者可能会出现皮肤潮红、面部发红等症状，这是血压升高引起的。

总之，高血压的临床表现多种多样，有些症状可能会对患者的生活质量产生严重影响。因此，对于有高血压家族史或其他高危因素的人群，应该定期进行血压检测和相关检查，以早期发现和治疗高血压。同时，对于已经确诊为高血压的患者，应该积极采取药物治疗和生活方式干预等措施，以控制血压水平、预防并发症的发生。

四、诊断

高血压的诊断需要根据血压水平和相关检查结果进行综合判断。一般来说，如果在静息状态下，连续两次测量的血压值均≥140/90 mmHg，就可以诊断为高血压。此外，还可以通过以下方法进行诊断。

（1）动态血压监测：通过佩戴便携式血压计，连续24 h或更长时间测量血压值，以了解患者的血压变化情况。

（2）家庭血压监测：患者可以在家中自行测量血压值，并记录下来，以便医生进行评估。

（3）ECG：可以检测心脏是否存在异常情况，如左心室肥厚等。

（4）血液检查：可以检测血脂、血糖等指标是否异常，以及肾功能是否受损等。

需要注意的是，高血压的诊断应该由专业医生进行，不能仅凭自己的感觉或一次测量结果就作出诊断。同时，对于有高血压家族史或其他高危因素的人群，应该定期进行血压检测和相关检查，以早期发现和治疗高血压。

五、治疗

高血压是一种常见的慢性疾病，如果不及时治疗，会增加心脑血管疾病的风险。以下是高血压治疗的方法。

1. 药物治疗

（1）利尿剂：通过促进尿液排泄，减少体内液体量，从而降低血压。常用的利尿剂有袢利尿剂、噻嗪类利尿剂等。

（2）血管紧张素转化酶抑制剂（ACE）和血管紧张素Ⅱ受体阻滞剂（ARB）：分别通过抑制血管紧张素转化酶或血管紧张素Ⅱ受体，扩张血管，降低血压。常用的ACE有贝那普利等；常用的ARB有厄贝沙坦、缬沙坦等。

（3）钙通道阻滞剂：通过阻止钙离子进入心肌细胞和平滑肌细胞，放松血管，降低血压。常用的钙通道阻滞剂有硝苯地平、氨氯地平等。

（4）β受体拮抗药：通过阻断β受体的作用，减慢心率，降低心脏输出量，从而降低血压。常用的β受体拮抗药有美托洛尔、阿罗洛尔等。

（5）中枢作用降压药：通过作用于中枢神经系统，降低交感神经活性，从而降低血压。常用的中枢作用降压药有甲基多巴、拉贝洛尔等。

2. 生活方式干预

（1）饮食调整：减少盐的摄入量，增加蔬菜水果的摄入量，控制总能量摄入，避免高脂、高糖食物的过度摄入。

（2）体育锻炼：适当的有氧运动可以增强心肺功能，降低血压。建议每周进行至少150 min的中等强度有氧运动。

（3）戒烟限酒：吸烟和饮酒都会对心血管系统产生不良影响，应该尽量戒烟限酒。

（4）减轻体重：肥胖是高血压的一个重要危险因素，适当减轻体重可以有效降低血压。

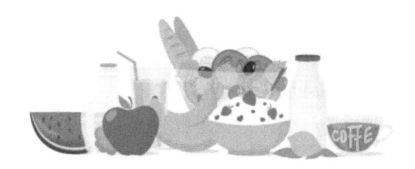

3. 手术治疗

对一些高血压难以控制的患者，可以考虑手术治疗。目前常用的手术方法包括肾动脉球囊扩张术、肾动脉支架置入术等。这些手术可以通过改善肾脏血流动力学状态来降低血压。

六、转诊及注意事项

高血压是一种常见的慢性疾病，如果患者血压控制不佳或出现并发症等情况，需要及时转诊至专科医院进行治疗。以下是社区转诊高血压患者应注意的事项。

（1）密切监测血压：在社区转诊期间，患者应持续监测自己的血压。血压应保持在合适的范围内，以预防急性并发症的发生。患者可以使用家庭血压计进行血压监测，并定期向医生报告血压测量结果。

（2）遵循医生的建议：患者需要遵循医生的治疗和用药建议。这可能包括定期复诊、调整药物剂量或添加其他治疗措施。患者应咨询医生并定期进行检查，以确保血压得到控制和管理。

（3）注意饮食和生活方式：患者在社区转诊期间应注意饮食和生活方式的管理。他们应遵循低盐、低脂饮食原则，增加蔬果和全谷物的摄入，同时减少饮酒和咖啡因的摄入。此外，定期进行适度的体育锻炼，并尽量减轻体重，以帮助控制血压。

（4）防止并发症的发生：高血压患者容易出现一些并发症，如心脏病、脑卒中、肾脏问题等。社区转诊期间，患者需特别关注自己的身体状况，及时就医处理并发症。

（5）心理支持和教育：高血压会对患者的身心健康产生影响，带来压力和焦虑。患者在社区转诊期间应寻求心理支持，并获得关于高血压管理的教育与指导。

通过积极管理血压、遵循医生的建议、保持健康生活方式和定期复诊等措施，高血压患者可以更好地控制和管理自己的疾病。请注意，社区转诊期间，患者需要与医生密切合作，并及时就医处理不适症状或并发症。

第五节　主动脉夹层

一、定义

主动脉夹层,指动脉内层发生撕裂或损伤,使循环血液渗入主动脉壁中形成的壁内血肿。它通常是由主动脉壁的结构性问题或受到外部创伤引起的。这种情况可能会导致主动脉破裂,导致严重的出血,甚至危及生命。主动脉夹层通常需要紧急治疗,可能包括药物治疗、介入手术或外科手术。

二、分类

主动脉夹层是一种严重的心血管疾病,其发生原因多种多样,临床表现也各不相同。为了更准确地诊断和治疗主动脉夹层,医学界对其进行了详细的分类。以下是关于主动脉夹层类型的详细介绍。

1. 根据发病部位分类

(1)升主动脉夹层:升主动脉是主动脉的起点,位于心脏的左上方。升主动脉夹层是指夹层起始于升主动脉的病变。

(2)主动脉弓夹层:主动脉弓是主动脉从升主动脉向降主动脉过渡的部位,呈弧形。主动脉弓夹层是指夹层起始于主动脉弓的病变。

(3)胸主动脉夹层:胸主动脉是从主动脉弓向下延伸至腹部的大动脉。胸主动脉夹层是指夹层起始于胸主动脉的病变。

(4)腹主动脉夹层:腹主动脉是从胸主动脉向下延伸至盆腔的大动脉。腹主动脉夹层是指夹层起始于腹主动脉的病变。

2. 根据病因分类

(1)先天性主动脉夹层:先天性主动脉夹层是由胚胎发育过程中血管壁结构异常导致的主动脉夹层。

(2)获得性主动脉夹层:获得性主动脉夹层是由各种原因导致的血管壁损伤,使血液渗入血管壁内形成的夹层。

3. 根据形态分类

(1)真性主动脉夹层:真性主动脉夹层是指血液在血管壁内形成一个真正的腔隙,将血管分为两层。

(2)假性主动脉夹层:假性主动脉夹层是指血液在血管壁内形成一个假性的腔隙,但并未将血管分为两层。

4. 根据病程分类

(1)急性主动脉夹层：急性主动脉夹层是指病情发展迅速，症状明显，需要紧急处理的主动脉夹层。

(2)慢性主动脉夹层：慢性主动脉夹层是指病情发展缓慢，症状不明显，可以在一定时间内观察到的主动脉夹层。

5. 根据临床表现分类

(1)无症状型主动脉夹层：部分患者可能无明显症状，需要通过影像学检查发现。

(2)有症状型主动脉夹层：患者可能出现胸痛、背痛、腹痛、呼吸困难等症状。

6. 根据并发症分类

(1)主动脉破裂：主动脉夹层的严重并发症之一，可能导致大出血和休克。

(2)心包积液：部分患者可能出现心包积液，表现为心包填塞症状。

(3)脑梗死：由于血栓形成或血流受阻，部分患者可能出现脑梗死。

(4)下肢缺血：由于血流受阻，部分患者可能出现下肢缺血症状。

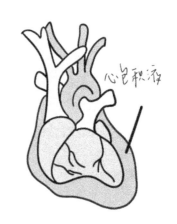

总之，主动脉夹层的分类涉及多个方面，包括发病部位、病因、形态、病程、临床表现和并发症等。了解这些分类有助于医生更准确地诊断和治疗主动脉夹层，为患者提供更好的医疗服务。同时，患者也应该根据自身情况，积极配合医生进行检查和治疗，以降低疾病对自身健康的影响。

三、临床表现

1. 症状

(1)突发性剧烈胸痛：这是主动脉夹层的典型症状，患者通常会感到突然出现的剧烈胸痛，疼痛可放射至背部、颈部、下颌部等。

(2)背痛：部分患者可能出现背痛，尤其是在胸痛之后。

(3)腹痛：部分患者可能出现腹痛，尤其是在胸痛之后。

(4)呼吸困难：主动脉夹层可能影响肺部血流，导致呼吸困难。

(5)心悸：部分患者可能出现心悸，尤其是在胸痛之后。

(6)晕厥：部分患者可能出现晕厥，尤其是在血压波动较大时。

(7)声音嘶哑：部分患者可能出现声音嘶哑，尤其是在主动脉弓夹层时。

(8)肢体无力或麻木：部分患者可能出现肢体无力或麻木，尤其是在腹主动脉夹层时。

2. 体征

(1)血压异常：主动脉夹层可能导致血压升高或降低，表现为收缩压和舒张压的异常。

（2）脉搏异常：主动脉夹层可能导致脉搏减弱或消失。

（3）心音异常：主动脉夹层可能导致心音减弱或消失。

（4）杂音：主动脉夹层可能导致血管杂音，如收缩期杂音、舒张期杂音等。

（5）皮肤改变：主动脉夹层可能导致皮肤苍白、发绀、出汗等。

（6）神经系统体征：主动脉夹层可能导致出现神经系统体征，如肢体无力、感觉异常等。

四、诊断

1.影像学检查

主动脉夹层常用的影像学检查包括 CT 血管成像（CTA）、磁共振血管成像（MRA）和超声心动图。这些检查可以准确显示主动脉内膜撕裂情况、夹层位置和范围，以及影响到的分支血管。

2.血液检查

血液检查可用于评估患者的血红蛋白水平、凝血功能和炎症指标等，有助于了解疾病对全身的影响。

3.临床症状评估

医生会对患者的临床症状进行评估，如胸痛、呼吸困难、血压不稳定等，结合具体病史和体征来进行诊断判断。

4.心电图

心电图可以帮助评估主动脉夹层对心脏的影响，发现可能存在的心律失常或心肌缺血情况。

以上方法的综合应用可以帮助医生进行准确的主动脉夹层诊断，并为后续的治疗方案提供重要参考。

五、治疗

主动脉夹层是一种严重的心血管疾病，其治疗方法因患者的年龄、性别、病变部位和病程等因素而异。以下是关于主动脉夹层治疗的详细介绍。

1.药物治疗

（1）控制血压：降低血压是治疗主动脉夹层的关键，通常使用 β 受体拮抗剂、钙通道拮抗剂等药物来降低血压。

（2）镇痛：对于疼痛明显的患者，可以使用阿片类药物或非甾体抗炎药来缓解疼痛。

（3）抗凝治疗：对于有血栓形成风险的患者，可以使用抗凝药物来预防血栓形成。

（4）降脂治疗：对于伴有高血脂的患者，可以使用他汀类药物来降低血脂水平。

2.手术治疗

（1）主动脉内膜修复术（TEVAR）：通过在血管内放置支架来修复主动脉内膜的撕裂

口，适用于部分类型的主动脉夹层。

（2）开胸手术：对于病情较为严重的患者，需要进行开胸手术来修复主动脉，包括主动脉置换术和主动脉弓置换术等。

3. 介入治疗

（1）血管内支架植入术：通过在血管内放置支架来加固主动脉壁，适用于部分类型的主动脉夹层。

（2）血管内球囊扩张术：通过在血管内放置球囊并扩张来修复主动脉壁的撕裂口，适用于部分类型的主动脉夹层。

4. 保守治疗

对无症状或轻度症状的患者，可以采取保守治疗，包括定期随访、控制血压、避免剧烈运动等。

六、转诊及注意事项

主动脉夹层是一种紧急情况，需要立即进行专业治疗。社区医疗机构通常无法提供紧急的手术和进一步的抢救措施，因此主动脉夹层的社区转诊应注意以下事项。

（1）立即呼叫急救服务：在怀疑为主动脉夹层时，应立即拨打当地急救电话，呼叫急救服务。急救人员会提供急救服务，并会尽快将患者转移到能够提供必要手术和治疗的医疗机构。

（2）收集患者信息：在等待急救人员到达期间，收集患者的基本信息，包括病史、过敏史和当前症状等。这有助于急救人员更好地了解患者的情况，并为其提供适当的护理和管理。

（3）保持平卧休息：在等待急救人员到达期间，让患者保持平卧休息的姿势，以减轻主动脉的压力和减少撕裂的风险。同时，尽可能减少患者的身体活动，避免剧烈运动和用力。

（4）提供心理支持：主动脉夹层是一种紧急且可能致命的情况，患者和家属可能会感到恐惧和焦虑。在等待急救人员到达期间，提供心理上的支持和安慰，帮助他们保持冷静和镇定。

（5）接受进一步的治疗：急救人员到达后，会立即对患者进行初步评估，并安排患者转移到有心胸外科的医疗机构进行手术和治疗。主动脉夹层需要紧急手术干预以防止出现进一步的动脉撕裂和意外死亡。

请记住，主动脉夹层是一种紧急情况，及早呼叫急救服务和尽早接受适当的手术和治疗至关重要。在等待急救人员到达期间，应提供适当的支持和措施，以减轻患者的症状和不适。同时，保持冷静和镇定，并为患者及其家属提供心理上的支持和安慰。

第六节　心包填塞

一、定义

心包填塞是指心包腔内各种原因导致的液体或气体堆积，使心脏受到压迫而发生功能障碍的情况。这种情况可能会导致心脏泵血功能受损，甚至危及生命。心包填塞的原因包括感染、心肌梗死、心包炎、恶性肿瘤以及其他疾病，其中最常见的是心包炎引起的积液。一旦出现心包填塞，患者可能会出现呼吸困难、胸痛、心悸、乏力等症状，需要及时诊断和治疗，可能包括抽取积液、药物治疗或手术干预。

二、分类

心包填塞是指心包腔内充满液体，这可能会对心脏功能造成影响。根据填塞液的类型，心包填塞可分为渗出性心包填塞和渗点性心包填塞两种类型。

渗出性心包填塞：是指填塞液渗出而导致心包腔内液体积聚，通常是感染、炎症、肿瘤或其他疾病引起的。常见的原因包括结核病、癌症、心脏手术后并发症等。

渗点性心包填塞：是指心脏或血管损伤导致的出血在心包腔内凝结形成填塞液，在创伤或心脏手术过程中可能发生。

针对不同类型的心包填塞，治疗方法也会有所不同。对渗出性心包填塞，需要治疗其潜在病因，如用抗生素治疗感染或用化疗治疗肿瘤；而对渗点性心包填塞，则可能需要手术干预以排除心包腔内的血液积聚。

三、临床表现

心包填塞是指心包腔内充满渗液或血液，并压迫心脏的疾病。心包填塞的临床表现主要包括以下几个方面。

（1）呼吸困难：心包渗液或积液对心脏的压迫使心脏排血受阻，导致血液回流受阻和心排血量下降，从而出现呼吸急促、气促等症状。

（2）胸痛：心包填塞时，心脏受到压迫，会导致胸痛，通常表现为胸闷、憋闷或有钝痛感。

（3）乏力：心包填塞导致心脏功能受损，患者可能会感到乏力、无力，甚至出现全身不适。

（4）咳嗽：心包填塞时，心脏受到压迫会刺激周围神经纤维，引起刺激性咳嗽。

（5）脉搏细弱：心包填塞会影响心脏的正常搏动，导致脉搏变得细弱、快速或不规则。

（6）恶心、呕吐：部分患者可能因心包填塞引起压迫性胃肠道症状，表现为恶心、呕吐等消化系统症状。

需要注意的是，心包填塞的临床表现因个体差异和病情严重程度不同而有所差异，且与疾病的病因、病程等也有关联，因此在临床实践中需要综合考虑患者的全面情况进行诊断和治疗。

四、诊断

心包填塞是指心包腔内充满血液、空气、液体或凝块，导致心脏无法正常舒展和收缩。心包填塞通常需要通过以下方法进行确认。

（1）临床症状：包括呼吸困难、胸痛、乏力、心悸等心脏症状，以及可能的休克症状。

（2）体格检查：医生会进行全面的体格检查，观察患者的心跳、呼吸情况，并注意有无心包摩擦音。

（3）影像学检查：包括心脏超声、X线检查、计算机断层扫描（CT）或磁共振成像（MRI），可用于观察心包是否出现积液和心包腔内是否有异常物质。

（4）电生理检查：如ECG和心包穿刺液的化验，可以帮助诊断心包填塞，确定心脏功能和积液性质。

（5）血液检查：通过血液检查排除其他可能引起类似症状的疾病，例如心肌梗死或肺栓塞等。

在诊断为心包填塞时，医生会综合以上各种临床资料，进行全面评估，以便尽早采取适当的治疗措施。

五、治疗

心包填塞是指心包腔内积聚了过多的液体，导致心脏受压而影响其正常功能。常见的症状包括胸痛、呼吸困难、乏力等。治疗心包填塞的方法包括药物治疗和手术治疗两种。

药物治疗主要是通过利尿剂、抗炎药等药物来减轻心包腔内液体积聚的症状。利尿剂可以促进尿液排出，减少体内水分；抗炎药可以减轻炎症反应，缓解疼痛等症状。但是药物治疗的效果有限，对于严重的心包填塞病例可能需要手术治疗。

手术治疗包括穿刺抽液和开胸手术两种方式。穿刺抽液是通过在胸壁上插入针头，将心包腔内的液体抽出。这种方法适用于轻度的心包填塞病例，但需要注意的是，穿刺抽液可能会引起感染或再次积液的风险。开胸手术则是通过切开胸骨，直接进入心包腔进行手术。这种方法适用于严重的心包填塞病例，可以彻底清除心包腔内的液体，但手术风险较大，需要在专业医生的指导下进行。

除了药物治疗和手术治疗外，预防也非常重要。保持健康的生活方式，如戒烟限酒、控制体重、定期锻炼等可以降低患上心包填塞的风险。同时，及时发现并治疗其他疾病也可以减少心包填塞的发生率。

总之，针对心包填塞的治疗需要根据患者的具体情况进行选择。如果出现相关症状或疑虑，建议及时就医并咨询专业医生的意见。

六、转诊及注意事项

心包填塞是一种紧急情况，需要立即进行专业治疗。社区医疗机构通常无法提供紧急的手术和进一步的抢救措施，因此心包填塞的社区转诊应遵循以下注意事项。

（1）立即呼叫急救服务：在怀疑是心包填塞时，应立即拨打当地急救电话，呼叫急救服务。急救人员会提供急救措施，并尽快将患者转移到能够提供必要手术和治疗的医疗机构。

（2）收集患者信息：在等待急救人员期间，收集患者的基本信息，包括病史、过敏史和当前症状等。这有助于急救人员更好地了解患者的情况，并为其提供适当的护理和管理。

（3）让患者保持安静和平卧：在等待急救人员期间，让患者保持平卧休息的姿势，以减轻心包的压力和减缓填塞情况的进一步恶化。同时，告诉患者尽量保持安静，避免剧烈运动和用力。

（4）提供心理支持：心包填塞是一种危急情况，患者及其家属可能会感到害怕和焦虑。在等待急救人员期间，应提供心理上的支持和安慰，帮助他们保持冷静和镇定。

（5）接受进一步的治疗：急救人员到达后，会立即对患者进行初步评估，并安排患者转移到有心胸外科的医疗机构进行手术和治疗。心包填塞需要紧急的穿刺或手术干预来减轻心包内液体的压力并恢复正常心脏功能。

请记住，心包填塞是一种紧急情况，及早呼叫急救服务和尽早接受适当的手术和治疗至关重要。在等待急救人员期间，应提供适当的支持和措施，以减轻患者的症状和不适。同时，保持冷静和镇定，为患者及其家属提供心理上的支持和安慰。

第七节　冠心病

一、定义

冠心病（coronary heart disease，CHD），是指冠状动脉粥样硬化导致心肌缺血、缺氧而引起的心脏病。冠状动脉是唯一供给心脏血液的动脉，当冠状动脉发生粥样硬化引起管腔狭窄或闭塞，导致心肌缺血、缺氧时，就会出现心绞痛、心肌梗死等症状。

二、分类

冠心病是指冠状动脉供血不足导致的心肌缺血、缺氧或坏死的一组疾病。根据病因和病理特点，冠心病可以分为以下几类。

（1）稳定型心绞痛：这是最常见的冠心病类型，表现为胸痛或不适，通常在体力活动、情绪激动时或处于寒冷环境时会发作，休息或使用硝酸甘油后可缓解。稳定型心绞痛的主要原因是冠状动脉粥样硬化引起的冠状动脉狭窄。

（2）不稳定型心绞痛：这是一种较为严重的冠心病类型，表现为胸痛或不适，持续时间较长，休息或使用硝酸甘油后不易缓解。不稳定型心绞痛可能是心肌梗死的前兆，需要紧急就医。

（3）心肌梗死（myocardial infarction，MI）：心肌梗死是冠状动脉完全阻塞导致的心肌组织缺血、缺氧和坏死。心肌梗死的临床表现包括剧烈胸痛、恶心、呕吐、出汗、呼吸急促等。心肌梗死是紧急医疗状况，需要立即就医。

（4）无症状性心肌缺血：这是一种无明显症状的冠心病，患者可能在体检或其他检查中意外发现心肌缺血的证据。无症状性心肌缺血的患者有较高的心血管事件风险，需要密切关注并进行适当的治疗。

（5）心脏性猝死（sudden cardiac death，SCD）：是指在短时间内（通常在 1 h 内）因心脏原因而死亡。猝死的原因多种多样，其中冠心病是最常见的原因之一。预防猝死的关键是及时识别高危人群并进行干预。

（6）X 综合征（syndrome X）：是一种以胸痛为主要表现，但冠状动脉造影未发现明显狭窄的冠心病。X 综合征的发病机制尚不明确，可能与微血管功能障碍、内皮功能异常等因素有关。

（7）冠状动脉畸形：这是一种先天性或后天性的冠状动脉发育异常，可能导致冠状动脉狭窄、闭塞或扩张等病变。冠状动脉畸形可能导致心绞痛、心肌梗死等临床症状。

（8）冠状动脉炎：这是一种冠状动脉炎症性疾病，可能由感染、自身免疫反应等多种原因引起。冠状动脉炎可导致冠状动脉狭窄、闭塞等病变，引发心绞痛、心肌梗死等临床症状。

三、临床表现

（1）胸痛：是冠心病最常见的症状，表现为胸部压迫感、闷痛、烧灼感或针刺样疼痛。疼痛部位多在胸骨后、心前区，可放射至左肩、左臂、颈部、下颌等。疼痛常在体力活动、情绪激动时或处于寒冷环境中发作，休息或使用硝酸甘油后可缓解。

（2）呼吸困难：心肌缺血导致心脏泵血功能减弱，可引起呼吸困难。患者在平卧位时可能加重，坐起或站立时可缓解。

（3）心悸：是指心跳感觉异常，如心动过速、心动过缓或心律不齐。心悸可能与心肌缺血引起的心律失常有关。

（4）恶心、呕吐：心肌缺血可刺激胃肠道神经反射，引起恶心、呕吐等症状。

（5）出汗：心肌缺血时，交感神经系统兴奋，可引起出汗。

（6）头晕、晕厥：心肌缺血导致心脏泵血功能减弱，可引起头晕、晕厥等症状。严重心肌缺血可导致急性心力衰竭，出现休克。

（7）疲劳：心肌缺血导致心脏泵血功能减弱，全身组织器官供氧不足，可引起疲劳、乏力等症状。

（8）焦虑、抑郁：长期反复发作的心绞痛可能导致患者产生焦虑、抑郁等心理问题。

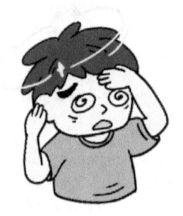

（9）体征：部分患者可能出现血压升高、心率加快、颈静脉怒张、肺部啰音等体征。

（10）其他表现：部分患者可能出现发热、关节肿痛、皮疹等非特异性表现。

需要注意的是，冠心病的临床表现因个体差异而异，有些患者可能无明显症状。对于有心血管疾病危险因素（如高血压、糖尿病、高血脂、吸烟等）的人群，应定期进行心血管健康检查，及时发现并干预冠心病。

四、诊断

冠心病的诊断主要依据病史、体格检查、实验室检查和影像学检查等多方面的综合评估。

（1）病史采集：了解患者的主诉、现病史、既往史、家族史等信息，以便初步判断患者是否存在心血管疾病的危险因素。

（2）体格检查：包括心肺听诊、血压测量、脉搏触诊等，以发现心脏杂音、心律失常、心力衰竭等体征。

（3）实验室检查：主要包括血液生化检查，如血脂、血糖、肝肾功能等指标；心肌损伤标志物检查，如肌钙蛋白 T（cTnT）、肌钙蛋白 I（cTnI）、肌酸激酶同工酶（CKMB）等；炎症指标检查，如 C 反应蛋白（CRP）、白细胞计数（WBC）等。

（4）ECG：是诊断冠心病的重要辅助检查方法，可以发现心肌缺血、心肌梗死等异常表现。

（5）超声心动图：可以评估心脏结构和功能，发现心肌缺血、心肌梗死、室壁运动异常等病变。

（6）核素心肌灌注显像：可以评估心肌血流灌注情况，发现心肌缺血、心肌梗死等病变。

（7）冠状动脉造影：是诊断冠心病的"金标准"，可以直接显示冠状动脉狭窄或闭塞的程度和范围。

（8）CT：冠状动脉 CTA 可以非创伤性地显示冠状动脉狭窄或闭塞的情况，对于高风险患者具有较高的诊断价值。

（9）MRI：心脏磁共振可以评估心脏结构和功能，发现心肌缺血、心肌梗死等病变。

（10）血管内超声：可以实时观察冠状动脉内腔形态和斑块特征，有助于指导冠状动脉介入治疗。

需要注意的是，冠心病的诊断需要综合运用多种检查方法，根据患者的具体情况选择合适的检查项目。在诊断过程中，还需排除其他可能引起类似症状的疾病，如肺部疾病、胸膜炎、胃食管反流等。

五、治疗

冠心病的治疗主要包括药物治疗、介入治疗和外科手术治疗。具体治疗方案需要根据患者的病情、病史、年龄、体质等因素综合考虑。

(1)药物治疗：是冠心病的基础治疗方法，主要包括抗血小板药物、抗凝药物、降脂药物、抗高血压药物、抗心绞痛药物等。药物治疗的目的是改善心肌缺血症状，预防心血管事件的发生。

(2)介入治疗：是指通过导管将球囊扩张器或支架植入狭窄或闭塞的冠状动脉，以恢复血流通畅。常见的介入治疗方法有经皮冠状动脉腔内成形术(PTCA)、经皮冠状动脉介入术(PCI)等。介入治疗适用于中度至重度冠状动脉狭窄的患者，可以有效缓解心绞痛症状，降低心血管事件的风险。

(3)外科手术治疗：主要针对多支血管病变、主干病变或介入治疗无效的患者。常见的外科手术方法有冠状动脉搭桥术(CABG)。CABG将取自患者其他部位的血管作为移植物，绕过狭窄或闭塞的冠状动脉，以恢复心肌的血流供应。外科手术治疗具有较好的长期疗效，但创伤较大，术后恢复时间较长。

(4)生活方式干预：是冠心病治疗的重要组成部分，包括戒烟、限制饮酒、控制体重、合理膳食、增加运动等。生活方式干预可以降低心血管疾病的危险因素，减轻心脏负担，提高生活质量。

(5)康复治疗：是指通过心理干预、运动训练、营养指导等手段，帮助患者恢复心脏功能，提高生活质量。康复治疗对于改善心肌缺血症状、降低心血管事件风险具有积极作用。

需要注意的是，冠心病的治疗需要个体化，患者应在专业医生的指导下进行治疗。同时，患者应定期进行随访检查，以评估治疗效果和调整治疗方案。

六、转诊及注意事项

冠心病是一种常见的心血管疾病，需要及时进行诊断和治疗。社区转诊是指将患者从社区医疗机构转接到更高级别的医疗机构行进一步的评估和治疗。以下是关于冠心病的社区转诊及注意事项的一些建议。

(1)确定转诊原因：在决定是否进行社区转诊时，应充分了解患者的病情、病史和检查结果。如果患者的症状严重或需要特殊治疗，应及时向上级医院寻求帮助。

(2)选择合适的医疗机构：根据患者的病情和需求，选择合适的医疗机构进行转诊。一般来说，专科医院(如心血管内科、心脏外科等)具有更丰富的诊疗经验和技术设备，可以为患者提供更好的医疗服务。

（3）准备相关资料：在进行社区转诊时，应携带患者的病历、检查报告、用药记录等相关资料，以便新的医疗机构能够更好地了解患者的病情和治疗历史。

（4）注意沟通与协调：在转诊过程中，各方之间应保持良好的沟通与协调。患者应向新的医疗机构提供详细的病情描述和治疗需求，同时新的医疗机构也应给予积极回应和支持。

（5）遵循医嘱进行治疗：在接受新的医疗机构的治疗后，患者应严格遵循医嘱用药和调整生活方式。定期复查并及时向医生反馈治疗效果和身体状况的变化。

总之，社区转诊是确保冠心病患者得到及时有效治疗的重要途径。通过合理的转诊安排和密切的医患沟通，可以提高治疗效果，降低并发症风险，改善患者的生活质量。

第八节　心律失常

一、定义

心律失常是指心脏跳动速度或节奏异常，包括心动过速、心动过慢缓、心律不齐等情况。正常情况下，心脏的跳动是由心脏起搏器发出的电信号控制的，这些信号会引导心脏收缩和舒张，从而推动血液流动。当这个过程出现问题时，就会导致心律失常。

二、分类

心律失常可以分为多种类型，其中最常见的有以下几类。
(1)窦性心动过缓：指窦房结发出的心电信号速率小，导致心跳缓慢。
(2)窦性心动过速：指窦房结发出的心电信号速率大，导致心跳加快。
(3)早搏：指心脏在正常心跳之间突然出现一次额外的心跳。
(4)房颤：指心房肌肉无规律地收缩，导致心脏跳动不协调。
(5)室颤：指心室肌肉无规律地收缩，导致心脏停止跳动。

三、临床表现

心律失常的临床表现因人而异，不同类型的心律失常可能会产生不同的症状。有些人可能没有任何症状，而有些人可能会感到心悸、胸闷、气短、头晕等。严重的心律失常可能导致晕厥、心脏停搏等危险情况。以下是一些常见的心律失常症状。

（1）心动过速或心动过缓：当心跳速度超过正常范围时（每分钟超过 100 次或低于 60 次），可能会感到心悸、胸闷、气短等。

（2）心律不齐：当心脏跳动节奏不规律时，可能会感到心慌、头晕、乏力等。

（3）突然晕厥或昏迷：严重的心律失常可能导致血流供应不足，从而引起晕厥或昏迷等症状。

（4）胸痛或不适：某些类型的心律失常可能会导致心肌缺血或缺氧，引起胸痛或出现不适。

（5）其他症状：如疲劳、失眠、焦虑、恶心等。

需要注意的是，有些患者可能没有任何明显的症状，只有在体检或其他检查中才能发现心律失常的存在。如果怀疑患有心律失常，请及时就医并接受专业诊断和治疗。

四、诊断

心律失常的诊断通常需要进行多种检查和评估。

（1）病史询问：医生会询问患者的症状、疾病史、家族史等信息，以了解可能的风险因素和病因。

（2）体格检查：医生会仔细听诊患者的心脏，观察有无异常的心率、节律和杂音等。

（3）ECG：是一种常用的检查方法，通过记录心脏电活动来检测心律失常的存在和类型。

（4）Holter 监测：是一种 24 h 或更长时间的心电图监测，可以记录日常生活中的心电活动情况，有助于发现间歇性的心律失常。

（5）事件记录器：这是一种可穿戴设备，患者可以在出现症状时按下按钮记录心电图数据，有助于确定心律失常的发生时间和类型。

（6）其他检查：如血液检查、超声心动图、运动试验等，可以帮助评估心脏结构和功能，排除其他疾病的可能性。

综合以上检查结果，医生可以确定患者是否存在心律失常以及其类型和严重程度，并制定相应的治疗方案。

五、治疗

心律失常的治疗方法因类型和严重程度而异。以下是一些常见的治疗方法。

（1）药物治疗：通过口服或注射药物来调节心脏节律，控制心律失常的发生和症状。例如 β 受体阻滞剂、钙通道阻滞剂、抗心律失常药等。

（2）电生理治疗：包括心脏起搏器植入、心脏消融术等。心脏起搏器可以通过电信号来调节心脏节律，适用于窦房结功能不全等情况；心脏消融术则是通过烧灼心脏组织来消除异常的电信号来源，适用于某些类型的心律失常。

（3）其他治疗方法：如改变生活方式（戒烟限酒、控制体重等）、手术治疗（如瓣膜置换手术）等。对于某些特殊类型的心律失常，如长 QT 综合征、Brugada 综合征等，还需要进行基因治疗或干细胞治疗等。

需要注意的是，治疗方法应根据患者的具体情况进行选择，并在专业医生的指导下进行。同时，定期复查和调整治疗方案也是非常重要的。

六、转诊及注意事项

心律失常社区转诊是指将患者从社区医疗机构转诊到专科医院进行进一步诊断和治疗。以下是一些注意事项。

(1)选择合适的医疗机构：患者应选择有相关专科医生和设备的医疗机构进行转诊，以确保得到更好的治疗效果。

(2)携带相关医疗记录：患者应携带自己的病历、检查报告、药物使用记录等相关医疗记录，以便医生更好地了解病情和制定治疗方案。

(3)遵医嘱用药：在转诊期间，患者应继续按照原医生的处方用药，不要自行更改剂量或停药。

(4)注意生活方式：患者应注意保持健康的生活方式，如戒烟限酒、控制体重、适当运动等，有助于改善心律失常的症状。

(5)及时复诊：患者应按照医生的要求及时复诊，接受进一步的检查和治疗。

总之，心律失常社区转诊需要患者积极配合医生的治疗和管理，以达到更好的治疗效果。

第九节　心肌炎

一、定义

心肌炎是指心肌(心脏肌肉)的炎症。它可以由多种原因引起，包括病毒感染、自身免疫性疾病、药物或毒物暴露等。

二、分类

根据病因和临床表现，心肌炎可以分为以下几种类型。

(1)病毒性心肌炎：这是最常见的一种类型，通常由病毒感染引起，如柯萨奇病毒、腺病毒、流感病毒等。症状包括胸痛、心悸、疲劳、呼吸困难等。

(2)细菌性心肌炎：这种类型的心肌炎通常由细菌感染引起，如链球菌、葡萄球菌等。症状与病毒性心肌炎类似。

(3)真菌性心肌炎：这种类型的心肌炎较少见，通常由真菌感染引起。症状也与病毒性心肌炎类似。

(4)寄生虫性心肌炎：这种类型的心肌炎非常罕见，通常由寄生虫感染引起。症状也与病毒性心肌炎类似。

（5）自身免疫性心肌炎：这种类型的心肌炎是由人体免疫系统攻击自己的心肌组织引起的。症状包括胸痛、心悸、疲劳、呼吸困难等。

总之，心肌炎是一种严重的心脏疾病，需要及时诊断和治疗。

三、临床表现

心肌炎的临床表现因人而异，取决于炎症的严重程度和引起炎症的原因。以下是一些常见的心肌炎临床表现。

（1）胸痛：心肌炎患者可能会感到胸痛或不适，这可能是心肌受损或炎症引起的。

（2）心悸或心动过速：心肌炎患者可能会感到心跳加快或不规律，这可能是心脏节律紊乱引起的。

（3）疲劳和虚弱感：心肌炎患者可能会感到疲劳、虚弱或无力，这可能是心脏泵血能力下降引起的。

（4）呼吸困难：心肌炎患者可能会感到呼吸急促或气短，这可能是肺部充血或心脏泵血能力下降引起的。

（5）其他症状：心肌炎患者还可能出现发热、头晕、恶心、呕吐等症状。

需要注意的是，有些患者可能没有明显的症状，或者症状很轻微，但仍然需要及时就医并接受专业医生的治疗。

四、诊断

心肌炎的诊断通常需要综合考虑患者的病史、临床表现和检查结果。以下是一些常用的心肌炎诊断方法。

（1）体格检查：医生会仔细听诊患者的心脏，观察有无心律不齐、杂音等症状。

（2）血液检查：通过抽取患者的血液样本，可以检测心肌酶谱（如肌酸激酶、肌红蛋白等）是否升高，以及是否有自身免疫反应等。

（3）ECG：可以检测心脏节律是否异常，以及是否有心肌缺血或损伤的表现。

（4）超声心动图：可以观察心脏结构和功能是否异常，包括心室收缩功能、室壁运动情况等。

（5）心脏MRI：可以提供更为详细的心脏图像，帮助医生确定炎症的位置和程度。

（6）心脏组织活检：在某些情况下，医生可能需要进行心脏组织活检以确定病因和诊断。

需要注意的是，心肌炎的诊断并不容易，有时需要排除其他疾病的可能性才能确定诊断。

五、治疗

心肌炎的治疗取决于病因、严重程度和患者的病情。以下是一些常用的心肌炎治疗方法。

（1）对症治疗：包括控制症状、维持水电解质平衡、预防血栓形成等。

（2）抗病毒治疗：如果心肌炎是由病毒感染引起的，可以使用抗病毒药物来抑制病毒复制和减轻炎症反应。

（3）免疫抑制剂治疗：如果心肌炎是由自身免疫反应引起的，可以使用免疫抑制剂来抑制免疫系统的反应。

（4）支持性治疗：包括卧床休息、限制体力活动、饮食调理等。

需要注意的是，对于严重的心肌炎患者，可能需要进行心脏移植手术。此外，由于心肌炎的病因复杂多样，治疗效果也因人而异。因此，如果怀疑患有心肌炎，请尽快就医并接受专业医生的建议和治疗方案。

六、转诊及注意事项

社区转诊是指将患者从社区医疗机构转到更高级别的医疗机构进行治疗或检查。对于心肌炎患者来说，社区转诊的注意事项如下。

（1）及时就医：如果患者出现心肌炎的症状，如胸痛、心悸、疲劳等，应及时就医并接受专业医生的治疗。

（2）携带病历资料：在进行社区转诊时，患者应携带自己的病历资料，包括诊断报告、治疗方案等，以便新的医生更好地了解患者的病情和治疗历史。

（3）注意医嘱：在新的医疗机构接受治疗时，患者应严格遵守医生的医嘱，按时服药、定期复诊等。

（4）注意生活方式：心肌炎患者需要注意生活方式，避免过度劳累、饮酒、吸烟等不良习惯，保持健康的生活方式有助于加速康复。

总之，社区转诊是确保心肌炎患者得到更好治疗的重要手段。患者应积极配合医生的治疗和管理，以促进自身康复。

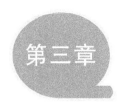

第三章

呼吸系统危重症

第一节　重症哮喘

一、定义

重症哮喘是指哮喘患者在短时间内出现呼吸急促、胸闷、咳嗽等症状，并且这些症状严重影响了患者的日常生活和工作能力。重症哮喘发作时，患者的呼吸道狭窄程度非常严重，甚至可能导致窒息。

二、分类

重症哮喘可以根据不同的分类标准进行详细的分类。

1. 根据病情严重程度分类

根据患者的症状和肺功能测试结果，可以将重症哮喘分为轻度、中度和重度 3 个级别。轻度哮喘患者通常只有轻微的呼吸困难和咳嗽等症状；中度哮喘患者则需要使用急救药物才能缓解症状；重度哮喘患者则可能出现严重的呼吸困难和窒息等症状。

2. 根据发作频率分类

根据患者在过去一年内哮喘发作的次数，可以将重症哮喘分为频繁发作型和非频繁发作型两种类型。频繁发作型哮喘患者通常每个月都有一次以上的哮喘发作；非频繁发作型哮喘患者则每个月只有一次或更少的哮喘发作。

3. 根据病因分类

根据哮喘发作的原因，可以将重症哮喘分为过敏性哮喘、感染性哮喘、职业性哮喘等多种类型。不同类型的重症哮喘可能需要采用不同的治疗方法。

4. 根据治疗反应分类

根据患者对不同治疗方法的反应情况，可以将重症哮喘分为敏感型和难治型两种类型。敏感型哮喘患者对常规药物治疗反应良好；难治型哮喘患者则可能需要采用更加复杂的治疗方法，如用生物制剂进行治疗等。

三、临床表现

（1）呼吸困难：患者会感到气短、呼吸急促，甚至出现窒息感。在发作期间，患者需要用力呼吸才能维持正常的氧气供应。

（2）咳嗽：患者会出现频繁的干咳或带有黏液的咳嗽，尤其在夜间和清晨更为明显。

（3）胸闷：患者会感到胸部沉重、压迫感强烈，有时还会出现胸痛的症状。

（4）喘息声：患者呼气时会出现急促的喘息声，这是气道狭窄引起的。

（5）心率加快：由于缺氧和呼吸困难的影响，患者的心率会加快，甚至出现心律不齐的情况。

（6）疲劳和虚弱：由于身体需要通过呼吸运动来维持正常的氧气供应，患者会感到疲劳和虚弱。

总之，重症哮喘的临床表现非常明显，如果出现上述症状，应及时就医并接受治疗。

四、诊断

重症哮喘是一种严重的呼吸系统疾病，其诊断需要综合考虑患者的临床表现、肺功能检查和过敏原检测结果。

1.临床表现

重症哮喘患者通常会出现反复发作的喘息、气急、咳嗽等症状，尤其在夜间和清晨更为明显。医生需要仔细询问患者的病史和症状，以便进行初步诊断。

2.肺功能检查

肺功能检查是诊断哮喘的重要手段之一。通过测量患者的呼气流量峰值（PEF）、第1秒用力呼气量（FEV_1）等指标，可以评估患者的肺功能状态和气流受限程度。此外，还可以进行支气管激发试验或舒张试验，以确定哮喘的类型和严重程度。

3.过敏原检测

过敏原检测可以帮助确定引起哮喘发作的过敏原种类和浓度，有助于制定个性化的治疗方案。常用的过敏原检测方法包括皮肤划痕试验、血清特异性 IgE 抗体检测等。

4.其他辅助检查

例如，胸部 X 线检查或 CT 可以排除其他肺部疾病的可能性；血气分析可以评估患者的氧合情况和酸碱平衡状态；心电图可以排除心脏疾病的可能性。

总之，重症哮喘的诊断需要综合考虑多种因素，医生需要根据患者的具体情况选择合适的检查方法进行诊断。及早发现和治疗重症哮喘，可以有效降低病死率和并发症的发生率。

五、治疗

（1）支持性治疗：包括氧疗、卧床休息、保持水电解质平衡等措施，有助于缓解症状和改善患者的呼吸功能。

（2）药物治疗：常用的药物包括短效 β_2 受体激动剂（SABA）、糖皮质激素、长效 β_2 受体激动剂（LABA）、抗胆碱能药物等。这些药物可以通过扩张气道、减轻炎症反应等方式来缓解症状和控制疾病进展。具体用药方案应根据患者的病情和身体状况进行个体化调整。

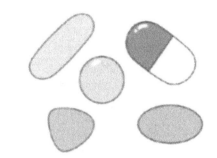

（3）机械通气：对于严重呼吸困难的患者，可以采用机械通气的方式进行呼吸支持。常用的机械通气方式包括无创通气和有创通气两种。具体使用哪种方式应根据患者的病情和身体状况进行评估和选择。

（4）其他治疗方法：如免疫疗法、中药治疗等也可以作为辅助治疗手段使用。例如，对于过敏原引起的哮喘，可以采用特异性免疫疗法进行治疗；对于慢性稳定期的哮喘患者，可以采用中药调理气血、增强体质的方法进行治疗。

总之，重症哮喘的治疗需要综合考虑患者的病情和身体状况，采取个体化的治疗方案。及早发现和治疗重症哮喘可以有效降低死亡率和并发症的发生率。

六、转诊及注意事项

重症哮喘是一种严重的呼吸系统疾病，需要及时就医和治疗。社区转诊是指将患者从社区医疗机构转到更高级别的医疗机构进行治疗或检查。以下是重症哮喘的社区转诊及注意事项。

（1）及时就医：如果患者出现哮喘发作的症状，如呼吸急促、咳嗽、胸闷等，应及时就医并接受专业医生的治疗。

（2）携带病历资料：在进行社区转诊时，患者应携带自己的病历资料，包括诊断报告、治疗方案等，以便新的医生更好地了解患者的病情和治疗历史。

（3）注意医嘱：在新的医疗机构接受治疗时，患者应严格遵守医生的医嘱，按时服药、定期复诊等。

（4）注意生活方式：重症哮喘患者需要注意生活方式，避免接触过敏原、保持室内空气清新等，有助于减轻症状和预防复发。

总之，重症哮喘需要及时就医和治疗。社区转诊是确保患者得到更好治疗的重要手段。患者应积极配合医生的治疗和管理，以促进自身康复。

第二节　重症肺炎

一、定义

重症肺炎（severe pneumonia，SP）是一种严重的呼吸系统疾病，通常由细菌、病毒或真菌感染引起。其主要特征是肺部炎症严重，导致呼吸困难、低氧血症和其他器官功能受损等症状。重症肺炎的诊断需要综合考虑患者的临床表现、影像学检查和实验室检查结果。常见的重症肺炎包括社区获得性重症肺炎、医院获得性重症肺炎和呼吸机相关性肺炎等。

二、分类

重症肺炎是一种严重的呼吸系统疾病，通常由细菌、病毒或真菌感染引起。根据病因和临床表现的不同，重症肺炎可以分为多种类型。

（1）社区获得性重症肺炎：指在社区环境中感染的重症肺炎，通常由细菌、病毒或真菌引起。常见症状包括高热、咳嗽、胸痛、呼吸急促等。

（2）医院获得性重症肺炎：指在医疗机构住院期间感染的重症肺炎，通常由细菌、病毒或真菌引起。常见症状包括发热、咳嗽、呼吸困难等。

（3）呼吸机相关性肺炎：指机械通气患者发生的重症肺炎，通常由细菌、病毒或真菌引起。常见症状包括发热、咳嗽、呼吸困难等。

此外，根据病变部位的不同，重症肺炎还可以分为双侧性和单侧性两种类型；根据病情严重程度的不同，重症肺炎还可以分为轻度、中度和重度 3 种类型。

对于不同类型的重症肺炎，治疗方法也有所不同。例如，对于细菌感染引起的重症肺炎，通常需要使用抗生素进行治疗；而对于病毒感染引起的重症肺炎，则需要使用抗病毒药物进行治疗。因此，在治疗过程中，医生需要根据患者的具体情况进行个体化治疗方案的制定。

三、临床表现

（1）呼吸系统症状：患者可能出现咳嗽、呼吸急促、胸闷、呼吸困难等症状。严重情况下可能伴有发绀（皮肤或黏膜发青）等表现。

（2）全身症状：患者可能出现发热、寒战、全身乏力、食欲不振等全身性症状。部分患者可能出现意识模糊、精神状态改变等表现。

（3）肺部体征：医生在检查患者时可能会发现受累肺部出现啰音、呼吸音减弱、甚至听到湿啰音等体征。

这些表现会根据患者的具体病情和病因而有所差异，严重的重症肺炎还可能导致多器官功能衰竭，需要及时诊断和治疗。

四、诊断

重症肺炎的诊断需要综合考虑患者的临床表现、影像学检查和实验室检查结果。

（1）临床表现：医生会询问患者的症状和病史，并进行身体检查，包括听诊肺部、观察呼吸频率和深度等。

（2）X线检查或CT：这些影像学检查可以显示肺部炎症的位置、范围和严重程度。

（3）血液检查：通过检查血液中的白细胞计数、C反应蛋白等指标来评估炎症的严重程度。

（4）痰液培养：收集患者的痰液样本进行细菌培养和药敏试验，以确定感染的病原体和最佳的治疗方案。

需要注意的是，重症肺炎的诊断需要由专业医生进行，不能仅凭自己的判断或网络上的信息来自我诊断和治疗。如果怀疑自己患有重症肺炎，应及时就医并接受专业医生的诊断和治疗。

五、治疗

重症肺炎的治疗方法因病因、病情严重程度和患者个体差异等因素而异。

（1）抗生素治疗：对于细菌感染引起的重症肺炎，通常需要使用抗生素进行治疗。医生会根据患者的具体情况选择合适的抗生素种类和剂量。

（2）支持性治疗：包括氧疗、呼吸机辅助通气、营养支持等措施，以维持患者的生命体征和功能。

（3）抗病毒治疗：对于病毒感染引起的重症肺炎，目前尚无特效药物可用，但可以使用抗病毒药物进行对症治疗。

（4）其他药物治疗：如糖皮质激素、免疫调节剂等，用于控制炎症反应和增强免疫力。除了药物治疗外，重症肺炎的治疗还包括积极预防并发症的发生，如深静脉血栓形成、肺栓塞等；及时处理并纠正电解质紊乱、酸碱平衡失调等问题。

需要注意的是，重症肺炎的治疗需要由专业医生进行，不能仅凭自己的判断或网络上的信息来自我诊断和治疗。如果怀疑自己患有重症肺炎，应及时就医并接受专业医生的诊断和治疗。

六、转诊及注意事项

重症肺炎是一种严重的疾病，需要及时的医疗干预和专业的治疗。社区转诊重症肺炎患者时，应注意以下事项。

（1）立即就医：如果怀疑患者患有重症肺炎，应立即送往最近的医院就医。社区医疗机构往往无法提供足够的监护和治疗条件，患者需要转到有重症监护和呼吸科的医疗机构行进一步的治疗。

（2）提供病情信息：在转诊前，尽量提供患者的病历、化验结果和影像资料等，以便接诊的医生更准确地判断患者的病情和给予相应的治疗。

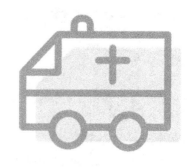

（3）保持患者的舒适和呼吸道通畅：在等待转诊期间，确保患者的舒适和呼吸道的通畅。帮助患者保持适当的体位和呼吸通畅，避免过度劳累和气道阻塞等情况的发生。

（4）给予氧疗：如果可行，可以给予患者氧疗以保持足够的氧气供应。使用合适的氧气装置，按照医生的建议和要求进行操作。

（5）接受进一步的治疗：一旦转诊到相应的医疗机构，患者会接受进一步的诊断和治疗，可能包括血液检查、胸部 X 线检查、纤维支气管镜检查、气管插管等。根据病情的严重程度，可能需要进行特殊的治疗，如抗生素治疗、呼吸机辅助通气等。

请记住，重症肺炎需要及时的医疗干预和专业的治疗。在社区转诊期间，要尽快将患者送往有相应专业能力的医疗机构，确保其获得适当的护理和治疗。遵循医生的建议和指导，积极配合治疗，同时为患者及其家属提供心理上的支持和安慰。

第三节　支气管扩张合并咯血

一、定义

支气管扩张是一种慢性呼吸系统疾病，其特征是气道的持续性扩张和变形。咯血是指咳嗽时咳出带有血液的痰液，或者口腔、鼻腔等部位所出的血被吞入胃中，随粪便排出体外。当支气管扩张合并咯血时，意味着患者出现了严重的并发症，需要及时就医治疗。

二、分类

支气管扩张合并咯血是一种常见的呼吸系统疾病，其病因复杂，临床表现多样。根据不同的分类标准，可以将支气管扩张合并咯血分为多种类型。以下是一些常见的分类方式。

1. 根据病因分类

（1）感染性支气管扩张：由细菌、病毒等感染引起的支气管扩张。

（2）非感染性支气管扩张：由其他因素引起的支气管扩张，如遗传、环境因素等。

（3）混合型支气管扩张：同时存在感染和非感染因素的支气管扩张。

2. 根据病变部位分类

（1）上叶支气管扩张：病变主要发生在肺的上叶部分。

（2）中叶支气管扩张：病变主要发生在肺的中叶部分。

(3)下叶支气管扩张：病变主要发生在肺的下叶部分。

(4)全肺支气管扩张：病变涉及整个肺部。

3. 根据病程分类

(1)急性期支气管扩张合并咯血：病程较短，症状明显，通常需要紧急治疗。

(2)慢性期支气管扩张合并咯血：病程较长，症状较轻，但需要长期治疗和管理。

4. 根据严重程度分类

(1)轻度支气管扩张合并咯血：症状轻微，不影响日常生活和工作。

(2)中度支气管扩张合并咯血：症状较为明显，需要进行治疗和管理。

(3)重度支气管扩张合并咯血：症状严重，可能需要住院治疗或手术干预。

总之，对于支气管扩张合并咯血这种复杂的疾病，需要综合考虑多种因素进行分类和治疗。

三、临床表现

(1)咳嗽：咳嗽是支气管扩张的主要症状之一，患者常常感到喉咙干燥、痒或疼痛。咳嗽通常在早晨或晚上加重，可能会持续数周或数月。

(2)咳痰：咳痰是支气管扩张的另一个常见症状，痰液通常是黄色或绿色的，有时带有血丝。痰液的量和颜色可能会随着病情的变化而变化。

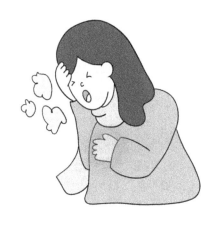

(3)呼吸困难：由于气道狭窄和阻塞，患者可能会感到呼吸困难或气短。这种感觉通常在运动或活动时加重。

(4)胸痛：有些患者可能会出现胸痛或不适感，这可能是肺部感染或其他并发症引起的。

(5)其他症状：患者还可能出现发热、乏力、食欲不振等症状。

需要注意的是，支气管扩张合并咯血的症状可能与其他呼吸系统疾病相似，因此需要进行专业的医学检查才能明确诊断。

四、诊断

支气管扩张合并咯血的诊断需要综合考虑患者的病史、临床表现和相关检查结果。

(1)影像学检查：包括 X 线检查、CT 等，可以显示肺部结构和病变情况。

(2)支气管镜检查：通过插入一根细管(支气管镜)进入气道，观察气道内部的情况，包括狭窄、扩张、炎症等。

(3)痰液检查：可以检测痰液中的细菌、病毒等微生物，以及白细胞计数和分类等指标。

(4)肺功能测试：可以评估肺部的功能状态，包括呼吸流量、容积等指标。

(5)其他实验室检查:如血常规、C反应蛋白等指标,可以帮助评估炎症程度和感染情况。

需要注意的是,支气管扩张合并咯血的诊断需要由专业医生进行判断。

五、治疗

支气管扩张合并咯血的治疗方法因人而异,需要根据患者的具体情况进行个体化治疗。

(1)药物治疗:包括抗生素、支气管扩张剂、止咳药等。抗生素可以用于治疗感染,支气管扩张剂可以缓解气道狭窄和阻塞,止咳药可以减轻咳嗽症状。

(2)支持性治疗:包括氧疗、营养支持等。氧疗可以提高血氧饱和度,缓解呼吸困难;营养支持可以维持机体代谢需要,增强免疫力。

(3)手术治疗:对于严重的支气管扩张合并咯血患者,可能需要进行手术治疗,如肺叶切除术、支气管动脉栓塞术等。

(4)其他治疗方法:如物理治疗、中医治疗等,可以辅以药物治疗和其他治疗。

需要注意的是,支气管扩张合并咯血的治疗需要由专业医生进行判断和决定。如果怀疑患有这种疾病,请及时就医并接受专业医生的诊断和治疗。

六、转诊及注意事项

对于支气管扩张合并咯血的患者,社区转诊时应注意以下事项。

(1)立即就医:如果患者出现咯血症状,并且怀疑是支气管扩张引起的,应立即送往最近的医院就医。社区医疗机构无法提供足够的监护和治疗条件,患者需要转到有呼吸系统疾病诊治能力的医疗机构行进一步的诊断和治疗。

(2)提供病情信息:在转诊前,提供患者的病历、化验结果和影像资料等重要信息,以便接诊的医生能够更准确地了解患者的病情和给予相应的诊断和治疗。

(3)控制咯血:在转诊期间,尽量帮助患者控制咯血。让患者保持坐位或半坐位,嘱咐患者轻轻咳嗽,同时可以在半坐位时将湿纱布或冰冷物品放置于口腔中,有助于减轻或停止咯血。

(4)给予氧疗:如果患者呼吸困难或氧饱和度降低,可以给予氧疗以帮助患者保持足够的氧气供应。使用合适的氧气装置,按照医生的建议和要求进行操作。

(5)接受进一步的治疗:一旦转诊到相应的医疗机构,患者会接受进一步的诊断和治疗,包括肺功能检查、胸部CT等。根据病情的严重程度,可能需要进行特殊的治疗,如抗生素治疗、支气管扩张治疗等。

请记住,支气管扩张合并咯血需要及时的医疗干预和专业的治疗。在社区转诊期间,应尽快将患者送往有呼吸系统疾病诊治能力的医疗机构,确保其获得适当的护理和治疗。遵循医生的建议和指导,积极配合治疗,同时为患者及其家属提供心理上的支持和安慰。

第四节　肺栓塞

一、定义

肺栓塞(pulmonary embolism，PE)，是一种严重的疾病，它是血栓或其他物质阻塞了肺部的血管而引起的。肺栓塞通常发生在下肢深静脉血栓形成后，血栓脱落并随血液流动到肺部，阻塞了肺动脉或其分支。

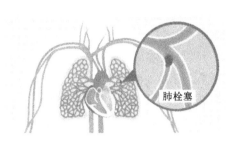

肺栓塞

二、分类

根据病因和临床表现的不同，肺栓塞可以分为多种类型，其中最常见的是大面积肺栓塞和小面积肺栓塞。

大面积肺栓塞：通常指肺动脉主干或其分支被完全阻塞的情况。患者常常出现突然的呼吸困难、胸痛、心悸、晕厥等症状，甚至可导致休克和死亡。

小面积肺栓塞：通常指肺动脉的小分支被部分阻塞的情况。患者的症状可能较轻，包括咳嗽、咳痰、气促等。

三、临床表现

(1)呼吸困难：这是常见的症状之一，患者可能感到气短或无法深呼吸。

(2)胸痛：患者可能会感到剧烈的胸痛，类似于心绞痛。

(3)咳嗽和咳痰：患者可能会出现咳嗽和咳痰的症状，有时还会带有血丝。

(4)心悸和心动过速：患者可能会感到心悸或心动过速。

(5)发热和寒战：有些患者可能会出现发热和寒战的症状。

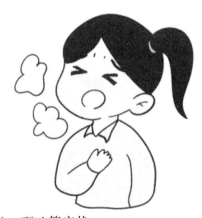

(6)其他症状：患者还可能出现头晕、晕厥、恶心、呕吐等症状。

需要注意的是，肺栓塞的症状并不一定都出现，而且有些症状也可能与其他疾病相似。如果出现上述症状，应及时就医进行诊断和治疗。

四、诊断

肺栓塞的诊断需要通过临床症状、体征和影像学检查来确定。常用的影像学检查包括 CT 肺动脉造影、超声心动图和放射性核素扫描等。

(1)CT 肺动脉造影：这是一种非常准确的诊断方法，可以显示肺部血管的情况，包括是否存在血栓和其他异常情况。

(2)超声心动图：这种检查可以帮助医生确定心脏的功能和结构是否正常，以及是否存在血栓等问题。

(3)放射性核素扫描：这种检查可以通过注射放射性物质来观察肺部的血流情况，从而确定是否存在血栓等问题。

除了影像学检查外，还可以进行 D-二聚体检测、血气分析等辅助检查。D 二聚体是一种血液中的蛋白质，它的水平在肺栓塞患者中通常会升高。血气分析可以评估患者的呼吸功能和氧合情况。

需要注意的是，肺栓塞的症状并不一定都出现，而且有些症状也可能与其他疾病相似。如果出现上述症状，应及时就医进行诊断和治疗。

五、治疗

治疗肺栓塞的方法包括抗凝治疗、溶栓治疗和手术治疗等。抗凝治疗可以防止血栓进一步扩大，溶栓治疗可以溶解已经形成的血栓，手术治疗可以切除血栓或修复受损的血管。对于高危患者，如大面积肺栓塞患者，应尽早进行紧急处理以避免严重后果的发生。一般来说，肺栓塞的治疗方案包括以下几个方面。

(1)抗凝治疗：抗凝治疗是肺栓塞的首要治疗方法。常用的药物包括肝素、低分子肝素和华法林等，可以有效预防血栓的进一步形成，避免血栓扩大和再次形成。

(2)溶栓治疗：对于严重的肺栓塞患者，特别是伴有血流动力学不稳定的情况时，溶栓治疗是一种常见的处理手段。通过静脉注射溶栓药物(如组织型纤溶酶原激活物 tPA)，可溶解血栓，恢复血流通畅。

(3)支持性治疗：包括输氧、机械通气等，以维持患者的呼吸和循环功能。

(4)介入治疗：对于合适的患者，介入手术(如血栓切除术或置入过滤器)可能是必要的，因其可直接清除肺动脉内的血栓。

肺栓塞的治疗方案应根据患者的具体情况，例如血栓的位置和大小、患者的症状和身体状况等因素进行选择。因此，治疗肺栓塞应在专业医生根据患者情况综合评估后制定最佳方案。

六、转诊及注意事项

肺栓塞是一种严重并且紧急的情况，需要立即进行治疗。在社区转诊肺栓塞患者时，应注意以下事项。

(1)立即呼叫急救服务：在怀疑患肺栓塞时，应立即拨打当地急救电话，呼叫急救服务。急救人员会提供急救措施，并尽快将患者转移到能够提供必要手术和治疗的医疗机构。

(2)收集病情信息：在等待急救人员期间，收集患者的基本信息，包括病史、过敏史和当前症状等。这有助于急救人员更好地了解患者的情况，并为其提供适当的护理和管理。

(3)让患者保持安静和平卧：在等待急救人员到达期间，让患者保持平卧休息的姿势，以减少肺血运动力学的变化和减轻症状。同时，告诉患者尽量保持安静，避免剧烈运动和用力。

(4)给予氧气：如果可能，可以给患者吸氧，以改善氧合，同时帮助缓解症状。

(5)接受进一步的治疗：一旦急救人员到达，他们会对患者行进一步的评估，并安排患者转移到有肺血栓导管手术和护理能力的医疗机构进行治疗。肺栓塞通常需要采取抗凝治疗、溶栓治疗或手术治疗等干预措施。

请记住，肺栓塞是一种危急情况，及早呼叫急救服务和尽早接受适当的手术和治疗至关重要。在等待急救人员到达期间，提供适当的支持和措施，以减轻患者的症状和不适。同时，保持冷静和镇定，为患者和家属提供心理上的支持和安慰。

第五节　张力性气胸

一、定义

张力性气胸是一种严重的胸部紧急情况，通常由肺部或胸腔的气体进入胸腔并导致压力增加引起。这种病症会导致肺部受压缩和塌陷，从而影响呼吸功能和血液循环。在胸腔积聚的空气无法自由流出，导致胸腔压力不断升高，最终影响心脏和肺部的功能。当胸腔的压力超过大气压时，就会出现张力性气胸的症状，如呼吸急促、胸痛、心悸等。如果不及时治疗，张力性气胸可能会导致死亡。

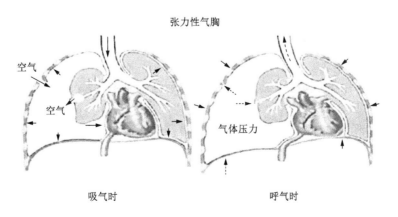

张力性气胸

空气

空气

气体压力

吸气时　　　　　　　　　呼气时

二、分类

张力性气胸可以分为自发性和创伤性两种类型。

自发性张力性气胸：自发性张力性气胸是指在没有外部创伤或手术干预的情况下，肺部或胸腔的气体进入胸腔并导致压力增加引起的。这种类型的张力性气胸通常与肺部疾病(如肺气肿、支气管哮喘等)有关。

创伤性张力性气胸：创伤性张力性气胸是指由于外伤或手术操作等原因导致的胸部损伤，使空气进入胸腔并引起压力增加的情况。这种类型的张力性气胸通常是由于肋骨骨折、胸部穿刺、胸部手术等原因引起的。

三、临床表现

张力性气胸是一种严重的胸部紧急情况，通常由肺部或胸腔的气体进入胸腔并导致压力增加引起。这种病症会导致肺部受压缩和塌陷，从而影响呼吸功能和血液循环。

(1)呼吸急促：由于肺部受压缩和塌陷，患者会感到呼吸困难和气短。

(2)胸痛：患者可能会感到剧烈的胸痛，尤其是在呼吸时。

(3)心悸：由于心脏受到压迫，患者可能会感到心悸和心跳加快。

(4)发绀：由于氧气供应不足，患者的皮肤和黏膜可能会变成蓝色或紫色。

(5)意识丧失：在严重的情况下，患者可能会失去意识。

如果出现上述症状，应该立即就医并接受专业医生的治疗建议。

四、诊断

张力性气胸的诊断通常包括以下步骤。

(1)病史询问和体格检查：医生会询问患者的病史，包括是否有胸部创伤、手术史等，并进行身体检查，以确定是否存在呼吸困难、胸痛等症状。

(2)X线检查：可以帮助医生确定是否存在气胸，以及气胸的位置和大小。在张力性气胸的情况下，X线片通常显示肺部有受压缩和塌陷的情况。

(3)CT：可以提供更详细的图像信息，帮助医生确定气胸的位置和大小，以及是否存在其他并发症。

(4)动脉血气分析：动脉血气分析可以测量血液中的氧气和二氧化碳含量，以评估肺功能和气体交换情况。

如果怀疑患有张力性气胸，应该立即就医并接受专业医生的诊断和治疗建议。

五、治疗

张力性气胸是一种紧急情况，需要立即进行治疗。治疗方案通常包括以下几个方面。

（1）快速减压：在诊断出张力性气胸后，需要立即进行快速减压，以减轻胸腔的压力。常用的方法包括穿刺抽气和胸管引流等。

（2）氧疗：氧疗可以提供足够的氧气供应，帮助缓解呼吸困难和缺氧症状。

（3）支持性治疗：包括静脉输液、镇痛等支持性治疗措施，以维持患者的生命体征稳定。

（4）手术治疗：对于严重的张力性气胸或反复发作的情况，可能需要进行手术治疗，如胸腔镜手术或开胸手术等。

除了上述治疗方法外，还需要注意预防复发和并发症的发生。例如，避免剧烈运动和重体力劳动，戒烟限酒等生活方式的改变，以及定期复查和随访等。

六、转诊及注意事项

对于张力性气胸的社区转诊，应该注意以下事项。

1.紧急处理

（1）立即拨打急救电话：在怀疑患者患有张力性气胸时，应立即拨打当地的急救电话，通知急救人员，并告诉他们病情的紧急性。

（2）给予气胸处理：在等待急救人员期间，如果有医生或护士在场，可以尝试给予气胸处理。其中最常用的方法是紧急胸腔穿刺，其可迅速缓解胸腔的积气压力，并改善患者的症状。

（3）保持患者呼吸道通畅：在等待急救人员期间，确保患者呼吸道通畅。让患者保持半坐位或坐起的姿势，这有助于缓解呼吸困难。避免给予高浓度氧气，防止进一步扩大气胸。

2.等待急救人员到达

（1）收集相关信息：在等待急救人员期间，尽可能收集患者的病历、过敏史、当前用药和病情发展的时间线等信息。这些信息有助于急救人员准确评估患者的状况，并采取相应的紧急救治措施。

（2）监测患者生命体征：在等待急救人员期间，密切监测患者的生命体征，包括血压、心率、呼吸频率和氧饱和度等。如果患者出现显著的生命体征波动或病情恶化，应立即更新患者的相关信息。

3.转诊安排

（1）尽快将患者转移到医疗机构：对于确诊或高度怀疑张力性气胸的患者，应尽快将其转移到有胸外科及胸腔镜手术能力的医疗机构。这样可以确保患者及时接受进一步的诊断和治疗。

（2）提供病历和影像学检查结果：在转诊前，准备好患者的病历、化验及影像学检查结果（如胸部 X 线片或 CT 扫描结果）等。这些信息有助于胸外科医生更好地了解患者的病情，并为其制定适当的治疗方案。

（3）建立联系和沟通：在转诊过程中，保持与转诊医生和医疗机构的密切联系和沟通。确保转诊医生和接诊医生能够及时了解患者的病情和转诊意图，以便他们能够为患者提供最佳的护理和治疗。

4. 注意事项和安全

（1）确保患者安全和舒适：在转诊期间，要确保患者的安全和舒适。避免过度劳累和剧烈运动，同时提供适量的镇痛和镇静药物以减轻患者的痛苦。

（2）家属支持和教育：给予家属适当的支持和教育，帮助他们理解患者的病情和治疗过程，同时，提醒他们在转诊期间应保持冷静，并配合医生。

以上就是张力性气胸的转诊注意事项。在处理这一紧急情况时，必须快速准确地采取行动，以确保患者尽快获得适当的治疗和护理。每个社区医疗机构应有相应的应急准备计划和培训，以增强对于张力性气胸等急症的处理能力。

第六节　慢性阻塞性肺疾病合并呼吸衰竭

一、定义

慢性阻塞性肺疾病（chronic obstructive pulmonary disease，COPD）合并呼吸衰竭是指患者在慢性阻塞性肺疾病的基础上，由肺部病变引起的呼吸功能进行性减退，表现为动脉血氧分压（PaO_2）低于 60 mmHg，或二氧化碳分压（PCO_2）高于 50 mmHg，伴或不伴有酸中毒的一种临床情况。这种情况需要及时给予氧疗和相应的药物治疗以改善患者的呼吸功能和预后。

二、分类

当慢性阻塞性肺疾病进展到一定程度时，可能会导致呼吸衰竭的发生。根据病因不同，呼吸衰竭可分为两种类型：低氧血症型呼吸衰竭和高碳酸血症型呼吸衰竭。

低氧血症型呼吸衰竭是指血液中 PaO_2 低于正常范围（通常为 60 mmHg），同时动脉血 PCO_2 正常或轻度升高。这种情况通常发生在慢性阻塞性肺疾病患者中，因为慢性阻塞性肺疾病会导致肺部气体交换功能受损，从而使氧气无法充分进入血液中。

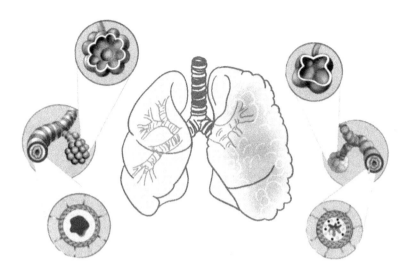

高碳酸血症型呼吸衰竭是指血液中 PCO_2 高于正常范围（通常为 35~45 mmHg），同时 PaO_2 降低的情况。这种情况通常发生在慢性阻塞性肺疾病合并其他疾病或并发症的情况下，如肺炎、肺栓塞等。

根据缺氧和二氧化碳潴留的情况，可将慢性阻塞性肺疾病合并呼吸衰竭分为如下几类。

（1）低氧血症型呼吸衰竭：根据 PaO_2 水平的不同，可分为轻度（60~80 mmHg）、中度（50~60 mmHg）和重度（<50 mmHg）三种类型。

（2）高碳酸血症型呼吸衰竭：根据 PCO_2 水平的不同，可分为轻度（45~60 mmHg）、中度（60~90 mmHg）和重度（>90 mmHg）三种类型。

三、临床表现

慢性阻塞性肺疾病是一种常见的呼吸系统疾病，主要表现为气流受限和呼吸困难。当慢性阻塞性肺疾病进展到一定程度时，可能会导致呼吸衰竭的发生。以下是慢性阻塞性肺疾病合并呼吸衰竭的临床表现。

（1）呼吸困难：患者会感到气短、喘不上气，尤其是在活动或体力消耗较大的情况下更为明显。

（2）咳嗽和咳痰：患者有长期的咳嗽和咳痰史，尤其在早晨或夜间时会加重。

（3）胸闷和胸痛：患者可能会感到胸部不适或疼痛，这是肺部气体交换不畅导致的。

（4）疲劳和虚弱感：由于缺氧和二氧化碳潴留的影响，患者可能会感到疲劳和虚弱。

（5）心率加快：由于身体需要更多的氧气来满足代谢需求，患者的心率可能会加快。

（6）发绀：由于血液中氧气含量降低，患者的皮肤和黏膜可能会出现发绀的现象。

总之，慢性阻塞性肺疾病合并呼吸衰竭的临床表现主要是呼吸困难、咳嗽和咳痰、胸闷和胸痛、疲劳和虚弱等。如果出现这些症状，应及时就医并接受治疗。

四、诊断

以下是慢性阻塞性肺疾病合并呼吸衰竭的临床诊断方法。

(1)病史询问:医生会询问患者的病史,包括吸烟史、家族史、既往病史等,以了解患者是否存在慢性阻塞性肺疾病的风险因素。

(2)体格检查:医生会对患者进行肺部听诊、观察呼吸频率和深度、测量血压和心率等,以评估患者的呼吸功能和身体状况。

(3)血气分析:通过采集动脉血进行血气分析,可以确定患者的血氧分压和血二氧化碳分压水平,从而判断是否存在低氧血症或高碳酸血症。

(4)X线检查:胸部 X 线检查可以帮助医生观察肺部结构和病变情况,如肺气肿、肺炎等。

(5)CT:可以提供更详细的肺部图像,帮助医生发现更小的病变和异常。

总之,慢性阻塞性肺疾病合并呼吸衰竭的临床诊断需要综合考虑患者的病史、体格检查和各种辅助检查结果。如果出现相关症状,应及时就医并接受专业治疗。

五、治疗

以下是慢性阻塞性肺疾病合并呼吸衰竭的详细治疗方法。

(1)支持性治疗:包括氧疗、卧床休息、饮食调理等,旨在缓解症状、提高患者的生活质量。

(2)药物治疗:常用的药物包括支气管扩张剂、糖皮质激素、抗生素等。支气管扩张剂可以扩张气道,减轻呼吸困难;糖皮质激素可以减轻炎症反应;抗生素可以预防或治疗感染。

(3)机械通气:对于严重的呼吸衰竭患者,可能需要进行机械通气治疗,通过人工方式维持呼吸功能。

(4)其他治疗:如肺康复训练、营养支持等,可以帮助患者恢复身体功能和提高生活质量。

总之,慢性阻塞性肺疾病合并呼吸衰竭的治疗需要综合考虑患者的病情和身体状况,制定个体化的治疗方案。同时,患者也需要注意生活方式的改变,如戒烟、避免空气污染等,以减缓疾病的进展。

六、转诊及注意事项

对于慢性阻塞性肺疾病合并呼吸衰竭的患者,在社区转诊时应该注意以下事项。

1.紧急处理

(1)若患者出现明显的呼吸困难、意识丧失、发绀等紧急情况,应立即拨打急救电话并通知医护人员。

（2）在等待急救人员期间，让患者坐直或保持半坐位，以减轻呼吸困难，并确保呼吸道通畅。

（3）患者可进行适当的深呼吸和排痰操作，以排除呼吸道分泌物。

2. 等待急救人员到达

（1）收集相关信息：准备好患者的病历、药物治疗史、近期肺功能检查和影像学检查报告等相关信息，以便急救人员更准确地了解患者的病情。

（2）监测患者的呼吸和生命体征：在等待急救人员期间，密切观察和记录患者的呼吸频率、心率、血压及氧饱和度等生命体征数据的变化，供急救人员参考。

3. 转诊安排

（1）判断病情稳定性：根据患者的病情稳定性来选择合适的转诊方式和医疗机构。如患者病情较稳定，可安排非紧急转诊，如转诊至门诊或日间照料中心。

（2）转诊到合适的医疗机构：将患者转诊至有呼吸内科专科或胸科专科能力的医疗机构，以确保患者能够得到适当的治疗和管理。

（3）提供详细病史和检查结果：转诊前要提供详细的病史和检查结果，包括肺功能检查报告、胸部 X 线片或 CT 扫描结果等，有助于医生对患者进行全面评估和制定适宜治疗方案。

（4）与接诊医生沟通：在转诊过程中，与接诊医生保持紧密沟通，提供患者的病情变化信息和转诊目的，并与其商议进一步的治疗计划。

4. 注意事项和安全

（1）家属和患者教育：给予患者及其家属适当的教育，帮助他们理解慢性阻塞性肺疾病和呼吸衰竭的病情，重点是注意控制症状、规律使用药物和合理调整生活方式。

（2）心理支持：给患者和家属提供必要的心理支持，鼓励患者积极面对疾病，保持乐观的态度，并配合医生的治疗。

（3）提醒患者定期随访：安排好转诊后的随访计划，鼓励患者按时就诊，及时调整治疗方案，并及时向医生反馈关于病情变化或药物不良反应的信息。

总结起来，对于慢性阻塞性肺疾病合并呼吸衰竭的社区转诊，要尽早处理紧急情况、提供病历和相关信息、让患者保持舒适、选择合适的医疗机构、提供详细的病史和检查结果、与接诊医生沟通以及提供心理支持等。同时，重要的是加强患者和家属的教育，提醒他们定期随访和合理调整生活方式，从而更好地管理和控制慢性阻塞性肺疾病合并呼吸衰竭的病情。

第四章

消化系统危重症

第一节 消化道溃疡伴穿孔

一、定义

消化道溃疡伴穿孔是指消化道溃疡向深层发展，穿透肌层和浆膜层，最终导致穿孔。消化道溃疡主要由胃酸和蛋白酶的消化引起，通常与幽门螺杆菌感染、胃酸分泌过多、胃黏膜保护机制受损等因素有关。急性穿孔后，消化道内的食物和胃酸进入腹腔，引起急性腹膜炎，严重时可导致休克。

二、分类

根据穿孔的时间和严重程度，消化道溃疡伴穿孔可分为三种类型。

(1)消化道溃疡伴急性穿孔：溃疡较深时，溃疡会迅速穿透肌层和浆膜层，导致消化道内容物迅速进入腹腔。急性穿孔通常会导致剧烈的腹痛、恶心、呕吐等症状，严重时甚至会出现休克。

(2)消化道溃疡伴亚急性穿孔：溃疡穿孔后，腹腔的炎症逐渐减少，胃肠的内容物不再大量漏入腹腔，症状比急性穿孔轻，病程较长。

(3)消化道溃疡伴慢性穿孔：溃疡穿孔后形成的瘘管或腹腔粘连，症状较轻，但病程较长。

三、临床表现

消化道溃疡伴穿孔的临床表现主要包括突发性上腹剧痛、面色苍白、冷汗、肢体发冷等。

（1）腹痛通常比较剧烈，常常难以忍受，多发生在上腹部或右上腹部，有时会放射到肩部或背部。

（2）患者可能会出现恶心、呕吐等症状，呕吐物多为胃内容物。此外，还可能出现腹胀、肠鸣音减弱或消失等肠道症状。严重时可能会出现低血压、休克等症状。

（3）在体格检查中，患者可能出现腹膜刺激征阳性，腹部压痛、反跳痛和腹肌紧张等症状。肝浊音界缩小或消失也是消化道溃疡伴穿孔的特征之一。腹腔穿刺可抽出消化液或食物残渣，对于诊断有重要价值。

四、诊断

消化道溃疡伴穿孔的诊断主要依据患者的体格检查、辅助检查和实验室检查等。

（1）体格检查：在体格检查中，患者可能会出现腹膜刺激征阳性，腹部压痛、反跳痛和腹肌紧张等症状。肝浊音界缩小或消失也是消化道溃疡伴急性穿孔的特征之一。

（2）辅助检查：辅助检查包括实验室检查和影像学检查。

（3）实验室检查中，血常规可能出现白细胞计数升高，血生化可能出现电解质紊乱和酸碱平衡失调。影像学检查中，腹部 X 线片可发现膈下游离气体影，用腹腔穿刺可抽出消化液或食物残渣。通过这些辅助检查可以进一步确诊消化道溃疡伴急性穿孔。

五、预防

预防消化道溃疡伴穿孔的关键是控制饮食、保持良好的生活习惯和避开诱发因素。患者应该避免过度劳累和精神紧张，适量饮食，避免过度摄入刺激性食物和药物等。此外，定期进行体检和筛查也是预防该病的重要措施。已经出现消化道溃疡的患者，应及时就医并接受治疗，以免病情恶化导致急性穿孔等严重后果。

六、治疗

消化道溃疡伴穿孔是一种紧急情况，需要立即治疗。消化道溃疡伴穿孔的治疗主要包括一般治疗、药物治疗、手术治疗和非手术治疗。非手术治疗是首选治疗方法，包括禁食、胃肠减压、抗感染、抑制胃酸分泌等。严重的患者，则可能需要进行手术。

（1）一般治疗：对于病情较轻的患者，可以采用一般治疗。禁食是必要的措施，可以减少胃肠内容物漏入腹腔。同时，应保持卧床休息，密切关注病情变化。

（2）药物治疗：药物治疗是消化道溃疡伴穿孔的重要治疗手段。根据病情的严重程度，医生可能会给予患者适当的抗生素、制酸药物、止痛药等。其中，抗生素主要用于控制感染，制酸药物可以减少胃酸分泌，有助于穿孔的愈合。

（3）手术治疗：对于病情严重的患者，如腹腔大量渗出、出血时，手术治疗是必要的。手术方式包括穿孔修补术和胃大部切除术等，具体的手术方式应根据患者的具体情况而定。

七、转诊及注意事项

在治疗消化道溃疡伴穿孔的过程中，如果患者的病情加重或出现恶化，应及时转诊至上级医院或专科医院进行治疗。转诊时应注意以下几点。

（1）提前联系接收医院：在转诊前应提前联系接收医院，了解接收医院的情况和专科特色，为患者的转诊做好准备。

（2）准备好病历资料：转诊时应准备好患者的病历资料，包括就诊记录、检查报告、影像资料等，以便接收医院更好地了解患者的病情和治疗情况。

（3）确保安全转运：在转运过程中，应确保患者的安全，避免剧烈搬动或颠簸，以免加重病情。

在消化道溃疡伴穿孔的治疗和康复过程中，患者应注意以下几点。

（1）遵医嘱：患者应遵医嘱进行治疗，按时服药、定期随诊复查，不随意更改治疗方案或停药。

（2）注意饮食：患者应吃清淡、易消化、营养丰富的食物，避免食用辛辣、油腻、坚硬等刺激性食品，以免加重病情。同时，保持良好的饮食习惯，避免暴饮暴食。

（3）心态平和：患者在治疗期间应保持心态平和，避免过度焦虑、抑郁等，以免影响康复。适当进行心理调适，可增强战胜疾病的信心。

（4）预防复发：患者在康复后应注意预防疾病的复发，保持良好的生活习惯和饮食习惯，同时定期进行体检和筛查。如出现消化道溃疡的症状，应及时就医并接受治疗。

第二节　消化道出血

一、定义

消化道出血是指血液从食管、胃、小肠或大肠等消化道部位流出的情况。它可以是轻微的，如只有少量的血液出现在粪便中；也可以是严重的，如导致大量失血和休克。消化道出血的症状包括黑便、呕血、腹痛、恶心、呕吐等。如果出现这些症状，应该及时就医进行诊断和治疗。

二、分类

消化道出血可以根据出血部位和出血量进行详细分类，常见的分类如下。

1. 根据出血部位分类

（1）上消化道出血：包括食管、胃和十二指肠等部位的出血。

（2）下消化道出血：包括小肠、结肠和直肠等部位的出血。

2. 根据出血量分类

(1)轻度消化道出血:每天的失血量小于 500 mL,一般不会引起明显的症状。

(2)中度消化道出血:每天的失血量在 500~1000 mL,可能会出现头晕、乏力等症状。

(3)重度消化道出血:每天的失血量大于 1000 mL,可能会出现休克、昏迷等危及生命的情况。

三、临床表现

消化道出血的临床表现因出血部位、出血量和个体差异等因素而异,常见的表现如下。

(1)黑便或鲜红色大便:上消化道出血时,血液经过胃酸的作用变成黑色,称为黑便;下消化道出血时,血液呈鲜红色。

(2)呕血:上消化道出血时,血液会从口腔中呕出,呕出的血液颜色为暗红色或咖啡色。

(3)腹痛:消化道出血时,可能会出现腹痛、腹胀等症状。

(4)恶心、呕吐:消化道出血时,血液刺激胃肠道黏膜,可能会引起恶心、呕吐等症状。

(5)头晕、乏力:重度消化道出血时,大量失血会导致贫血,从而出现头晕、乏力等症状。

(6)心悸、气促:重度消化道出血时,失血过多导致心脏负荷加重,从而出现心悸、气促等症状。

四、诊断

消化道出血的诊断需要综合病史、体格检查和相关检查结果进行判断,常见的诊断方法如下。

(1)病史询问:医生会询问患者的病史,包括出血的时间、频率、量以及伴随的症状等。

(2)体格检查:医生会对患者进行全面的体格检查,包括观察皮肤黏膜颜色、测量血压、听诊心肺等。

(3)实验室检查:通过血液检查可以了解患者的血红蛋白水平、血小板计数等指标,有助于判断失血的程度。

(4)影像学检查:包括 X 线检查、CT、MRI 等,可以帮助确定出血部位和病变情况。

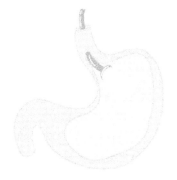

(5)内镜检查:内镜可以直接观察消化道黏膜的情况,从而发现出血部位和病变情况,还可以进行活检以明确病因。

(6)放射性核素扫描:通过注射放射性核素,可以观察到出血部位的变化,有助于明确消化道出血的原因。

五、治疗

消化道出血的治疗方法因出血部位、出血量和病因不同而异，常见的治疗方法包括以下几种。

（1）药物治疗：根据不同的病因和症状，可以使用止血药、质子泵抑制剂、抗酸药等进行治疗。

（2）内镜治疗：对于上消化道出血，可以通过内镜下止血术（如电凝术、注射止血剂等）来控制出血。

（3）手术治疗：对于严重消化道出血，若无法通过内镜治疗控制出血或存在病变需要手术切除等，则需要施行手术。

（4）支持治疗：通过输血、补液、纠正电解质紊乱等措施，来维持患者的生命体征和稳定病情。

（5）预防复发：对于已经治愈的患者，需要注意饮食卫生、避免过度劳累、定期复查，以预防消化道出血的复发。

六、转诊及注意事项

消化道出血的转诊方案需要根据患者的病情和治疗需求进行制定，对于消化道出血的患者，进行社区转诊时应注意以下事项。

1. 紧急处理

（1）如果患者症状严重，如出现呕血、黑便等，请立即拨打急救电话并通知急救人员。

（2）在等待急救人员期间，可以尝试帮助患者保持安静，让其取卧位，头稍高，以减少呕吐及出血的风险。

（3）若患者意识模糊、症状较严重，可以适当吸入氧气，维护氧合水平。

2. 等待急救人员到达

（1）提供病历和重要信息：提供患者的病历、用药史、既往病史等相关信息，以帮助急救人员了解患者的病情并做出合适的处理。

（2）监测生命体征：在等待急救人员期间，密切观察患者的生命体征，包括血压、脉搏、呼吸频率、皮肤状况等，并及时反馈给急救人员。

3. 转诊安排

（1）选择合适的医疗机构：将患者转诊至具有消化内科或消化外科专科能力的医疗机构。若患者病情较为稳定，可安排非紧急转诊。

（2）提供病史和检查结果：转诊前准备好患者的病历以及化验、影像学检查结果，有助于医生更好地了解患者的情况并制定适当的治疗方案。

（3）与接诊医生沟通：在转诊过程中，与接诊医生保持沟通联系，提供患者的详细病情和转诊目的，共同商讨下一步的治疗计划。

消化道出血是一种严重的疾病，患者需要注意以下事项。

（1）饮食方面：避免食用刺激性食物，如辣椒、生姜等；少食多餐，避免暴饮暴食；避免饮酒和吸烟。

（2）活动方面：避免剧烈运动和重体力劳动，以免加重出血。

（3）药物方面：遵医嘱服药，不可随意更改药物剂量或停药。

（4）观察病情：注意观察自己的症状变化，如出现黑便、呕血等症状应及时就医。

（5）定期复查：已经治愈的患者，需要定期复查以预防复发。

（6）注意心理调节：消化道出血会给患者带来身体和心理上的负担，需要积极面对治疗和康复过程，保持良好的心态。

第三节　急性胃肠炎

一、定义

急性胃肠炎（acute gastroenteritis，AGE）是指由病毒、细菌、寄生虫等引起的胃肠道炎症，通常表现为腹泻、腹痛、恶心、呕吐等症状。该病发病急、病程短，一般数天即可自愈。

二、分类

急性胃肠炎的分类方法有多种，常见的分类方法如下。

（1）根据病因分类：根据病原体的不同，可以将急性胃肠炎分为病毒性急性胃肠炎、细菌性急性胃肠炎、寄生虫性急性胃肠炎等类型。

（2）根据临床表现分类：根据患者的症状和体征表现，可以将急性胃肠炎分为轻型、中重型和危重型等类型。

（3）根据发病部位分类：根据发病部位的不同，可以将急性胃肠炎分为胃炎、小肠炎、结肠炎等。

三、临床表现

急性胃肠炎的临床表现主要包括以下几个方面。

（1）腹泻：是急性胃肠炎常见的症状之一，表现为大便次数增多、稀薄或水样，常伴有腹痛、腹胀等不适感。

（2）呕吐：也是急性胃肠炎常见的症状之一，表现为胃内容物的反流和排出，常伴有恶心、食欲不振等症状。

（3）腹痛：是急性胃肠炎的另一个常见症状，表现为

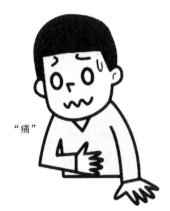

"痛"

腹部隐痛或绞痛，常伴有腹泻、呕吐等症状。

(4)发热：有些患者在发病初期会出现发热的症状，体温可达到38 ℃。

(5)其他症状：还可能出现乏力、头痛、肌肉酸痛等非特异性症状。

四、诊断

急性胃肠炎的诊断主要依据患者的临床表现和病史，常用的诊断方法包括以下几种。

(1)临床检查：医生会对患者进行身体检查，观察其腹部是否有压痛、肠鸣音是否正常等。

(2)实验室检查：可以进行血常规、粪便常规、电解质等检查，以了解炎症程度和水电解质平衡情况。

(3)影像学检查：如腹部 X 线检查、超声检查、CT 等，可以帮助医生了解病变部位和范围。

(4)病原学检查：通过分离和鉴定病原体，可以确定病因和病情的严重程度。

五、治疗

急性胃肠炎的治疗方法主要包括以下几个方面。

(1)对症治疗：根据患者的症状进行相应的治疗，如给予止泻药、抗生素、抗病毒药等。

(2)补充水分和电解质：腹泻和呕吐会导致身体失水和电解质紊乱，因此需要及时补充水分和电解质，可以口服或静脉注射。

(3)饮食调理：在发病初期应以清淡易消化的食物为主，避免刺激性食物和饮料，之后逐渐恢复正常饮食。

(4)预防措施：注意个人卫生，勤洗手，避免食用不洁食物和饮用未经消毒的水，加强环境卫生管理等。

六、转诊及注意事项

急性胃肠炎的转诊方案可以根据病情严重程度和所需的治疗方式来制定，一般包括以下几个方面。

(1)轻度病例：可以在社区医院或诊所进行治疗，如果症状持续时间较长或出现并发症，则需要及时转诊。

(2)中度病例：需要到二级以上医院行进一步的检查和治疗，如静脉输液、给予抗生素等。

(3)重度病例：需要到三级医院住院观察和治疗，如重症监护、手术治疗等。

(4)高危人群：如老年人、儿童、妊娠期妇女等，由于身体免疫力较弱，容易发生并发症，需要及时转诊到专科医院进行治疗。

急性胃肠炎的注意事项包括以下几个方面。

(1)饮食调理：在发病期间应以清淡易消化的食物为主，避免刺激性食物和饮料，之后逐渐恢复正常饮食。

(2)个人卫生：注意勤洗手，避免接触污染物，保持环境清洁卫生。

(3)补充水分和电解质：腹泻和呕吐会导致身体失水和电解质紊乱，因此需要及时补充水分和电解质，可以口服或静脉注射。

(4)避免滥用药物：不要随意使用抗生素、止泻药等药物，应在医生指导下使用。

(5)注意观察病情：如果症状持续时间较长或出现并发症，应及时就医。

第四节　急性阑尾炎

一、定义

急性阑尾炎是一种常见的急腹症，通常是由阑尾管腔阻塞和细菌感染引起的。其典型表现为转移性右下腹痛、恶心、呕吐和右下腹压痛。急性阑尾炎的发病率较高，居各类急腹症的首位。

二、分类

急性阑尾炎可分为四种类型：急性单纯性阑尾炎、急性化脓性阑尾炎、坏疽及穿孔性阑尾炎和阑尾周围脓肿。

急性单纯性阑尾炎：这是急性阑尾炎的早期阶段，主要表现为阑尾黏膜或黏膜下层的炎症改变。

急性化脓性阑尾炎：由于炎症加重，阑尾肿胀更明显，黏膜面出现小的溃疡和坏死，腔内积脓。

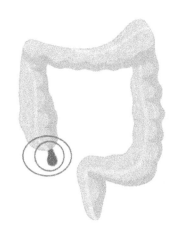

坏疽及穿孔性阑尾炎：这是急性阑尾炎的严重阶段，阑尾管壁坏死或部分坏死，腔内积脓，压力升高导致阑尾穿孔。

阑尾周围脓肿：急性阑尾炎若未得到及时治疗，脓液将在阑尾周围形成脓肿。

三、临床表现

急性阑尾炎的典型临床表现为转移性右下腹痛、恶心、呕吐和右下腹压痛。其临床表现因不同的类型和病程发展而有所差异。

(1)腹痛：腹痛是最常见的症状，通常起始于脐周或上腹部，数小时后转移至右下腹部。疼痛的性质多为持续性钝痛或阵发性疼痛加剧，压痛点通常位于右下腹麦氏点。急性阑尾炎早期的疼痛可能较轻，随着病情发展，疼痛可能逐渐加重。

（2）恶心和呕吐：约一半的患者会出现恶心和呕吐的症状。这些症状通常在腹痛后出现，但也可能伴随腹痛同时出现。呕吐物多为胃内容物，严重的患者可能呕出胆汁或粪样呕吐物。

（3）发热：在急性阑尾炎的病程中，患者可能会出现发热的症状。这是炎症反应引起的体温升高。发热通常为低热或中度热，但在一些严重的病例中，可能会出现高热。

（4）腹部压痛：腹部压痛是急性阑尾炎的重要体征之一。压痛点通常位于右下腹的麦氏点，当按压时，患者可能会出现疼痛的症状。在某些情况下，腹部压痛可能扩散到整个腹部或腰部。

（5）反跳痛：反跳痛是另一种常见的体征，表现为在松开按压腹部的手指后，患者感到腹部疼痛加剧。这表明炎症已经扩散到腹膜壁层。

（6）腹肌紧张：在某些严重的病例中，患者可能会出现腹肌紧张的症状。这表明炎症已经扩散到整个腹部。

（7）腹胀：部分患者可能出现腹胀的症状，这是炎症引起的肠麻痹或肠道功能紊乱所致。

（8）腹泻和黏液便：部分患者可能出现腹泻和黏液便的症状，这可能是炎症刺激肠道黏膜引起的。

（9）里急后重：里急后重是指患者感到肛门坠胀，有便意但又无法排出大便的症状，这是炎症刺激直肠所致。

（10）黄疸：较少见的症状包括黄疸，这是炎症累及肝脏或胆管引起胆汁淤积所致。

（11）其他症状：部分患者可能出现头痛、乏力、胸闷等症状。这些症状可能与发热、脱水或毒素吸收有关。

需要注意的是，上述临床表现并非急性阑尾炎的特异性表现，其他疾病也可能出现类似的体征和症状。

四、诊断

急性阑尾炎的诊断主要依据患者的临床表现、体格检查和实验室检查进行综合判断。以下是急性阑尾炎的诊断要点。

（1）腹痛：腹痛是急性阑尾炎最常见的症状之一。腹痛通常始于上腹部或脐周，随着病情的发展逐渐转移至右下腹部。转移性右下腹痛是急性阑尾炎的特征性表现之一。

（2）胃肠道症状：急性阑尾炎患者可能出现恶心、呕吐等症状。部分患者可能出现腹泻或便秘等症状。

（3）全身症状：急性阑尾炎患者可能出现发热、乏力、寒战等症状。随着病情的发展，可能出现脉率增加、血压下降等全身症状。

（4）体格检查：在体格检查中，医生会检查患者的腹部体征，包括腹部压痛、反跳痛、腹肌紧张等症状。右下腹部压痛是急性阑尾炎的常见体征之一。

五、治疗

急性阑尾炎是一种常见的急腹症，需要及时诊断和治疗。如果出现疑似急性阑尾炎的症状，应及时就医并接受相应的治疗，以免延误病情。治疗的目标是消除病因、缓解症状、预防并发症的发生。治疗方法主要包括保守治疗和手术治疗。

（1）保守治疗：对于轻度急性阑尾炎或身体状况不适合做手术的患者，可以保守治疗。保守治疗主要是通过使用抗生素来控制感染，同时给予补液、止痛等对症治疗。在保守治疗期间，患者应卧床休息，遵医嘱治疗，并密切监测病情变化。

（2）手术治疗：对于症状较重或诊断不明的急性阑尾炎，通常需要进行手术治疗。手术方式包括开腹阑尾切除术和腹腔镜阑尾切除术。开腹阑尾切除术是通过腹部切口切除阑尾，而腹腔镜阑尾切除术则是通过腹腔镜技术切除阑尾。术后需要继续使用抗生素和补液，以促进康复。

六、转诊及注意事项

在治疗急性阑尾炎的过程中，如果患者病情加重或出现恶化，应及时转诊至上级医院或专科医院进行治疗。转诊时应注意以下几点。

（1）提前联系接收医院：在转诊前应提前联系接收医院，了解接收医院的情况和专科特色，为患者的转诊做好准备。

（2）准备好病历资料：转诊时应准备好患者的病历资料，包括就诊记录、检查报告、影像资料等，以便接收医院更好地了解患者的病情和治疗情况。

（3）确保安全转运：在转运过程中，应确保患者的安全，避免频繁搬动或剧烈颠簸，以免加重病情。同时，注意监测患者的生命体征和病情变化，及时处理紧急情况。

（4）转诊流程：在转诊过程中，应遵循正常的转诊流程。首先应向患者及其家属解释转诊的原因和必要性，并征得患者及其家属的同意。然后联系接收医院，了解接收医院的床位和专科情况，确定转诊时间和方式。在转诊过程中，应注意患者的安全和舒适性，尽量缩短转运时间，避免频繁搬动和剧烈颠簸。同时，在转诊过程中应密切监测患者的生命体征和病情变化，及时处理紧急情况。

在急性阑尾炎的治疗和康复过程中，患者应注意以下几点。

（1）遵医嘱：患者应遵医嘱进行治疗，按时服药、定期随访复查，不可随意更改治疗方案或停药。同时，应遵循医生的建议，接受必要的检查和治疗。

（2）饮食调整：急性阑尾炎患者在保守治疗期间应吃清淡、易消化、营养丰富的食物，避免食用辛辣、油腻、坚硬等刺激性食品。在手术治疗后，应根据手术方式和胃肠功能的恢复情况逐步恢复饮食。开始时可以尝试食用少量流质食物，之后逐渐过渡到半流质饮食和正常饮食。同时，保持足够的水分摄入，以维持身体的正常代谢。

（3）活动与休息：急性阑尾炎患者在保守治疗期间应充分休息，避免剧烈运动和重体力劳动。术后应根据手术方式和恢复情况逐步恢复活动能力。适当活动可以促进胃肠蠕动和血液循环，有助于预防术后并发症的发生。同时，患者应避免剧烈运动和重体力劳动，以免影响身体康复。

（4）监测病情变化：急性阑尾炎患者应密切关注病情变化，如果出现腹痛加剧、发热、呕吐等症状加重的情况，应及时就医。同时，注意监测生命体征的变化，如血压、心率等。如有异常情况，应及时告知医生并接受相应的治疗。监测病情变化和及时处理紧急情况，有助于降低并发症的发生风险并促进患者的康复。

（5）预防复发：急性阑尾炎患者在治愈后应采取措施预防复发。保持良好的生活习惯和饮食习惯有助于降低急性阑尾炎的发生风险。同时，定期进行体检和筛查也是预防急性阑尾炎的重要措施之一。如出现急性阑尾炎的症状，应及时就医并接受相应的治疗。实施预防复发措施，有助于降低急性阑尾炎的复发风险并维护患者的健康。

第五节　幽门梗阻

一、定义

幽门梗阻是指胃底部与十二指肠之间的幽门部位发生狭窄或阻塞，导致胃内容物不能正常排入十二指肠的一种疾病。常见的原因包括胃溃疡、十二指肠溃疡、胃肠道肿瘤等。幽门梗阻的症状包括腹痛、恶心、呕吐、食欲不振等，治疗方法包括药物治疗、内镜下治疗和手术治疗等。

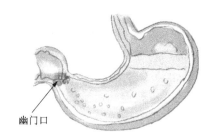

幽门口

二、分类

幽门梗阻可以根据病因和病变部位进行分类，常见的分类方法如下。

（1）根据病因分类：根据幽门梗阻病因的不同，可以将其分为溃疡性幽门梗阻、肿瘤性幽门梗阻、炎症性幽门梗阻等。

（2）根据病变部位分类：根据幽门梗阻病变部位的不同，可以将其分为幽门管型梗阻、幽门窦型梗阻、幽门肌层型梗阻等。

（3）根据病程分类：根据幽门梗阻病程的不同，可以将其分为急性幽门梗阻和慢性幽门梗阻。

三、临床表现

幽门梗阻的临床表现，因病因、病程和病变部位不同而异，常见的症状如下。

（1）腹痛：腹痛是幽门梗阻常见的症状之一，通常位于上腹部或脐周，疼痛程度和性质因病因和病程不同而异。

（2）恶心、呕吐：胃内容物不能正常排入十二指肠，患者会出现恶心、呕吐等症状，严重时甚至会导致脱水和电解质紊乱。

（3）食欲不振：由于胃肠道功能受到影响，患者常常出现食欲不振、体重下降等症状。

（4）消化不良：幽门梗阻还会导致消化不良、腹胀、打嗝等症状。

（5）其他症状：有些患者还会出现便秘、黑便等症状。

四、诊断

幽门梗阻的诊断需要综合临床表现、体格检查和实验室检查结果进行判断，常见的诊断方法如下。

（1）临床症状和体征：医生会询问患者的病史和症状，并进行腹部触诊等体格检查。

（2）影像学检查：包括X线胃肠道钡餐造影、超声检查、CT等，可以帮助医生确定幽门梗阻的位置和病变程度。

（3）内镜检查：通过胃镜或十二指肠镜可以直接观察到幽门部位的情况，包括溃疡、肿瘤等。

（4）实验室检查：包括检查血常规、肝功能、胰腺酶等，可以帮助医生了解患者的身体状况和是否存在并发症。

五、治疗

幽门梗阻的治疗方法因病因和病变部位不同而异，常见的治疗方法如下。

（1）药物治疗：对于轻度的幽门梗阻，可以采用药物进行治疗，如给予抗酸药、抗生素、止痛药等。

（2）内镜下治疗：对于幽门管型梗阻和幽门窦型梗阻，可以采用内镜下扩张术或支架置入术等治疗方法。

（3）手术治疗：对于严重的幽门梗阻或肿瘤性幽门梗阻，需要进行手术治疗，包括胃切除术、幽门成形术等。

（4）支持治疗：对于伴有脱水、电解质紊乱等症状的患者，需要进行支持治疗，如静脉输液、纠正电解质失衡等。

六、转诊及注意事项

幽门梗阻的转诊方案需要根据患者的病情和治疗需求制定，常见的转诊方案如下。

（1）对初步诊断为幽门梗阻的患者：可由基层医院或消化内科医生进行初步治疗和管理，如果病情较为严重或需要进一步的检查和治疗，则需要转诊至大型综合医院或胃肠外科专科医院。

（2）对已经确诊为幽门梗阻但需要手术治疗的患者：可由基层医院或胃肠外科医生进

行手术治疗，如果手术难度较大或需要更高水平的手术技术，则需要转诊至大型综合医院或专业的胃肠外科中心。

（3）对需要长期随访和管理的患者：可由基层医院或家庭医生进行随访和管理，如果需要更专业的医疗服务或更全面的诊疗方案，则需要转诊至大型综合医院或专业的胃肠科门诊。

幽门梗阻是一种比较严重的胃肠道疾病，患者在治疗期间需要注意以下事项。

（1）饮食调理：患者需要遵循医生的饮食建议，少食多餐，避免过度进食和暴饮暴食，同时要避免食用刺激性食物和饮料。

（2）定期复查：患者需要定期到医院进行复查，包括影像学检查、内镜检查等，以便及时发现病情变化并调整治疗方案。

（3）注意药物使用：患者需要按照医生的建议正确使用药物，避免自行增减药量或更换药品。

（4）避免剧烈运动：患者需要避免剧烈运动和重体力劳动，以免加重病情。

（5）注意心理调节：患者需要积极面对疾病，保持良好的心态，避免情绪波动和压力过大。

第六节　肠梗阻

一、定义

肠梗阻是指由各种原因引起的肠腔内容物无法正常通过肠道，引起肠管阻塞的一种疾病。常见的原因包括肠套叠、肠扭转、肿瘤、炎症等。肠梗阻的症状包括腹痛、呕吐、便秘、腹胀等，严重时还可能导致肠坏死和感染等并发症。

二、分类

肠梗阻可以根据病因、部位和临床表现等进行详细分类，常见的分类如下。

（1）根据病因分类：可分为机械性肠梗阻和非机械性肠梗阻。机械性肠梗阻是肠道内或外的物质阻塞了肠腔，如肠套叠、肠扭转、肿瘤等；非机械性肠梗阻则是肠道蠕动功能障碍或神经系统疾病引起的肠道梗阻。

（2）根据部位分类：可分为小肠梗阻和大肠梗阻。小肠梗阻是指小肠内的物质阻塞了肠腔，常见原因包括肠套叠、肠扭转等；大肠梗阻是指大肠内的物质阻塞了肠腔，常见原因包括结肠癌、炎症等。

（3）根据临床表现分类：可分为急性肠梗阻和慢性肠梗阻。急性肠梗阻症状突然发生，常伴有剧烈腹痛、呕吐、便秘等；慢性肠梗阻症状逐渐加重，常伴有腹胀、腹泻等。

三、临床表现

肠梗阻的临床表现包括以下几个方面。

（1）腹痛：是最常见的症状，疼痛部位与梗阻部位有关，常为阵发性绞痛，伴有剧烈的腹部胀气和腹肌紧张。

（2）呕吐：肠道内容物无法正常通过，导致胃肠道压力升高，引起恶心和呕吐。

（3）便秘或排便困难：肠道内容物无法正常通过，导致排便困难或完全停止排便。

（4）腹胀：肠道内积聚了大量的气体和液体，导致腹部膨胀。

（5）其他症状：如发热、心率加快、血压下降等。

四、诊断

肠梗阻的诊断需要综合临床表现、体格检查和相关检查结果进行判断，常见的诊断方法如下。

（1）影像学检查：如腹部 X 线检查、CT、超声检查等，可以观察肠道是否有扩张、液平面是否异常等。

（2）实验室检查：如检查血常规、电解质、肝肾功能等，可以了解患者的全身情况和是否存在感染等并发症。

（3）内镜检查：如胃肠镜、结肠镜等，可以直接观察肠道内部情况，发现肿瘤、息肉等病变。

（4）手术探查：对于怀疑为机械性肠梗阻的患者，需要进行手术治疗，通过手术探查来确定诊断和治疗方案。

五、治疗

肠梗阻的治疗方案主要包括以下几个方面。

（1）保守治疗：对于轻度的肠梗阻，可以采用保守治疗，包括禁食、胃肠减压、输液补充电解质和营养支持等。

（2）药物治疗：如抗生素、止痛药、抗胆碱药等，可以缓解症状和控制感染。

（3）手术治疗：对于机械性肠梗阻或非保守治疗无效的患者，需要进行手术治疗，包括解除肠道阻塞、切除坏死组织等。

（4）支持性治疗：如呼吸机辅助通气、肾上腺素等药物的应用，可以维持患者的生命体征和功能。

（5）预防并发症：如预防肠坏死、腹膜炎等并发症的发生，及时处理并积极治疗。

六、转诊及注意事项

肠梗阻的转诊方案需要根据患者的具体情况而定，一般包括以下几个方面。

（1）对于怀疑为机械性肠梗阻的患者，应及时转诊至外科或消化内科进行进一步诊断和治疗。

（2）对于病情较为严重的患者，如出现肠坏死、腹膜炎等并发症，应及时转诊至重症监护室或急诊科进行治疗。

（3）对于老年患者或合并有其他疾病的患者，应加强监测和支持治疗，必要时转诊至综合医院或老年病专科医院进行治疗。

（4）在转诊过程中，应注意保持患者的呼吸道通畅、维持水电解质平衡、避免误吸等并发症的发生。

肠梗阻是一种严重的疾病，患者在治疗过程中需要注意以下几个方面。

（1）饮食：在治疗期间应禁食或少食，避免进食过多或过于油腻的食物，以免加重肠道负担。

（2）活动：在病情稳定后，可以适当进行一些轻度的活动，如散步等，但要避免剧烈运动和过度劳累。

（3）定期复查：在治疗期间需要定期进行复查，包括影像学检查、实验室检查等，以及时发现并处理并发症。

（4）注意个人卫生：保持良好的个人卫生习惯，避免感染的发生。

（5）避免误用药物：在治疗期间应遵医嘱用药，不可随意更改药物剂量或停药，以免影响治疗效果。

第七节　重型肝炎

一、定义

重症肝炎是指肝脏因各种原因（如病毒感染、乙醇滥用、药物中毒等）而发生严重损害，导致肝功能严重减退，出现明显的临床症状和体征。通常情况下，重症肝炎患者可能表现为黄疸、腹水、肝性脑病、凝血障碍及其他系统并发症，严重者甚至危及生命。对于患有重症肝炎的患者，需要及时进行全面的治疗和支持性护理，以期挽救肝功能并避免并发症的发生。

二、分类

重症肝炎可以根据病因、临床表现和病理特点等进行分类。以下是常见的几种分类方法。

（1）根据病因分类：重症肝炎可以分为病毒性、药物性、酒精性、自身免疫性等多种类型。其中，病毒性重症肝炎是最常见的一种类型，包括乙型肝炎病毒、丙型肝炎病毒等。

（2）根据临床表现分类：重症肝炎可以分为急性重症肝炎和慢性重症肝炎两种类型。急性重症肝炎的病程较短，病情进展迅速；而慢性重症肝炎则病程较长，病情进展缓慢。

（3）根据病理特点分类：重症肝炎可以分为坏死性、水肿性、脂肪变性等多种类型。其中，坏死性重症肝炎是最常见的一种类型，其特点是肝细胞大面积坏死。

（4）根据临床分期分类：重症肝炎可以分为早期、中期和晚期三种类型。早期重症肝炎主要表现为黄疸、乏力等症状；中期重症肝炎则表现为凝血功能障碍、腹腔积液等症状；晚期重症肝炎则表现为肝性脑病、肝肾综合征等严重并发症。

三、临床表现

重症肝炎的临床表现因病因、病程和病情严重程度等因素而异，但通常包括以下几个方面。

（1）黄疸：是常见的症状之一，表现为皮肤、黏膜和眼球等部位发黄。

（2）消化系统症状：如恶心、呕吐、腹胀、腹泻等。

（3）神经系统症状：如意识障碍、昏迷、抽搐等。

（4）循环系统症状：如低血压、心律不齐等。

（5）呼吸系统症状：如呼吸困难、氧饱和度下降等。

（6）其他症状：如肝区疼痛、水肿、皮疹等。

需要注意的是，重症肝炎的症状可能较为隐匿或不典型，有些患者可能只表现为轻微的乏力或食欲不振等症状。因此，一旦出现上述症状或其他不适感，应及时就医进行诊断和治疗。

四、诊断

重症肝炎的诊断需要综合考虑患者的临床表现、体征和实验室检查结果等因素。以下是常用的重症肝炎诊断方法。

（1）病史询问：医生会询问患者的病史，包括是否有肝脏疾病、药物使用史等。

（2）体格检查：医生会对患者进行全面的体格检查，包括黄疸、腹腔积液、肝脾肿大等。

（3）实验室检查：医生会进行一系列实验室检查，包括检查肝功能、病毒学指标、凝血功能等。

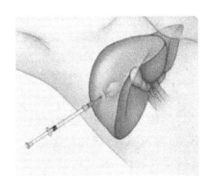

（4）影像学检查：医生可能会进行 CT、MRI等影像学检查，以了解肝脏病变情况。

（5）肝穿刺活检：在一些疑难病例中，医生可能会进行肝穿刺活检，以确定肝脏病变的类型和程度。

需要注意的是，重症肝炎的诊断需要排除其他可能引起类似症状的疾病，如药物性肝损伤、自身免疫性肝病等。因此，在诊断过程中需要综合考虑多种因素，确保诊断的准确性。

五、治疗

重症肝炎的治疗方法包括药物治疗、营养支持、手术治疗等多种方法。具体治疗方案应根据患者的病情和病因等因素进行个体化制定。以下是常用的重症肝炎治疗方法。

(1)药物治疗：包括抗病毒药物、免疫调节剂等。其中，抗病毒药物可以抑制病毒复制和增殖，减轻肝脏炎症；免疫调节剂可以调节免疫系统功能，减轻肝损伤。

(2)营养支持：患者应遵循低蛋白、高热量、高维生素的饮食原则，以减轻肝脏负担。同时，还可以补充支链氨基酸等营养物质，促进肝脏功能的恢复。

(3)手术治疗：对于一些严重的肝性脑病患者，可能需要进行肝移植手术。该手术可以替换功能受损的肝脏，从而达到治疗的目的。

(4)其他治疗方法：如血液透析、腹腔穿刺等，可以帮助患者排除体内的毒素和废物，缓解症状。

六、转诊及注意事项

重症肝炎是一种严重的疾病，需要及时诊断和治疗。如果患者在基层医疗机构无法得到有效治疗，可以考虑转诊到更高级别的医疗机构进行治疗。

1.重症肝炎的转诊方案

(1)初步评估：在基层医疗机构进行初步评估，确定患者的病情和病因，并制定相应的治疗方案。

(2)专科医院选择：根据患者的病情和治疗需求，转诊至合适的专科医院。一般来说，肝病专科医院或大型综合医院的肝内科、消化内科等科室都可以提供相应的治疗服务。

(3)转诊手续：在转诊前，需要准备好相关的转诊申请表及患者的病历资料等。

(4)治疗过程：在专科医院接受进一步的检查和治疗，包括药物治疗、营养支持、手术治疗等。同时，还需要定期复诊和随访观察，以确保治疗效果和预防复发。

2.重症肝炎患者及其家属应注意的事项。

(1)饮食调理：患者应遵循低蛋白、高热量、高维生素的饮食原则，避免食用过多的肉类和蛋白质。同时，还应注意补充足够的水分和电解质。

(2)避免饮酒：乙醇会对肝脏造成损害，加重病情，因此患者应避免饮酒。

(3)注意药物使用：患者在使用药物时应遵医嘱，避免使用对肝脏有损害的药物。同时，还应注意药物的剂量和用药时间。

(4)定期复诊：患者应定期到医院进行复诊和随访观察，以及时调整治疗方案、预防复发。

(5)心理支持：重症肝炎会给患者带来身体和心理上的负担，患者家属应给予其充分的心理支持和关爱，帮助其积极面对疾病。

第八节 肝性脑病

一、定义

肝性脑病(hepatic encephalopathy, HE)是由肝脏疾病引起的一种神经系统和精神障碍,其特征是意识障碍、行为异常和神经肌肉症状。肝性脑病是指在肝脏疾病的基础上,因肝功能受损体内毒素(如氨)不能正常代谢和排泄,进而影响中枢神经系统的功能,引起一系列临床表现。肝性脑病通常分为急性和慢性两种类型,其中急性肝性脑病多见于急性肝功能衰竭患者,而慢性肝性脑病则多见于慢性肝病患者。

二、分类

肝性脑病的详细分类包括以下几种。

A 型肝性脑病:由急性肝功能衰竭引起,通常在数天或数周内发生。

B 型肝性脑病:由慢性肝病引起,通常在数月或数年内发生。

C 型肝性脑病:由肝硬化等肝脏疾病引起,通常在数年内发生。

D 型肝性脑病:药物、乙醇等因素引起的肝损伤所致,通常在数周或数月内发生。

E 型肝性脑病:感染等因素引起的肝损伤所致,通常在数天内发生。

三、临床表现

肝性脑病的临床表现包括以下几个方面。

(1)精神状态改变:患者表现为注意力不集中、记忆力减退、思维迟缓、行为异常等。

(2)神经肌肉症状:患者表现为震颤、肌阵挛、肌肉僵硬、反射亢进等。

(3)意识障碍:患者表现为嗜睡、昏迷等。

(4)呼吸系统症状:患者表现为呼吸急促、呼吸暂停等。

(5)循环系统症状:患者表现为心动过速、低血压等。

(6)其他症状:患者还可能出现口臭、恶心、呕吐、腹泻等症状。

四、诊断

肝性脑病的诊断需要综合考虑患者的临床表现、体征和实验室检查结果等多方面因素。常用的诊断方法包括以下几种。

(1)神经系统检查:包括观察患者的意识状态、神经肌肉功能等。

(2)实验室检查:包括检测肝功能指标、血氨水平、电解质水平等。

(3)影像学检查：包括 CT、MRI 等影像学检查，可以观察到肝脏病变和脑部异常情况。

(4)腹部穿刺：通过穿刺腹部，获取腹腔积液样本进行检查，可以确定是否存在肝硬化等疾病。

(5)肝活检：通过取出一小块肝组织进行病理学检查，可以确定肝脏病变的类型和程度。

五、治疗

肝性脑病的治疗方法包括以下几个方面。

(1)治疗肝脏疾病：对于引起肝性脑病的肝脏疾病，如肝硬化、肝炎等，应积极进行治疗。

(2)清除体内毒素：通过口服或静脉注射药物，促进肠道内氨的排出，减少体内毒素的积累。

(3)营养支持：给予高热量、高蛋白、低脂肪的饮食，补充维生素和微量元素等营养物质，维持患者的营养状态。

(4)改善神经症状：使用镇静剂、抗抑郁药等药物，缓解患者的神经症状。

(5)手术治疗：对于严重的肝性脑病患者，可以考虑进行肝移植手术。

六、转诊及注意事项

肝性脑病是一种严重的疾病，需要及时诊断和治疗。如果患者出现肝性脑病的症状，应及时就医并进行转诊。

1.肝性脑病的转诊方案

(1)初步诊断：由基层医疗机构或家庭医生对患者进行初步诊断，确定是否存在肝性脑病的症状。

(2)专科就诊：将患者转诊至肝脏疾病专科医院或神经内科医院进行进一步检查和治疗。

(3)进一步检查：在专科医院进行肝功能、血氨水平、电解质水平等实验室检查，以及影像学检查(如 CT、MRI 等)。

(4)制定治疗方案：根据患者的具体情况，制定个性化的治疗方案，包括药物治疗、营养支持、手术治疗等。

(5)随访观察：在治疗过程中，定期进行随访观察，调整治疗方案，确保治疗效果。

2.肝性脑病患者及其家属应注意的事项

(1)饮食方面：患者应遵循低蛋白、高热量、高维生素的饮食原则，避免食用过多的肉类和蛋白质。同时，要避免饮酒和吸烟等。

(2)药物使用：患者在使用药物时，应遵医嘱使用，避免自行购买和使用药物。特别是一些镇静剂、抗抑郁药等，容易影响神经系统功能。

(3)定期随访：患者应定期到医院进行随访观察，及时调整治疗方案，确保治疗效果。

（4）注意安全：由于肝性脑病会影响患者的神经系统功能，故容易发生意外事故。因此，患者应注意安全，避免高空作业、驾驶等危险行为。

（5）心理疏导：患者应积极面对疾病并接受心理疏导，以保持乐观心态，从而促进康复。

第九节　急性肝功能衰竭

一、定义

急性肝功能衰竭（acute hepatic failure，AHF）是指在短时间内（通常为数周内）发生的肝脏功能严重受损，导致肝细胞坏死和肝功能衰竭的一种疾病。其主要特征为出现黄疸、凝血功能障碍、肝性脑病等症状，常常需要采取紧急治疗和支持措施来挽救患者的生命。

急性肝功能衰竭的病因很多，包括病毒感染、药物或毒物中毒、自身免疫性疾病等。其中，病毒感染是常见的原因之一，如乙型肝炎病毒、丙型肝炎病毒等。此外，药物过量、乙醇中毒、脂肪肝等因素也可能导致急性肝功能衰竭的发生。

二、分类

急性肝功能衰竭可以根据不同的分类标准进行分类，以下是常见的几种分类方法。

（1）根据病因分类：根据导致急性肝功能衰竭的病因不同，可以将其分为病毒性肝炎、药物性肝损伤、酒精性肝病等。

（2）根据临床表现分类：根据患者的临床表现和病情严重程度不同，可以将其分为暴发型、亚急性型和慢性型三种类型。其中，暴发型病情进展迅速，预后较差；亚急性型病情进展较缓慢，但仍需及时治疗；慢性型则是指在慢性肝病基础上发生的急性肝功能衰竭。

（3）根据国际标准分类：根据美国肝病研究学会（AASLD）制定的标准，将急性肝功能衰竭分为以下三类。

ALF1 型：无肝硬化基础，短期内发生肝功能衰竭。

ALF2 型：有肝硬化基础，短期内发生肝功能衰竭。

ALF3 型：伴有脑水肿或多器官功能障碍综合征的急性肝功能衰竭。

三、临床表现

急性肝功能衰竭是一种严重的肝脏疾病，其临床表现主要包括以下几个方面。

（1）全身症状：患者可能会感到极度虚弱、乏力，体重下降，严重者生活不能自理，需要长期卧床休息。

（2）消化道症状：急性肝功能衰竭患者会出现食欲减退，甚至厌食的情况。上腹部可能出现闷胀不适症状，并伴有恶心、呕吐等症状。部分患者还存在消化道出血症状，如呕血和便血，甚至颅内出血，通常后果较严重。

（3）神经精神症状：患者可能出现肝性脑病、肝昏迷等神经精神症状。

（4）出血倾向：由于肝功能衰竭导致凝血因子合成障碍、血小板质与量的异常、弥散性血管内凝血（DIC）伴局部继发纤维蛋白溶解等因素，患者可能出现皮下出血点、瘀斑、牙龈出血、鼻黏膜出血等症状，甚至消化道出血。

（5）黄疸：绝大多数急性肝功能衰竭患者都会出现黄疸，且在短时间内迅速加深并呈进行性加重。黄疸持续时间长，若经 2~3 周黄疸仍不退，则提示病情严重。

（6）肝臭和肝萎缩：早期可出现肝臭，这是由于从含硫氨基酸分解出的硫醇不能被肝代谢，而是直接经肺排出所致。急性肝功能衰竭患者的肝常呈迅速、进行性缩小，这是重要的体征。

请注意，这些症状并非急性肝功能衰竭的特异性表现，可能与其他疾病的相似。因此，如有相关症状，建议及时就医检查。

四、诊断

急性肝功能衰竭的诊断需要综合考虑患者的临床表现、病史、体格检查和实验室检查等多方面的因素。以下是常用的诊断方法。

（1）临床表现：急性肝功能衰竭的主要表现为黄疸、凝血功能障碍、肝性脑病等。医生会根据患者的症状和体征进行初步判断。

（2）病史：医生会询问患者的病史，包括是否有病毒感染、药物或毒物中毒等情况。

（3）体格检查：医生会对患者进行全面的体格检查，包括观察皮肤黄染程度、腹部触诊等。

（4）实验室检查：常规实验室检查可以检测肝功能指标、凝血功能指标、电解质水平等。此外，还可以进行病毒学检查、自身免疫抗体检测等特殊检查。

（5）影像学检查：如超声检查、CT 等可以帮助医生了解肝脏的形态和结构是否异常。

（6）肝穿刺活检：对于疑似自身免疫性肝炎等疾病引起的急性肝功能衰竭，可以进行肝穿刺活检以明确诊断。

五、治疗

急性肝功能衰竭治疗方案包括以下几个方面。

（1）支持性治疗：包括维持水电解质平衡、纠正酸碱失衡、控制感染等。

（2）营养支持：给予高热量、高蛋白的饮食或静脉营养支持，以维持患者的营养状态。

（3）药物治疗：根据病因和病情的不同，可以使用抗病毒药物、解毒剂、免疫抑制剂等进行治疗。

(4)肝移植：对于病情严重、无法通过其他治疗手段控制的患者，可以考虑进行肝移植手术。

(5)其他治疗：如血液净化、人工肝等治疗方法也可以用于急性肝功能衰竭的治疗。

六、转诊及注意事项

急性肝功能衰竭是一种严重的疾病，需要及时转诊到专业的医疗机构进行治疗。

1.一般的急性肝功能衰竭转诊方案

(1)初步诊断：如果患者出现黄疸、凝血功能障碍、肝性脑病等症状，医生应先进行初步诊断，并进行治疗。

(2)紧急处理：对于病情危急的患者，应立即进行紧急处理，包括输液、纠正电解质紊乱、控制感染等。

(3)转诊准备：在病情稳定后，应及时联系专科医院或肝病中心，了解其收治能力、床位情况等，并做好转诊准备。

(4)专业治疗：到达专科医院或肝病中心后，由专业医生行进一步的检查和治疗，如肝穿刺活检、药物治疗、肝移植等。

(5)随访观察：治疗结束后，患者需要定期到医院进行随访观察，以确保病情得到有效控制和管理。

2.急性肝功能衰竭患者及其家属需要注意的事项

(1)遵医嘱：患者应按照医生的治疗方案进行治疗，并定期复诊。同时，遵医嘱用药，不可随意更改剂量或停药。

(2)注意饮食：患者应注意饮食卫生，避免食用生冷、油腻、刺激性食物等。同时，要保证足够的营养摄入，以维持身体的正常功能。

(3)避免饮酒：乙醇是导致急性肝功能衰竭的主要原因之一，因此患者应完全戒酒，避免再次发生肝损伤。

(4)防止感染：由于患者的免疫系统较弱，容易感染各种病菌。因此，要注意个人卫生，勤洗手、保持室内通风等可以有效预防感染的发生。

(5)注意安全：患者在治疗期间可能会出现头晕、乏力等症状，因此要注意安全，避免发生跌倒等意外事故。

(6)积极配合治疗：患者应积极配合医生的治疗，及时反馈病情变化，以便医生调整治疗方案。

第十节　胆囊炎

一、定义

胆囊炎是指胆囊发生炎症的疾病，通常由胆囊内结石或细菌感染引起。胆囊是人体消化系统中的一个器官，位于肝脏下方，主要功能是储存胆汁并将其释放到小肠中帮助消化脂肪。当胆囊内的胆汁不能正常流出时，就会导致胆囊内压力升高，从而引起胆囊炎的发生。胆囊炎的症状包括右上腹疼痛、恶心、呕吐、发热等，严重时还可能导致黄疸和腹膜炎等并发症。治疗胆囊炎的方法包括药物治疗和手术治疗，具体方法需要根据患者的病情和医生的建议来确定。

二、分类

胆囊炎可以分为急性胆囊炎和慢性胆囊炎两种。

急性胆囊炎是胆管梗阻和细菌感染所引起的急性炎症，通常发生在有结石的胆囊中，也可继发于胆管结石和胆管蛔虫病等。根据患者是否同时患有胆囊结石，又可以将其分为急性结石性胆囊炎和急性非结石性胆囊炎。其临床表现主要包括突发性右上腹持续性绞痛，并向右肩胛下放射，且伴有恶心、呕吐、恶寒、发热、腹胀等症状。其中，右上腹肌紧张，压痛或反跳痛，以及墨菲征阳性是急性胆囊炎的典型体征。此外，少数患者还有眼结膜和皮肤轻度发黄的症状。

慢性胆囊炎是一种常见的胆囊疾病，通常由长期存在的胆囊结石引起。慢性胆囊炎患者的临床表现差异较大，可表现为无症状或反复右上腹不适及腹痛。部分患者可能出现急性发作，并伴有发热、恶心、呕吐等症状。

三、临床表现

胆囊炎的临床表现如下。

(1)腹痛：右上腹疼痛是最常见的症状，可能会向右肩胛骨或背部放射。疼痛通常在进食油腻食物后加重。

(2)恶心和呕吐：胆汁不能正常流出，会导致消化不良和恶心、呕吐等症状。

(3)发热：有些患者会出现低热或高热的症状。

(4)黄疸：如果胆囊炎导致胆管阻塞，就会引起黄疸等症状。

(5)其他症状：还可能出现胃胀、打嗝、腹泻或便秘等症状。

需要注意的是，胆囊炎的症状因人而异，有些患者可能只表现出轻微的症状，而有些患者则可能出现严重的并发症。如果出现上述症状，应及时就医进行诊断和治疗。

四、诊断

胆囊炎的诊断方法包括以下几种。

(1)体格检查：医生会进行腹部触诊，以确定是否存在腹痛、压痛等症状。

(2)血液检查：可以检测炎症指标和肝功能等指标，以帮助确定是否存在感染和肝功能异常等情况。

(3)影像学检查：包括超声检查、CT、MRI 等检查，可以帮助确定胆囊中是否存在结石、炎症等。

(4)胆管造影：可以通过口服或静脉注射造影剂来观察胆管的情况，以确定是否存在胆管阻塞等问题。

(5)其他检查：如胆囊功能检查、细菌培养等检查，可以帮助确定病因和治疗方案。

需要注意的是，胆囊炎的诊断需要综合考虑患者的症状、体征和检查结果等因素，以确定最终的诊断结果。如果出现上述症状，应及时就医进行诊断和治疗。

五、治疗

胆囊炎的治疗方案包括药物治疗和手术治疗两种方法，具体方法需要根据患者的病情和医生的建议来确定。

(1)药物治疗：对于轻度的胆囊炎，可以通过口服抗生素、消炎药等来缓解症状和控制感染。此外，还可以使用止痛药、抗胆碱药等来缓解疼痛和恶心等症状。

(2)手术治疗：对于严重的胆囊炎或合并有胆囊结石的患者，可能需要进行手术治疗。手术方式包括开腹手术和腹腔镜手术两种，其中腹腔镜手术创伤小、恢复快，是目前常用的治疗方法之一。

除了药物和手术治疗外，患者还需要注意饮食和生活习惯等方面的问题。建议避免食用油腻、辛辣、刺激性食物，多吃蔬菜水果和清淡易消化的食物。此外，要有良好的生活习惯，如规律作息、适量运动等，这有助于促进康复和预防复发。

六、转诊及注意事项

胆囊炎的转诊方案需要根据患者的病情和医生的建议来确定。

1.胆囊炎需要转诊的情况

(1)病情严重：如出现高热、黄疸、腹膜炎等并发症，需要及时就医并接受专业治疗。

(2)需要进一步检查和治疗：如超声检查、CT、MRI 等检查结果不明确或需要进一步评估病情时，可能需要转诊至专科医院行进一步的检查和治疗。

(3)需要手术治疗：如药物治疗无效或合并有胆囊结石时，可能需要转诊至外科医院进行手术治疗。

(4)需要多学科协作：如患者同时存在其他疾病或需要多学科协作治疗时，可能需要转诊至综合医院或大型医疗中心进行治疗。

在转诊前，患者应与原就诊医生沟通，了解病情和治疗方案，并按照医生的建议进行转诊。同时，患者应注意保持良好的生活习惯和饮食习惯，这有助于促进康复和预防复发。

2.胆囊炎患者需要注意的事项

(1)饮食方面：避免食用油腻、辛辣、刺激性食物，多吃蔬菜水果和清淡易消化的食物。同时，饮食应规律，不要暴饮暴食或过度饥饿。

(2)生活习惯方面：保持良好的生活习惯，如规律作息、适量运动等，这有助于促进康复和预防复发。

(3)注意药物使用：在医生的指导下正确使用药物，不要随意更改剂量或停药。同时，要注意药物的不良反应。

(4)避免过度劳累：避免过度劳累和精神紧张，保持心情愉悦，有助于缓解症状和促进康复。

(5)定期复查：定期到医院进行复查和随访，以便及时调整治疗方案。

需要注意的是，胆囊炎是一种常见的疾病，但如果不及时治疗或注意护理，可能会导致严重的并发症。因此，患者应积极配合医生的治疗和管理，遵医嘱，注意个人卫生和健康管理。

第十一节　急性梗阻性化脓性胆管炎

一、定义

急性梗阻性化脓性胆管炎(acute obstructive suppurative cholangitis，AOSC)是一种严重的胆管感染性疾病，通常是胆管结石、肿瘤等引起胆梗阻后，导致胆汁淤积和细菌感染。其主要特征是胆管内压力升高、胆汁淤积、细菌感染和全身炎症反应，严重时可导致多器官功能衰竭和死亡。

二、分类

急性梗阻性化脓性胆管炎可以根据不同的分类标准进行分类。以下是几种常见的分类方法。

1.根据病因分类

根据引起急性梗阻性化脓性胆管炎的病因不同，可将其分为胆管结石型、肿瘤型、寄生虫型等。

2.根据病程分类

根据急性梗阻性化脓性胆管炎病情的发展和严重程度的不同，可以将其分为早期急性梗阻性化脓性胆管炎、中期急性梗阻性化脓性胆管炎和晚期急性梗阻性化脓性胆管炎。早期症状轻微,中期症状加重,晚期出现多器官功能衰竭等严重并发症。

3.根据临床表现分类

根据患者的临床表现不同,可以分为典型急性梗阻性化脓性胆管炎和非典型急性梗阻性化脓性胆管炎。典型急性梗阻性化脓性胆管炎表现为右上腹疼痛、发热、黄疸等症状,非典型急性梗阻性化脓性胆管炎则可能只表现出轻微的症状或无明显症状。

4.根据影像学检查结果分类

根据影像学检查结果的不同,可以将急性梗阻性化脓性胆管炎分为胆管扩张型、胆管狭窄型、胆管壁增厚型等。

需要注意的是,以上分类方法并不是独立的,而是相互关联的。在实际临床工作中,医生通常会综合考虑患者的病因、病程、临床表现和影像学表现等因素,制定个性化的治疗方案。

三、临床表现

急性梗阻性化脓性胆管炎的临床表现如下。

(1)腹痛:右上腹疼痛是最常见的症状,可能会向右肩胛骨或背部放射。疼痛通常在进食油腻食物后加重。

(2)发热:胆汁不能正常流出,将会导致体温升高。

(3)黄疸:如果胆管阻塞严重,就会引起黄疸等症状。

(4)其他症状:还可能出现恶心、呕吐、腹泻或便秘等症状。

需要注意的是,急性梗阻性化脓性胆管炎的症状可能因人而异,有些患者可能只表现出轻微的症状,而有些患者则可能出现严重的并发症。如果出现上述症状,应及时就医进行诊断和治疗。

四、诊断

急性梗阻性化脓性胆管炎的诊断需要综合考虑患者的临床表现、实验室检查和影像学检查结果等多方面因素,以下是常用的诊断方法。

(1)临床表现:急性梗阻性化脓性胆管炎的主要症状包括右上腹疼痛、发热、黄疸等,医生会根据患者的症状进行初步判断。

(2)实验室检查:常规实验室检查可以发现白细胞计数升高、C反应蛋白升高等炎症指标异常,还可以检测肝功能、胆红素水平等指标。

(3)影像学检查:超声检查、CT、MRI等影像学检查可以显示胆管扩张、胆管壁增厚、胆结石等情况,有助于确定病因和病变部位。

(4)细菌培养:通过胆汁或血液培养可以检测出致病菌,从而用于抗生素指导治疗。

需要注意的是,急性梗阻性化脓性胆管炎的诊断需要排除其他类似疾病的可能性,如胆囊炎、胰腺炎等。如果怀疑患有急性梗阻性化脓性胆管炎,应及时就医进行诊断和治疗。

五、治疗

急性梗阻性化脓性胆管炎的治疗方法包括药物治疗和手术治疗两种。

1. 药物治疗

药物治疗主要是通过抗生素、解痉药等药物来控制感染和缓解症状。常用的抗生素包括第三代头孢菌素、氨基苷类抗生素等。此外，还可以使用解痉药如山莨菪碱等来缓解胆管痉挛。

2. 手术治疗

严重的急性梗阻性化脓性胆管炎患者，需要及时施行紧急手术。手术方式包括经皮穿刺胆管引流术（PTCD）、开腹手术等。其中，PTCD 和 ERCP 是较为常见的手术治疗方法，可以快速缓解胆管梗阻和炎症反应；而开腹手术则适用于病情严重或合并其他并发症的患者。

需要注意的是，急性梗阻性化脓性胆管炎的治疗需要根据患者的具体情况制定个性化的治疗方案。在治疗过程中，应密切监测患者的病情变化，及时调整治疗方案。同时，还应注意预防并发症的发生，如肝功能衰竭、肾功能损害等。

六、转诊及注意事项

急性梗阻性化脓性胆管炎是一种严重的疾病，需要及时就医治疗。如果患者病情较为严重或需要进一步诊治，可以考虑转诊至以下医疗机构。

（1）三级甲等综合医院：拥有先进的医疗设备和专业的医疗团队，可以提供全面的诊疗服务和手术治疗。

（2）肝胆外科专科医院：专门从事肝胆疾病的诊治，拥有丰富的临床经验和高超的技术水平。

（3）消化内科专科医院：专门从事消化系统疾病的诊治，可以提供全面的检查和治疗服务。

在转诊前，患者应向原就诊医院的医生说明自己的病情和治疗情况，并获得医生的建议和指导。同时，患者还应准备好相关的病历资料和检查报告，以便新的医生更好地了解患者的病情。

急性梗阻性化脓性胆管炎是一种严重的疾病，需要患者在治疗期间注意以下事项。

（1）饮食方面：患者应避免食用油腻、辛辣等刺激性食物，以免加重病情。建议多食用清淡易消化的食物，如米粥、面条、水蒸蛋等。

（2）休息方面：患者应有充足的休息和睡眠，避免过度劳累和精神紧张。

（3）注意个人卫生：患者应注意个人卫生，勤洗手、勤换衣服、勤洗澡，避免感染其他疾病。

（4）定期复查：患者应按照医生的要求定期进行复查，以便及时调整治疗方案。

（5）注意药物使用：患者应按照医生的建议使用药物，不要随意更改剂量或停药。同时，应注意药物的不良反应。

（6）避免饮酒：患者应避免饮酒，以免加重肝脏负担和影响治疗效果。

（7）注意并发症的预防：患者应注意预防并发症的发生，如肝功能衰竭、肾功能损害等。如果出现相关症状应及时就医。

第十二节　急性胰腺炎

一、定义

急性胰腺炎（acute pancreatitis，AP）是指胰腺突然发生炎症反应的一种疾病。它通常由胰腺内的消化酶在胰腺内活化引起，从而导致自身组织受损和发生炎症反应。急性胰腺炎的病因复杂，常见的原因包括胆石症、酗酒、高脂血症、感染等。该病的主要症状包括腹痛、恶心、呕吐、发热等，严重时还可能导致多器官功能衰竭和死亡。

二、分类

急性胰腺炎可以根据病情的严重程度和病因进行分类。以下是常见的分类方法。

1. 根据病情严重程度分类

（1）轻度急性胰腺炎：患者通常无器官功能衰竭，炎症反应较轻，预后良好。

（2）中度急性胰腺炎：患者可能出现一过性器官功能衰竭，需要住院治疗，预后较好。

（3）重度急性胰腺炎：患者常伴有持续性器官功能衰竭，需要重症监护和积极治疗，预后较差。

2. 根据病因分类

（1）胆源性急性胰腺炎：最常见的类型，占60%～70%。主要原因是胆石症或胆管梗阻导致胆汁反流到胰腺内。

（2）酒精性急性胰腺炎：由长期酗酒引起，占10%～20%。

（3）高脂血症性急性胰腺炎：由血液中三酰甘油水平升高引起，占5%～8%。

（4）其他原因引起的急性胰腺炎：如感染、创伤、药物等。

三、临床表现

急性胰腺炎的临床表现因人而异，但通常包括以下几个方面。

（1）腹痛：是常见的症状之一，且通常位于上腹部或左上腹部，可以向背部放射。疼痛程度从轻微到剧烈，且持续时间不同。

（2）恶心和呕吐：由于胃肠道受到刺激，患者可能会出现恶心和呕吐的症状。

（3）发热：在炎症反应严重的情况下，患者可能会出现发热的症状。

（4）腹胀和腹泻：由于胰腺分泌的消化酶影响了肠道的正常功能，患者可能会出现腹胀和腹泻的症状。

（5）其他症状：还可能出现黄疸、呼吸困难、心率加快等症状。

四、诊断

急性胰腺炎的诊断通常需要综合临床表现、实验室检查和影像学检查等多方面的信息。以下是常用的诊断方法。

（1）临床表现：根据患者的症状和体征进行初步判断，如上腹部疼痛、恶心、呕吐等。

（2）实验室检查：包括血液学检查、生化指标检查和炎症标志物检查等。其中，血清淀粉酶和脂肪酶水平升高是诊断急性胰腺炎的重要指标之一。

（3）影像学检查：包括超声检查、CT、MRI等。这些检查可以帮助确定胰腺的大小、形态和炎症程度，以及是否存在胆石症等并发症。

（4）其他检查：如内镜逆行胰胆管造影（ERCP）、磁共振胰胆管成像（MRCP）等，可以进一步明确病因和病变部位。

五、治疗

急性胰腺炎的治疗方法因病情严重程度和病因不同而有所不同。以下是常用的治疗方法。

（1）对症治疗：包括控制疼痛、纠正水电解质紊乱、维持营养支持等。对于严重的疼痛，可以使用镇痛药物如吗啡等。

（2）抗生素治疗：对于感染性胰腺炎或存在感染风险的患者，可以使用抗生素进行治疗。

（3）胰酶抑制剂：对于重症患者，可以使用胰酶抑制剂来减少胰腺分泌，减轻炎症反应。

（4）手术治疗：对于胆石症引起的急性胰腺炎或存在胆管梗阻的患者，可能需要进行胆囊切除术或胆管引流术等。

（5）其他治疗：如中药治疗、腹腔灌洗等，可以帮助缓解症状和促进康复。

六、转诊及注意事项

急性胰腺炎是一种严重的疾病，需要及时诊断和治疗。如果病情较为严重或需要进一步诊治，可能需要转诊，以下是常见的急性胰腺炎转诊方案。

（1）轻度急性胰腺炎：通常可以在急诊科或内科进行治疗，如果病情稳定可以出院。

（2）中度急性胰腺炎：需要住院治疗，并根据具体情况进行对症治疗、抗生素治疗等。如果需要进一步检查或手术治疗，可以转诊至消化内科、普外科等相关科室。

（3）重度急性胰腺炎：通常需要重症监护和积极治疗，包括机械通气、血液净化等。如果需要手术治疗或存在其他并发症，可以转诊至重症医学科、肝胆外科等相关科室。

总之，在急性胰腺炎的治疗过程中，及时转诊可以帮助患者得到更好的治疗效果。

急性胰腺炎是一种严重的疾病，需要患者注意以下事项。

(1)饮食：在急性期，患者需要禁食或少量进食低脂、低蛋白的流质食物。随着病情好转，可以逐渐恢复正常饮食，但要避免食用高脂、高糖、高蛋白等刺激性食物。

(2)休息：患者需要充分休息，避免剧烈运动和过度劳累。

(3)注意药物使用：患者需要按照医生的建议使用药物，不可随意更改剂量或停药。同时，要注意避免使用对胰腺有刺激作用的药物，如阿司匹林等。

(4)定期复查：患者需要定期到医院进行复查，包括血液学检查、影像学检查等，以及时发现并处理并发症。

(5)注意心理调节：急性胰腺炎可能会给患者带来身体和心理上的负担，患者需要积极面对疾病，保持乐观心态。

总之，急性胰腺炎是一种需要长期治疗和管理的疾病，患者需要注意以上事项，并积极配合医生的治疗和管理。

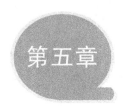

第五章

内分泌系统危重症

第一节　低血糖症

一、定义

低血糖症是指血糖浓度低于正常范围，通常指空腹血糖低于 3.9 mmol/L（70 mg/dL）。低血糖症可以发生在任何人群中，包括糖尿病患者和非糖尿病患者。

低血糖症的症状因个体差异而异，轻度低血糖症可能无明显症状，而严重低血糖症可能导致意识丧失、抽搐甚至死亡。常见的低血糖症状包括：头晕、出汗、心慌、颤抖、饥饿感、恶心、疲劳、注意力不集中等。

低血糖症的原因有很多，包括饮食不当、过度运动、药物不良反应、内分泌疾病等。对于糖尿病患者来说，低血糖症可能是使用胰岛素或口服降糖药物过量、饮食摄入不足或运动量过大等原因引起的。

预防和治疗低血糖症的关键是了解其原因并采取相应的措施。对于糖尿病患者来说，定期监测血糖、合理饮食、适当运动和遵医嘱用药是预防低血糖症的重要手段。一旦出现低血糖症状，应立即采取补充糖分的措施，如服用含糖饮料、吃糖等。在某些情况下，医生可能会建议调整药物剂量或改变治疗方案以减少低血糖症的风险。

二、分类

低血糖症可以分为以下几种类型。

1. 空腹低血糖症

空腹低血糖症发生在空腹状态下，通常是胰岛素分泌过多或肝脏释放糖原过多导致的，常见于糖尿病患者使用胰岛素或口服降糖药物过量、饮食摄入不足等情况。

2. 餐后低血糖症

餐后低血糖症发生在进食 2~4 h 后，通常是胰岛素分泌过多或胃肠道对葡萄糖的吸收过快导致的，常见于胃切除术后、胃肠道疾病、内分泌疾病等患者。

3. 反应性低血糖症

反应性低血糖症发生在进食后一段时间内，通常是胰岛素分泌过多或胃肠道对葡萄糖的吸收过快导致的，常见于胃切除术后、胃肠道疾病、内分泌疾病等患者。

4. 酒精性低血糖症

酒精性低血糖症指饮酒过量导致肝脏无法正常储存和释放糖分，从而引发低血糖症，常见于长期大量饮酒者。

5. 药物性低血糖症

药物性低血糖症指某些药物，如胰岛素、磺脲类降糖药、奎宁等可能导致低血糖症。在使用前述药物时，应遵医嘱并密切监测血糖水平。

6. 特发性低血糖症

特发性低血糖症指原因不明的低血糖症，可能与自身免疫性疾病、神经系统疾病等因素有关。诊断和治疗较为困难。

三、临床表现

低血糖症的临床表现因个体差异而异，轻度低血糖症可能无明显症状，而严重低血糖症可能导致意识丧失、抽搐甚至死亡。常见的低血糖症状如下。

（1）头晕、头痛：大脑供血不足导致。

（2）出汗、心慌：自主神经系统兴奋的表现。

（3）颤抖、无力：肌肉糖原储备减少导致的。

（4）饥饿感、恶心、呕吐：胃肠道对低血糖的反应。

（5）疲劳、注意力不集中、情绪波动：大脑能量供应不足导致。

（6）视力模糊、言语不清、行为异常：严重低血糖症时可能出现的中枢神经系统症状。

（7）抽搐、昏迷：严重低血糖症时可能出现的危及生命的症状。

需要注意的是，不同个体在出现低血糖症状时的血糖水平可能有所不同，因此在出现上述症状时应及时检测血糖并采取相应的措施。

四、诊断

低血糖症的诊断主要依据病史、临床表现和血糖检测结果，以下是低血糖症的诊断方法。

（1）病史询问：了解患者的糖尿病病史、药物使用情况、饮食习惯等，以判断诱发低血糖症的原因。

（2）临床表现评估：根据患者的症状和体征，如头晕、出汗、心慌、颤抖等，初步判断是否为低血糖症。

(3)快速血糖检测：在出现低血糖症状时，应立即进行快速血糖检测。正常人的空腹血糖浓度应在 3.9~6.1 mmol/L（70~110 mg/dL）。如果血糖浓度低于 3.9 mmol/L（70 mg/dL）且患者有低血糖症状，可诊断为低血糖症。

(4)长期血糖监测：对于低血糖症反复发作的患者，可能需要进行长期血糖监测，以了解患者的血糖波动情况和低血糖发生的原因。

(5)其他相关检查：如胰岛素抗体、胰岛素分泌功能、肝肾功能等检查，有助于发现诱发低血糖症的潜在原因。

需要注意的是，低血糖症的诊断应综合考虑病史、临床表现和实验室检查结果，避免误诊或漏诊。在治疗过程中，应密切关注患者的病情变化，及时调整治疗方案。

五、治疗

对于糖尿病患者来说，定期监测血糖、合理饮食、适当运动和遵医嘱用药是预防低血糖症的重要手段。低血糖症的治疗方法取决于诱发原因和严重程度。以下是常见的低血糖症治疗方法。

(1)立即补充糖分：在出现低血糖症状时，应立即摄入含糖食物或饮料，如葡萄糖片、果汁、糖果等，以迅速提高血糖水平。

(2)调整药物剂量：对于糖尿病患者，如果低血糖症是使用胰岛素或口服降糖药物过量导致的，医生会建议调整药物剂量。

(3)饮食调整：规律饮食，避免长时间空腹，以及增加低血糖发生风险的食物(如白米饭、白面包等)摄入量。

(4)增加运动量：适当增加运动量有助于控制血糖水平，但需注意运动前后的血糖监测，以防低血糖发生。

(5)预防感染：低血糖症患者抵抗力较差，容易发生感染，应注意个人卫生，少去拥挤、密闭的场合，加强锻炼，提高身体免疫力。

(6)心理调适：低血糖症可能导致焦虑、抑郁等心理问题。患者家属应给予患者关心和支持，帮助患者保持积极的心态，必要时可寻求专业心理医生的帮助。

(7)对于原因不明的特发性低血糖症，需要进一步检查和诊断，针对病因进行治疗。

需要注意的是，低血糖症的治疗应遵医嘱，避免自行调整药物剂量或治疗方案。在治疗过程中，应密切关注患者的病情变化，及时调整治疗方案。

六、转诊及注意事项

低血糖症的转诊方案取决于诱发原因和严重程度。

1.常见的低血糖症转诊方案

(1)对于糖尿病患者，如果低血糖症是使用胰岛素或口服降糖药物过量、饮食摄入不足、运动量过大等原因导致的，可以先在内分泌科就诊，医生会根据患者的具体情况调整治疗方案。

（2）对于非糖尿病患者，如胃肠道疾病、肝脏疾病、肾脏疾病等引起的低血糖症，可以先在消化内科、肝病科或肾病科就诊，医生会针对具体病因进行治疗。

（3）对于原因不明的特发性低血糖症，需要进一步检查和诊断，可能需要转至内分泌科、神经内科或其他相关科室进行诊治。

（4）如果低血糖症伴有严重的神经系统症状，如昏迷、抽搐等，应立即将患者送往急诊科进行抢救治疗。

需要注意的是，低血糖症的转诊应在医生指导下进行，遵循"就近就医"的原则，尽量选择有相关专科的大型综合医院就诊。转诊时，应携带相关的病历资料和检查报告，以便接诊医生了解患者的病情和治疗经过。

2.低血糖症患者在日常生活中应注意的事项

（1）饮食规律：规律饮食，避免长时间空腹，以及增加低血糖发生风险的食物（如白米饭、白面包等）摄入量。同时，应保证膳食均衡，适量摄入碳水化合物、蛋白质和脂肪。

（2）合理用药：糖尿病患者在使用胰岛素或口服降糖药物时，应遵医嘱并密切监测血糖水平，避免过量使用导致低血糖症。

（3）运动安全：适当增加运动量有助于控制血糖水平，但需注意运动前后的血糖监测，以防低血糖发生。运动前可适当摄入含糖食物，运动过程中如出现低血糖症状，应立即停止运动并补充糖分。

（4）预防感染：低血糖症患者抵抗力较差，容易发生感染，应注意个人卫生，少去拥挤、密闭的场合，加强锻炼，提高身体免疫力。

（5）心理调适：低血糖症可能导致焦虑、抑郁等心理问题。患者家属应给予其关心和支持，帮助其保持积极的心态，必要时可寻求专业心理医生的帮助。

（6）随身携带糖果或葡萄糖片：对于有低血糖风险的患者（如糖尿病患者），建议随身携带糖果或葡萄糖片，以备不时之需。

（7）定期体检：定期进行全面的体检，包括血糖、肝肾功能等相关检查，以便及时发现和处理潜在的健康问题。

（8）教育与培训：了解低血糖症的症状、原因和治疗方法，提高自我保健意识和能力。

总之，低血糖症患者应在医生指导下进行治疗和管理，同时注意日常生活中的相关事项，以减少低血糖症的发生风险。

第二节　糖尿病酮症酸中毒

一、定义

糖尿病酮症酸中毒（diabetic ketoacidosis，DKA）是指糖尿病患者在各种诱因的作用下，胰岛素明显不足，升糖素异常升高，造成高血糖、高血酮、酮尿、脱水、电解质紊乱、代谢性酸中毒等病理改变的综合征，系内科常见急症之一。糖尿病酮症酸中毒是一种严重的代谢性并发症,通常发生在 1 型糖尿病患者中。它是体内缺乏足够的胰岛素,导致血糖升高和脂肪代谢紊乱,进而产生大量酮体,引起血液酸中毒的一种病理状态。糖尿病酮症酸中毒患者的血糖水平超过 13.9 mmol/L(250 mg/dL),同时血 pH 低于 7.3,血酮体浓度超过 3 mmol/L。此外,患者还可能出现呼吸深快、口渴、多尿、恶心、呕吐等症状。如果不及时治疗,糖尿病酮症酸中毒可能会导致昏迷、休克、心脏衰竭等严重后果,甚至危及生命。因此,对于糖尿病患者来说,预防和及时治疗糖尿病酮症酸中毒非常重要。

二、分类

糖尿病酮症酸中毒可以分为以下两种类型。

1. 经典型糖尿病酮症酸中毒

经典型糖尿病酮症酸中毒通常发生在 1 型糖尿病患者中,由于体内缺乏足够的胰岛素,故血糖升高、脂肪代谢紊乱,进而产生大量酮体,从而引起血液酸中毒的一种病理状态。

2. 非经典型糖尿病酮症酸中毒

非经典型糖尿病酮症酸中毒通常发生在 2 型糖尿病患者中,由于某些因素(如感染、手术、创伤等)胰岛素需求量增加,而胰岛素分泌不足或不能被充分利用,会引起血糖升高和脂肪代谢紊乱,进而产生大量酮体,从而引起血液酸中毒的一种病理状态。

无论是经典型糖尿病酮症酸中毒还是非经典型糖尿病酮症酸中毒,都需要及时诊断和治疗,以避免严重后果的发生。

三、临床表现

糖尿病酮症酸中毒的临床表现包括以下几个方面。

(1)高血糖:血糖水平通常超过 13.9 mmol/L(250 mg/dL)。

(2)酮症:血酮体浓度通常超过 3 mmol/L。

(3)酸中毒:血 pH 低于 7.3。

(4)呼吸深快:血液中酸性物质增多,刺激了呼吸中枢,导致呼吸深快。

(5)脱水:大量尿液排出和呕吐等原因,导致患者容易出现脱水症状,如口渴、皮肤干燥、眼眶下陷等。

(6)恶心、呕吐:由于胃肠道受到影响,患者可能出现恶心、呕吐等症状。

(7)意识障碍:在严重的情况下,患者可能会出现意识障碍、昏迷等症状。

总之,糖尿病酮症酸中毒是一种严重的代谢性并发症,需要及时诊断和治疗。如果出现上述症状,应及时就医。

四、诊断

糖尿病酮症酸中毒的诊断需要综合临床表现、实验室检查和病史等因素进行判断。以下是常用的诊断方法。

(1)血糖检测：血糖水平通常超过 13.9 mmol/L(250 mg/dL)。

(2)血酮体检测：血酮体浓度通常超过 3 mmol/L。

(3)血 pH 检测：血 pH 低于 7.3。

(4)尿液检测：尿液中可能出现酮体和糖等异常物质。

(5)电解质检测：电解质紊乱是糖尿病酮症酸中毒的常见表现之一，包括低钾、低钠、低氯等。

(6)病史询问：了解患者的糖尿病类型、治疗情况、饮食习惯等信息，有助于糖尿病酮症酸中毒的诊断。

需要注意的是，糖尿病酮症酸中毒的诊断应该排除其他可能引起类似症状的疾病，如肾上腺皮质功能不全、严重感染等。因此，在进行诊断时，医生需要综合考虑患者的临床表现和实验室检查结果，以确保诊断准确。

五、治疗

糖尿病酮症酸中毒的治疗方法主要包括补液、补充胰岛素、纠正电解质紊乱等。

(1)补液：由于患者容易出现脱水症状，需要及时补充足够的液体，以维持水电解质平衡。

(2)补充胰岛素：胰岛素是治疗糖尿病酮症酸中毒的关键药物，可以促进葡萄糖进入细胞，减少脂肪代谢，降低血糖和血酮体浓度。通常采用静脉注射的方式给予胰岛素。

(3)纠正电解质紊乱：糖尿病酮症酸中毒患者常伴有电解质紊乱，如低钾、低钠等，需要及时纠正。

(4)处理并发症：糖尿病酮症酸中毒可能会引起一些并发症，如脑水肿、心力衰竭等，需要及时处理。

(5)饮食控制：在治疗期间，患者需要遵循医生的建议进行饮食控制，避免高脂、高糖、高蛋白等刺激性食物。

六、转诊及注意事项

糖尿病酮症酸中毒是一种严重的代谢性并发症，需要及时诊断和治疗。如果患者在基层医疗机构无法得到有效治疗，可以考虑转诊到更高级别的医疗机构进行治疗。以下是一些常见的转诊方案。

(1)转诊至内分泌科或糖尿病专科医院：这些医院拥有更丰富的糖尿病治疗经验和更先进的设备，可以更好地处理糖尿病酮症酸中毒等糖尿病并发症。

(2)转诊至急诊科或重症监护室：病情较为严重或存在危及生命的情况时，建议转诊至急诊科或重症监护室进行紧急治疗。

(3)转诊至综合医院：如果患者同时存在其他疾病或并发症，如感染、心力衰竭等，建议转诊至综合医院进行全面治疗。

无论采用何种转诊方案，都需要确保患者的安全和治疗效果。在转诊前，医生应该对患者的病情进行评估，并与接收医院进行沟通和协调，以便顺利完成转诊工作。

为提高糖尿病酮症酸中毒的治疗效果和预防复发，需要患者密切配合医生的治疗和管理，以下是注意事项。

(1)定期监测血糖和血酮体浓度：患者需要定期测量血糖和血酮体浓度，以便及时调整治疗方案。

(2)注意饮食控制：在治疗期间，患者需要注意饮食控制，避免摄入高脂、高糖、高蛋白等刺激性食物。

(3)遵医嘱用药：患者需要按照医生的建议使用胰岛素和其他药物，不可随意更改剂量或停药。

(4)避免过度运动：在治疗期间，患者需要避免过度运动，以免加重病情。

(5)注意个人卫生：患者需要注意个人卫生，保持皮肤清洁干燥，避免感染。

(6)定期复诊：患者需要定期复诊，以便医生及时评估治疗效果及调整治疗方案。

患者应遵循医生的建议，注意个人卫生和控制饮食，这可以有效预防并发症的发生和复发。

第三节　高渗性高血糖状态

一、定义

高渗性高血糖状态(hyperosmolar hyperglycemic state，HHS)是一种严重的代谢性并发症，通常发生在 2 型糖尿病患者中。

二、分类

根据病因和临床表现，高渗性高血糖状态可以分为以下几种类型。

(1)经典型高渗性高血糖状态：这是最常见的类型，通常发生在 2 型糖尿病患者中，病程较长，病情较轻，预后较好。

(2)感染相关高渗性高血糖状态：这种类型的高渗性高血糖状态与感染有关，如尿路感染、皮肤感染等，病程较短，病情较重，预后较差。

(3)手术相关高渗性高血糖状态：这种类型的高渗性高血糖状态与手术、创伤或其他应激事件有关，病程较短，病情较重，预后较差。

(4)药物相关高渗性高血糖状态：这种类型的高渗性高血糖状态与某些药物有关，如皮质类固醇、利尿剂等，病程较短，病情较重，预后较差。

(5)妊娠相关高渗性高血糖状态：这种类型的高渗性高血糖状态发生在妊娠期妇女中，尤其是妊娠晚期，病程较短，病情较重，预后较差。

（6）酒精相关高渗性高血糖状态：这种类型的高渗性高血糖状态与长期大量饮酒有关，病程较短，病情较重，预后较差。

（7）其他原因引起的高渗性高血糖状态：包括内分泌疾病、遗传性疾病、肿瘤等。这些类型的 HHS 较为罕见，病程和预后因病因而异。

总之，高渗性高血糖状态有多种分类方法，每种分类方法都反映了不同病因和临床表现的特点。对患者来说，及时识别并治疗高渗性高血糖状态至关重要，以防止严重并发症的发生。

三、临床表现

高渗性高血糖状态的临床表现包括以下几个方面。

（1）高血糖：血糖水平超过 33.3 mmol/L（600 mg/dL）。

（2）脱水症状：由于体内水分大量流失，患者会出现口渴、皮肤干燥、眼眶下陷等脱水症状。

（3）神经系统症状：由于高血糖和脱水的影响，患者可能会出现头晕、乏力、意识模糊、昏迷等神经系统症状。

（4）循环系统症状：由于血容量减少和血液浓缩，患者可能会出现心率加快、血压下降、脉搏弱等循环系统症状。

（5）其他症状：患者还可能出现恶心、呕吐、腹痛等消化系统症状，以及尿量减少、尿液深黄色等泌尿系统症状。

需要注意的是，高渗性高血糖状态的临床表现可能因个体差异而有所不同，有些患者可能只表现出部分症状。如果出现上述症状，应及时就医进行诊断和治疗。

四、诊断

高渗性高血糖状态的诊断主要依据患者的临床表现、实验室检查结果和病史。以下是诊断高渗性高血糖状态的检查项目和主要条件。

1.临床表现

患者出现严重脱水症状，如口渴、尿量减少、皮肤弹性差等；神经系统症状，如意识障碍、昏迷、抽搐等。

2.实验室检查

（1）血糖水平：通常大于 33.3 mmol/L（600 mg/dL），但在某些情况下，血糖水平可能低于此值。

（2）血浆渗透压：通常大于 320 mOsm/kg，但在某些情况下，血浆渗透压可能低于此值。

（3）电解质紊乱：包括低钠血症、低钾血症、低氯血症等。

（4）肾功能：可能出现肾功能不全。

3.病史

患者有糖尿病病史，尤其是长期未得到控制的糖尿病患者更容易发生高渗性高血糖状态。此外，感染、手术、创伤、药物等因素也可能导致高渗性高血糖状态的发生。

需要注意的是，高渗性高血糖状态的诊断需要排除其他导致类似临床表现的疾病，如糖尿病酮症酸中毒、乳酸性酸中毒、脑血管意外等。因此，在诊断过程中，医生需要综合分析患者的临床表现、实验室检查结果和病史，以确保正确诊断。

五、治疗

高渗性高血糖状态是一种严重的糖尿病并发症，需要及时、有效的治疗。治疗方法主要包括以下几种。

1.补液治疗

补充足够的液体是治疗高渗性高血糖状态的关键。首先，需要快速静脉输注 0.9% 氯化钠注射液或低渗溶液，以纠正脱水和电解质紊乱。随后，根据患者的尿量和血浆渗透压调整输液速度和种类。在补液过程中，需要密切监测患者的心肺功能、血压、尿量等指标，以防止补液过快诱发心力衰竭、肺水肿等并发症。

2.胰岛素治疗

胰岛素是降低血糖的关键药物。在补液的同时，需要给予适量的胰岛素，以降低血糖水平。初始剂量通常为 $0.10 \sim 0.15 \, U/(kg \cdot h)$，根据血糖水平调整剂量。需要注意的是，胰岛素治疗可能导致低血糖，因此需要密切监测血糖水平，并根据需要调整胰岛素剂量。

3.纠正电解质紊乱

高渗性高血糖状态患者常伴有严重的电解质紊乱，如低钠血症、低钾血症等。在补液和用胰岛素治疗的同时，需要根据实验室检查结果及时补充相应的电解质。

4.处理诱因

针对导致高渗性高血糖状态的诱因进行治疗，如感染、手术、创伤等。对感染引起的高渗性高血糖状态，需要使用抗生素进行治疗；对药物引起的高渗性高血糖状态，需要停用相关药物；对酒精相关的高渗性高血糖状态，需要戒酒。

5.预防并发症

高渗性高血糖状态患者容易诱发肾功能不全、心血管事件等并发症。因此，在治疗过程中，需要密切监测患者的肾功能、心电图等指标，并采取相应措施预防并发症的发生。

6.营养支持

高渗性高血糖状态患者常伴有食欲减退、消瘦等症状，需要给予适当的营养支持，以维持机体代谢需求。

总之，高渗性高血糖状态的治疗需要根据患者的临床表现、实验室检查结果和病史，制定个体化的治疗方案。在治疗过程中，需要密切监测患者的病情变化，及时调整治疗方案，以确保治疗效果。

六、转诊及注意事项

高渗性高血糖状态是一种严重的糖尿病并发症,需要及时进行治疗。对于高渗性高血糖状态患者,如果在基层医疗机构无法得到有效治疗或病情危重,应及时转诊至上级医疗机构进行进一步诊断和治疗。

1. 高渗性高血糖状态的转诊方案

(1)初步评估:在基层医疗机构,医生应对患者的病情进行初步评估,包括病史、临床表现、实验室检查结果等。根据评估结果,判断患者是否需要转诊至上级医疗机构。

(2)紧急处理:对于病情危重的患者,应立即进行紧急处理,如补液、纠正电解质紊乱、控制血糖等。在处理过程中,应密切监测患者的生命体征,确保患者病情稳定。

(3)转诊准备:在患者病情稳定后,应与上级医疗机构联系,了解其接收能力、专科医生情况等,并准备好患者的相关资料,如病历、检查报告等。

(4)安全转运:在转运过程中,应确保患者的安全和舒适。根据患者的病情和转运条件,选择合适的转运方式(如救护车、直升机等)。同时,安排专业医护人员陪同转运,密切观察患者病情变化。

(5)到达上级医疗机构:到达上级医疗机构后,将患者交接给接诊医生,并向其详细介绍患者的病史、临床表现、实验室检查结果等。接诊医生应对患者进行全面评估,制定个体化的治疗方案。

(6)随访和评估:在上级医疗机构接受治疗后,应定期对患者进行随访和评估,以监测病情的变化和治疗效果。如有需要,可随时向上级医疗机构咨询和求助。

总之,高渗性高血糖状态的转诊方案应根据患者的具体情况制定,确保患者能够得到及时、有效的治疗。在转诊过程中,应注意患者的安全和舒适,确保信息畅通和资料完整。

2. 患者及其家属应注意的事项

(1)饮食控制:患者应遵循医生的建议,制订合理的饮食计划。注意控制碳水化合物的摄入,选择低糖、低脂、高纤维的食物。同时,要保证营养均衡,避免饥饿和暴饮暴食。

(2)监测血糖:患者应定期监测血糖水平,以便及时调整治疗方案。居家治疗时可使用血糖仪进行自我监测,但操作方法应正确。

(3)合理用药:患者应按照医生的建议,规律服用降糖药物或胰岛素。不可随意增减剂量或停药,如有不良反应应及时就诊。

(4)预防感染:高渗性高血糖状态患者抵抗力较差,容易发生感染。因此,要注意个人卫生,保持皮肤清洁干燥;少去拥挤、密闭的场合;加强锻炼,提高免疫力。

(5)定期随访:患者应定期到医院进行复查和随访,以便及时发现并处理潜在问题,如有任何不适,应及时就诊。

(6)心理调适:高渗性高血糖状态患者可能会出现焦虑、抑郁等心理问题。家属应给予关心和支持,帮助患者保持积极的心态,必要时可寻求心理咨询帮助。

(7)安全防护:高渗性高血糖状态患者可能会出现视力模糊、步态不稳等症状,应注意防止跌倒等意外伤害。应做好防滑措施,如安装扶手、使用拐杖等。

总之,高渗性高血糖状态患者及家属应注意日常生活中的各个方面,以降低病情恶化的风险,提高生活质量。

第四节　甲状腺危象

一、定义

甲状腺危象又称甲状腺风暴、甲状腺急性功能亢进危象,是指在甲状腺功能亢进症的基础上,由某种诱因导致病情急剧恶化,出现高热、心动过速(>140 次/min)、呼吸急促(>30 次/min)、精神症状(如烦躁不安、谵妄、昏迷等)、脱水、休克等严重症状的一种临床综合征。甲状腺危象是一种严重的内分泌急症,主要发生在甲状腺功能亢进症患者。甲状腺危象的发生通常与感染、手术、创伤、应激等因素有关。

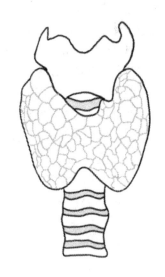

二、分类

甲状腺危象根据临床表现和病程,可分为以下几种类型。

(1)急性甲状腺危象:病程较短,通常在数小时至数天内发展,病情较为严重,常见于感染、手术、创伤等。

(2)亚急性甲状腺危象:病程较长,通常在数日至数周内发展,病情较轻,常见于未得到及时治疗的甲状腺功能亢进症患者。

(3)慢性甲状腺危象:病程较长,通常在数月至数年内发展,病情较轻,常见于病情长期未得到控制的甲状腺功能亢进症患者。

(4)妊娠期甲状腺危象:发生在妊娠期间的甲状腺危象,病情较为严重,可能导致母体和胎儿的死亡,可能与妊娠激素水平的变化、免疫系统的改变等因素有关。

三、临床表现

甲状腺危象的临床表现多样,主要包括以下几个方面。

(1)高热:体温 40 ℃以上,甚至高达 42 ℃。

(2)心动过速:心率 140 次/min 以上,严重时可出现心律失常、心力衰竭等。

（3）呼吸急促：呼吸频率 30 次/min 以上，伴有气喘、口唇发绀等症状。

（4）精神症状：烦躁不安、谵妄、昏迷等。

（5）消化系统症状：恶心、呕吐、腹泻等。

（6）脱水：皮肤干燥、弹性差，尿量减少，血压下降等。

（7）休克：血压急剧下降，出现晕厥、休克等症状。

（8）其他表现：肌肉震颤、手足抽搐、瞳孔散大等。

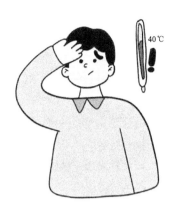

四、诊断

甲状腺危象的诊断主要依据临床表现和实验室检查结果，以下是常用的诊断方法。

（1）临床表现：根据患者的症状、体征和病史，如高热、心动过速、呼吸急促、精神症状等，结合甲状腺功能亢进症的病史，可初步判断是否为甲状腺危象。

（2）实验室检查：主要包括血清甲状腺激素（T3、T4）水平、促甲状腺激素（TSH）水平、血常规、肝肾功能、电解质等。甲状腺危象患者的血清甲状腺激素水平通常明显升高，而促甲状腺激素水平降低或正常。

（3）其他辅助检查：如心电图检测、胸部 X 线片、超声检查等，有助于了解心脏、肺等器官的状况。

需要注意的是，甲状腺危象的诊断应综合考虑临床表现和实验室检查结果，排除其他可能引起类似症状的疾病。在诊断过程中，应及时评估病情严重程度，制定相应的治疗方案。

五、治疗

甲状腺危象是一种紧急情况，需要立即进行治疗。治疗方案主要包括以下几个方面。

（1）稳定生命体征：对于休克、心律失常等严重症状，应立即进行抢救，维持生命体征的稳定。

（2）降低甲状腺激素水平：使用抗甲状腺药物（如丙硫氧嘧啶、甲巯咪唑等），抑制甲状腺激素的合成和释放；同时，可以使用 β 受体拮抗剂（如普萘洛尔、美托洛尔等），减轻心动过速等症状。

（3）控制感染：如有感染病灶，应及时使用抗生素进行治疗。

（4）补充液体和电解质：由于甲状腺危象患者可能出现脱水、电解质紊乱等情况，因此需要及时补充液体和电解质，维持水、电解质平衡。

（5）对症治疗：针对患者的具体症状，给予对症治疗，如降温、止吐、镇静等。

（6）手术治疗：对于药物治疗无效或存在甲状腺结节等并发症的患者，可考虑进行甲状腺手术切除。

（7）心理支持：甲状腺危象患者可能出现焦虑、抑郁等心理问题，家属和医护人员应给予关心和支持，帮助患者保持积极的心态。

需要注意的是，甲状腺危象的治疗应在专业医生的指导下进行，根据患者的具体情况制定个体化的治疗方案。

六、转诊及注意事项

甲状腺危象是一种紧急情况，需要及时、有效的治疗。社区医疗机构在发现患者可能为甲状腺危象时，应及时进行转诊，将患者转至具备相应诊疗能力的医院进行治疗。

1. 甲状腺危象社区转诊的一般流程

(1) 发现患者：社区医生在日常诊疗过程中，如发现患者出现高热、心动过速、呼吸急促、精神症状等严重症状，且有甲状腺功能亢进症的病史，应高度怀疑甲状腺危象的可能。

(2) 初步评估：社区医生应对患者的病情进行初步评估，包括生命体征、症状严重程度等，并记录相关信息。

(3) 紧急处理：对于疑似甲状腺危象的患者，社区医生应立即采取紧急处理措施，如给予降温、抗感染、补充液体等支持治疗，同时联系上级医院进行转诊。

(4) 转诊安排：社区医生与上级医院联系，说明患者的病情和需要转诊的原因，协商确定转诊时间和方式。在转诊过程中，应保持与患者的沟通，告知其病情和治疗方案。

(5) 接收医院：上级医院应在接到转诊信息后，尽快安排相关科室接诊患者，并做好相应的准备工作。

(6) 交接班：在患者到达接收医院后，应由双方医护人员进行详细的交接班，包括患者的病史、诊断、治疗过程、用药情况等，确保患者得到连续、有效的治疗。

通过社区医疗机构的及时转诊，可以使甲状腺危象患者得到更快速、专业的救治，提高治疗效果和生存率。

2. 甲状腺危象患者及其家属应注意的事项

(1) 严格遵守医嘱：患者及其家属应严格按照医生的治疗方案进行治疗，不要擅自更改药物剂量或停药。如有疑问，应及时向医生咨询。

(2) 观察病情变化：患者及其家属应密切关注患者的病情变化，如体温、心率、呼吸等生命体征，以及精神状态、食欲等。如发现异常，应及时向医生报告。

(3) 保持良好的生活习惯：患者应保持充足的休息，避免过度劳累。饮食方面，应选择营养丰富、易消化的食物，避免食用辛辣、刺激性强的食物。同时，戒烟限酒，避免过度兴奋和情绪波动。

(4) 预防感染：甲状腺危象患者由于免疫力下降，容易发生感染。因此，患者及其家属应注意个人卫生，保持居住环境清洁，避免接触感染源。

(5) 心理支持：甲状腺危象患者可能出现焦虑、抑郁等心理问题，家属和医护人员应给予关心和支持，帮助患者保持积极的心态。

(6) 定期复查：治疗结束后，患者应定期到医院进行复查，以便及时发现并处理可能出现的并发症或预防复发。

通过以上注意事项的遵守，有助于提高甲状腺危象患者的治疗效果和生活质量。

第五节 高钾血症

一、定义

高钾血症是指血液中钾离子浓度高于正常范围。正常的血钾浓度通常为 $3.5 \sim 5.0$ mmol/L。高钾血症的定义是血钾浓度超过 5.5 mmol/L。高钾血症可能是由多种原因引起的，包括肾脏功能异常、药物使用、酸中毒、组织损伤等。当血液中的钾离子浓度升高时，可能会对心脏、神经和肌肉系统产生不良影响，导致心律失常、肌肉无力、疲劳等症状。

二、分类

高钾血症可以根据血钾浓度、病因和发病机制进行分类。

1. 按照血钾浓度分类

(1)轻度高钾血症：血钾浓度为 $5.5 \sim 6.5$ mmol/L。

(2)中度高钾血症：血钾浓度为 $6.5 \sim 7.5$ mmol/L。

(3)重度高钾血症：血钾浓度大于 7.5 mmol/L。

2. 按照病因和发病机制分类

(1)钾过多性高钾血症：这是由机体钾总量增多导致的血清钾浓度过高，主要见于肾排钾减少。

(2)转移性高钾血症：这是由细胞内的钾释放或转移到细胞外引起的，这种情况下机体总钾量可增多、正常或减少。少尿或无尿会诱发或加重病情。

(3)浓缩性高钾血症：重度失水、失血、休克等会导致有效循环血容量减少，从而导致血液浓缩，使钾浓度相对升高。

此外，假性高钾血症也是高钾血症的一种特殊类型，是由外因或疾病等导致细胞内钾外移引起的。需要注意的是，高钾血症有急性与慢性两类，急性发生者为急症，应及时抢救，否则可能导致心搏骤停。

三、临床表现

高钾血症的临床表现因个体差异和病情严重程度而异，以下是一些常见的症状。

(1)心脏方面：高钾血症可能导致心律失常，如心动过缓、房室传导阻滞等。在严重情况下，可能导致心脏停搏。

（2）肌肉方面：高钾血症可能导致肌肉无力、疲劳、麻木或刺痛感。在严重情况下，可能导致呼吸肌麻痹。

（3）消化系统方面：高钾血症可能导致恶心、呕吐、腹痛或腹泻等消化系统症状。

（4）其他症状：高钾血症还可能引起头痛、焦虑、失眠、多尿等症状。

四、诊断

高钾血症的诊断通常需要进行血液检查以确定血钾浓度是否高于正常范围。以下是一些常用的高钾血症诊断方法。

（1）血钾浓度检测：通过采集静脉血样本，使用化学分析仪或自动生化分析仪等设备测量血液中的钾离子浓度。这是最常用的高钾血症诊断方法。

（2）心电图（ECG）：高钾血症可能导致心律失常，因此心电图可以用于评估心脏功能和检测心律失常。

（3）其他辅助检查：根据病情需要，医生可能会进行其他辅助检查，如肾功能检查、尿液分析、甲状腺功能检查等，以确定高钾血症的原因。

需要注意的是，高钾血症的症状可能不明显或与其他疾病相似，因此需要进行血液检查以确诊。

五、治疗

保持良好的饮食习惯和生活方式是预防高钾血症的重要措施。如果出现高钾血症的症状，应及时就医并遵循医生的建议进行治疗和护理。高钾血症的治疗方案取决于病情的严重程度和病因。以下是一些常见的高钾血症治疗方法。

（1）使用药物：医生可能会开具药物来帮助降低血钾浓度，如离子交换树脂、利尿剂等。这些药物可以帮助将血液中的钾离子排出体外或减少其吸收。

（2）血液透析：在严重情况下，如肾功能衰竭或其他治疗无效时，可能需要进行血液透析以清除体内多余的钾离子。

（3）治疗原发病：如果高钾血症是由其他疾病引起的，如糖尿病、肾功能不全等，需要针对原发病进行治疗。

需要注意的是，高钾血症是一种严重的疾病，需要及时诊断和治疗。如果您怀疑自己患有高钾血症，请及时就诊并接受专业医生的检查和治疗。

六、转诊及注意事项

高钾血症是一种需要及时诊断和治疗的疾病，如果病情较为严重或需要进一步评估和治疗，可能需要进行社区转诊。

1.常见的高钾血症社区转诊情况

（1）肾功能不全患者：高钾血症常常与肾功能不全相关，因此如果患者被诊断为肾功能不全，可能需要转诊，由肾脏专科医生进行进一步评估和治疗。

（2）心律失常患者：高钾血症可能导致心律失常，如果患者出现心脏相关症状，如心动过缓、房室传导阻滞等，可能需要转诊，由心脏专科医生进行评估和治疗。

（3）其他原发病患者：高钾血症可能是其他疾病的表现，如糖尿病、甲状腺功能亢进等。如果患者的高钾血症与其他疾病有关，可能需要转诊，由相应的专科医生进行治疗。

2. 高钾血症患者及其家属需要注意的事项

（1）饮食调整：避免摄入高钾食物，如香蕉、橙子、土豆等；同时增加低钾食物的摄入，如苹果、葡萄、白菜等。

（2）定期监测血钾浓度：如果您已经被诊断为高钾血症或有高钾血症的风险因素，建议定期进行血液检查以监测血钾浓度。

（3）注意药物使用：某些药物可能会导致高钾血症，如利尿剂、血管紧张素转换酶抑制剂等。在使用这些药物时，应遵循医生的建议并注意监测血钾浓度。

（4）避免过度运动和剧烈活动：过度运动和剧烈活动可能导致肌肉分解释放出大量钾离子，从而增加血钾浓度。因此，在高钾血症发作期间或治疗期间，应避免过度运动和剧烈活动。

避免剧烈运动

（5）注意其他疾病的治疗：如果高钾血症是由其他疾病引起的，如糖尿病、肾功能不全等，需要及时治疗原发病，以减少对高钾血症的影响。

需要注意的是，以上仅是一些常见的注意事项，具体的注意事项可能因个体差异和病情而异。如果您有任何疑问或需要进一步的建议，请咨询专业医生。

第六节　低钾血症

一、定义

低钾血症是指血清钾浓度低于正常范围，通常被定义为血清钾浓度小于 3.5 mmol/L。正常血清钾浓度范围为 3.5~5.5 mmol/L。

二、分类

根据血钾浓度，低钾血症可分为轻度（3.0~3.4 mmol/L）、中度（2.5~2.9 mmol/L）和重度（<2.5 mmol/L）。

三、临床表现

低钾血症可能会导致多种症状和并发症，以下是一些常见的临床表现。

（1）肌肉无力和疲劳：低钾血症可能导致肌肉无力、抽筋、肌肉痉挛和疲劳。这是因为钾离子对神经和肌肉细胞的正常功能至关重要。

（2）心律失常：低钾血症可能导致心律失常，如心动过速、心动过缓、心室颤动等。这是因为钾离子对心脏电生理活动具有重要作用。

（3）消化系统症状：低钾血症可能导致恶心、呕吐、便秘和腹胀等消化系统症状。

（4）神经系统症状：低钾血症可能导致头痛、注意力不集中、记忆力减退、抑郁和焦虑等神经系统症状。

（5）肾脏功能障碍：长期低钾血症可能导致肾脏功能受损，如肾小管酸中毒、尿频、尿急等。

（6）骨骼疾病：低钾血症可能导致骨密度降低，增加骨折的风险。

（7）血压异常：低钾血症可能导致血压升高或降低。

（8）代谢性碱中毒：钾离子与氢离子交换，可能导致代谢性碱中毒。

需要注意的是，低钾血症的症状可能因个体差异而异，严重程度也可能不同。

四、诊断

低钾血症的诊断通常包括以下几个方面。

1. 病史和体格检查

医生会询问您的病史，了解您是否有可能导致低钾血症的疾病或药物使用情况。此外，医生还会进行体格检查，观察您的肌肉力量、心率等指标。

2. 血钾浓度检测

血液中钾离子浓度是诊断低钾血症的关键指标。正常血钾浓度范围为 3.5 ~ 5.5 mmol/L。如果血钾浓度低于 3.5 mmol/L，则可能被诊断为低钾血症。

3. 尿液钾浓度检测

尿液中的钾离子排放量可以帮助评估肾脏对钾的处理能力。正常情况下，尿液中的钾离子排放量应该与血液中的钾离子浓度相匹配。如果尿液中的钾离子排放量异常，可能提示肾脏功能受损或有其他潜在问题。

4. 心电图（ECG）

低钾血症可能导致心律失常，因此心电图检查可以帮助评估心脏功能和排除其他心脏问题。

5. 其他实验室检查

根据患者的具体情况，医生可能还会进行其他实验室检查，如肾功能检查、血糖检查等，以确定低钾血症的原因和并发症。

需要注意的是,低钾血症的症状可能与其他疾病相似,因此确诊需要综合考虑病史、体格检查和实验室检查结果。

五、治疗

低钾血症的治疗方案取决于病因、严重程度和患者的个体差异,以下是一些常见的治疗方法。

(1)补充钾离子:口服或静脉注射钾离子是治疗低钾血症的主要方法。根据患者的具体情况,医生会选择合适的剂量和途径。在补充钾离子的过程中,需要密切监测血钾浓度,以避免过量补充导致高钾血症。

(2)调整药物:如果低钾血症是由药物引起的,医生可能会调整药物剂量或更换为其他药物。例如,利尿剂可能导致钾离子丢失,因此可能需要减少利尿剂的剂量或更换为钾保留性利尿剂。

(3)治疗潜在疾病:低钾血症可能是其他疾病的症状或并发症,如肾病、糖尿病、甲状腺功能减退等。针对这些潜在疾病的治疗有助于改善低钾血症。

(4)预防措施:对于容易发生低钾血症的患者,如长期使用利尿剂的患者,可以采取预防措施,如定期检查血钾浓度、适当补充钾离子等。

需要注意的是,低钾血症的治疗需要在医生的指导下进行,以确保安全有效。如果您怀疑自己患有低钾血症,请及时就诊并接受专业医生的检查和治疗。

六、转诊及注意事项

低钾血症是一种常见的电解质紊乱,如果患者在社区医疗机构无法得到有效的治疗或需要进一步的检查和治疗,可以考虑进行转诊,以下是一些可能需要进行社区转诊的情况。

(1)无法确定低钾血症的原因:如果患者的低钾血症原因不明确,可能需要转诊至专科医院行进一步的检查和评估。

(2)需要调整药物治疗:如果患者的低钾血症是由药物引起的,可能需要转诊至专科医院进行药物调整和管理。

(3)需要进行肾功能评估:低钾血症可能与肾脏功能异常有关,因此需要进行肾功能评估。

(4)需要进行心电图监测:低钾血症可能导致心律失常,因此需要进行心电图监测以评估心脏功能。

(5)需要进行营养咨询:低钾血症可能与饮食习惯有关,因此需要进行营养咨询以改善饮食结构和增加富含钾的食物摄入。

在进行社区转诊时,建议携带相关的病历、检查报告和药物清单等资料,以便专科医生更好地了解患者的病情和治疗历史;同时,遵循医生的建议进行治疗和管理,定期复诊以监测病情的变化。

需要对低钾血症引起足够的重视。以下是一些低钾血症患者需要注意的事项。

(1)饮食调整：增加富含钾的食物摄入可以帮助提高血钾浓度。富含钾的食物包括香蕉、橙子、土豆、菠菜、杏仁等。然而，在某些情况下，如肾功能不全或严重心律失常时，过多摄入钾可能对患者不利，因此需要在医生指导下进行饮食调整。

(2)避免使用利尿剂：利尿剂可能导致钾离子丢失，因此低钾血症患者应避免使用利尿剂或在医生指导下使用。

(3)注意药物相互作用：某些药物可能与补充钾离子的药物相互作用，影响其吸收和利用。在使用其他药物时，应告知医生自己正在接受钾离子补充治疗。

(4)定期检查血钾浓度：低钾血症患者需要定期检查血钾浓度，以监测病情的变化和治疗效果。

(5)注意心脏健康：低钾血症可能导致心律失常，因此需要注意心脏健康，避免过度劳累和情绪激动。

(6)遵循医生的治疗建议：低钾血症的治疗需要在医生的指导下进行，遵循医生的建议进行治疗和管理。

(7)注意并发症：低钾血症可能导致多种并发症，如肌肉无力、呼吸困难、消化系统问题等。如果出现相关症状，应及时就医。

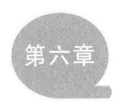

第六章

免疫系统危重症

第一节　大动脉炎

一、定义

大动脉炎又称高安病，是一种慢性、进行性的大动脉炎症性疾病。该疾病主要累及主动脉及其主要分支，如颈动脉、锁骨下动脉、肾动脉等，导致血管狭窄、闭塞和缺血等症状。

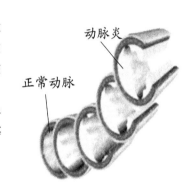

大动脉炎的病因目前尚不清楚，可能与免疫系统异常有关。该疾病多见于亚洲地区，尤其是日本和中国等地。患者多为年轻女性，但男性和儿童也可患该病。

二、分类

大动脉炎根据受累部位和临床表现的不同，可以分为以下几种类型。

（1）原发性大动脉炎：指病变仅局限于主动脉及其主要分支的炎症性疾病。该类型又可分为典型原发性大动脉炎和不典型原发性大动脉炎两种亚型。

（2）继发性大动脉炎：指由其他疾病引起的大动脉炎症，如结缔组织病、感染等。

（3）儿童型大动脉炎：指发病年龄在 16 岁以下的青少年患者。该类型通常表现为多发性血管炎，可累及多个器官系统。

（4）无症状型大动脉炎：指患者没有明显的临床症状，但通过影像学检查发现有血管狭窄或闭塞等异常情况。

（5）混合型大动脉炎：指同时存在多种类型的大动脉炎病变，如原发性和继发性大动脉炎的混合型。

三、临床表现

大动脉炎的临床表现因受累部位不同而异，常见症状如下。

(1)颈部或上肢疼痛、麻木或无力感。

(2)头痛、眩晕或视力模糊。

(3)高血压。

(4)腹部疼痛、恶心、呕吐等消化系统症状。

(5)下肢间歇性跛行等运动系统症状。

此外，大动脉炎还可能引起其他器官系统的受累，如心脏、肾脏、肺部等，导致相应的症状和体征。例如，心脏受累可表现为心绞痛、心肌梗死等；肾脏受累可导致肾功能不全、蛋白尿等；肺部受累可出现咳嗽、呼吸困难等症状。

需要注意的是，大动脉炎的症状和体征可能不明显或发展缓慢，有些患者甚至在病情进展到晚期才出现明显的症状。

四、诊断

大动脉炎的诊断需要综合考虑患者的临床表现、影像学检查和实验室检查等多方面的信息，常用的诊断方法如下。

(1)影像学检查：超声、CT、MRI等影像学检查可以帮助医生观察血管的狭窄、闭塞和炎症等情况，对大动脉炎的诊断具有重要意义。

(2)血液检查：血液检查可以检测炎症指标、免疫球蛋白、自身抗体等，有助于确定是否存在免疫系统异常。

(3)血管造影：血管造影是一种介入性检查方法，通过注射造影剂来观察血管的情况，可以明确病变部位和程度。

(4)活检：在一些疑难病例中，可能需要进行组织活检以确定病变的性质和病因。

需要注意的是，大动脉炎的诊断比较困难，因为其症状和体征不典型，且与其他疾病的表现相似。因此，对于有高血压、血管狭窄或闭塞等情况的患者，应定期进行相关检查以早期发现和治疗大动脉炎。

五、治疗

大动脉炎的治疗方法包括药物治疗和手术治疗两种。

1.药物治疗

药物治疗是大动脉炎的主要治疗方法，旨在控制炎症反应、改善血管狭窄和预防并发症。大动脉炎常用的药物包括以下几种。

(1)糖皮质激素：如泼尼松等，可抑制免疫系统反应，减轻炎症症状。

(2)免疫抑制剂：如环磷酰胺、甲氨蝶呤等，可抑制免疫系统的异常反应，减轻炎症症状。

（3）生物制剂：如 TNF-α 抑制剂、IL-6 受体拮抗剂等，可针对特定的免疫分子进行干预，减轻炎症症状。

2. 手术治疗

对于病情严重或药物治疗无效的患者，可能需要进行手术治疗。手术的目的是扩张狭窄的血管、修复血管壁缺损或移植健康的血管等。大动脉炎常见的手术方法如下。

（1）血管成形术：通过导管将气囊或支架置入狭窄的血管，扩张血管并恢复血流通畅。

（2）血管搭桥术：将健康的血管移植到狭窄的血管上，绕过病变部位，恢复血流通畅。

（3）血管重建术：将病变的血管切除并用健康的血管代替，恢复血流通畅。

六、转诊及注意事项

大动脉炎是一种需要长期治疗和管理的慢性疾病。社区转诊的目的是确保患者能够得到更全面、专业的医疗服务，提高治疗效果和生活质量。

1. 社区转诊时需要考虑的事项

（1）选择合适的医疗机构：根据患者的病情和治疗需求，选择具有相关专业技术和设备的医疗机构，如心血管专科医院或大型综合医院等。

（2）提供详细的病历资料：在转诊前，应向接诊医生提供详细的病历资料，包括病史、检查结果、用药情况等，以便医生更好地了解患者的病情和治疗历史。

（3）协调好医疗资源：在转诊过程中，需要协调好医疗资源，确保患者能够及时得到所需的检查和治疗服务。

（4）做好随访工作：在转诊后，应及时与接诊医生联系，了解患者的病情变化和治疗效果，并根据需要进行调整和指导。

2. 大动脉炎患者及其家属应注意的事项

（1）定期复诊：患者应按照医生的建议定期进行复诊，以便及时调整治疗方案和监测病情变化。

（2）注意药物不良反应：药物治疗可能会引起一些不良反应，如免疫抑制剂可能导致感染风险增加，糖皮质激素可能导致骨质疏松等。患者应注意观察身体反应，并及时向医生报告。

（3）保持良好的生活习惯：患者应保持健康的生活习惯，包括合理饮食、适量运动、避免吸烟和饮酒等。

（4）注意保暖：寒冷天气容易引起血管收缩，加重病情。患者应注意保暖，避免受凉。

（5）避免紧张和压力：紧张和压力可能会导致血压升高，加重病情。患者应尽量避免紧张和压力，保持心情愉悦。

（6）注意并发症的预防：大动脉炎容易引起多种并发症，如高血压、心脏病、肾脏病等。患者应注意预防并发症，积极控制相关危险因素。

第二节 系统性红斑狼疮

一、定义

系统性红斑狼疮(systemic lupus erythematosus，SLE)是一种慢性自身免疫性疾病，主要影响皮肤、关节、肾脏、心脏、肺和神经系统等多个器官。它是由机体免疫系统异常激活，产生大量自身抗体攻击自身组织和细胞，导致的炎症反应和组织损伤。

系统性红斑狼疮的病因尚不清楚，可能与遗传、环境因素、激素水平等多种因素有关。该病多见于女性，尤其是生育年龄的女性。临床表现多种多样，包括疲劳、发热、关节痛、皮疹、口腔溃疡等。如果不及时治疗，系统性红斑狼疮可能会导致严重的并发症，如肾功能衰竭、心血管疾病等。

二、分类

系统性红斑狼疮可以根据不同的标准进行分类，以下是常见的几种分类方法。

(1)美国风湿病学会(ACR)分类标准：该标准将系统性红斑狼疮分为 11 种类别，包括蝶形红斑、盘状红斑、口腔溃疡、关节炎、肾脏病变、神经系统病变、血液学异常、免疫学异常、抗核抗体阳性等。

(2)欧洲风湿病学会(EULAR)分类标准：该标准将 SLE 分为 4 种类别，包括蝶形红斑、盘状红斑、光敏感和口腔溃疡。

(3)ISN/RPS 分类标准：该标准将系统性红斑狼疮分为 17 种类别，包括皮肤病变、关节病变、肾脏病变、神经系统病变、心血管病变、肺病变、血液学异常、免疫学异常等。

(4)世界卫生组织(WHO)分类标准：该标准将系统性红斑狼疮分为 5 种类别，包括蝶形红斑、盘状红斑、口腔溃疡、关节炎和肾脏病变。

这些分类标准都有其优缺点，医生会根据患者的具体情况选择合适的分类方法来诊断和治疗系统性红斑狼疮。

三、临床表现

系统性红斑狼疮的临床表现多种多样，可能涉及多个器官和系统，以下是常见的临床表现。

(1)皮肤病变：蝶形红斑、盘状红斑、光敏性皮疹等。

(2)关节痛和关节炎：多发性关节炎、关节肿胀、关节疼痛等。

(3)肾脏病变：肾炎、蛋白尿、血尿等。

(4)心血管病变：心包炎、心肌炎、动脉硬化等。

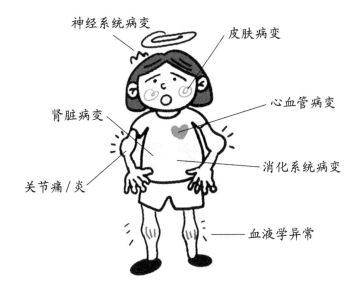

（5）肺病变：肺炎、胸膜炎、肺纤维化等。

（6）神经系统病变：头痛、癫痫、脑卒中、认知障碍等。

（7）消化系统病变：腹痛、腹泻、恶心呕吐等。

（8）血液学异常：贫血、白细胞减少、血小板减少等。

（9）其他表现：疲劳、发热、淋巴结肿大等。

需要注意的是，系统性红斑狼疮的临床表现因人而异，有些患者可能只表现出轻微的症状，而有些患者则可能出现严重的并发症。因此，如果出现上述症状，应及时就医进行诊断和治疗。

四、诊断

系统性红斑狼疮的诊断需要综合考虑患者的临床表现、实验室检查和组织学检查等多方面的信息，以下是常用的诊断方法。

（1）ACR 分类标准将系统性红斑狼疮分为 11 种类别，如果患者符合其中 4 项或以上，则可能被诊断为系统性红斑狼疮。

（2）EULAR 分类标准将系统性红斑狼疮分为 4 种类别，如果患者符合其中 3 项或以上，则可能被诊断为系统性红斑狼疮。

（3）ISN/RPS 分类标准将系统性红斑狼疮分为 17 种类别，如果患者符合其中 4 项或以上，则可能被诊断为系统性红斑狼疮。

（4）实验室检查：包括抗核抗体（ANA）、双链 DNA 抗体（dsDNA）、补体 C3 和 C4 等指标的检测。系统性红斑狼疮患者的这些指标常常异常升高或降低。

（5）组织学检查：包括皮肤活检、肾脏活检等。这些检查可以帮助确定病变的类型和程度。

需要注意的是，系统性红斑狼疮的诊断是一项复杂的任务，需要排除其他疾病的可能性。因此，如果怀疑自己患有系统性红斑狼疮，应及时就医进行诊断和治疗。

五、治疗

系统性红斑狼疮的治疗方法因患者病情和症状的不同而异，一般包括以下几个方面。

(1)药物治疗：常用的药物包括非甾体抗炎药、类固醇、免疫抑制剂等。其中，类固醇是治疗系统性红斑狼疮的主要药物之一，可以缓解炎症反应和控制免疫系统的异常激活。免疫抑制剂可以抑制免疫系统的活性，减少自身抗体的产生。其他药物还包括抗疟药、抗凝血药等。

(2)生活方式调整：保持良好的生活习惯，如规律作息、合理饮食、适量运动等，有助于改善患者的身体状况和减轻症状。

(3)心理支持：系统性红斑狼疮是一种慢性疾病，对患者的身心健康都会产生影响。因此，提供心理支持和帮助患者应对疾病是非常重要的。

(4)手术治疗：对于某些严重的并发症，如肾脏病变、心脏瓣膜病变等，可能需要进行手术治疗。

需要注意的是，系统性红斑狼疮的治疗是一个长期的过程，需要患者和医生密切合作，根据病情的变化及时调整治疗方案。同时，患者应该积极配合治疗，遵医嘱，定期复诊，以便及时发现并处理可能出现的问题。

六、转诊及注意事项

系统性红斑狼疮是一种慢性自身免疫性疾病，需要长期的治疗和管理。如果患者在社区医疗机构就诊后，需要进一步的检查和治疗，可以考虑进行社区转诊。在系统性红斑狼疮患者中，社区转诊通常是为了寻求更专业的医疗服务或获得更好的治疗效果。

1. 系统性红斑狼疮社区转诊的具体流程

(1)患者向社区医疗机构提出转诊申请，并提供相关的病历资料和检查报告。

(2)社区医疗机构对患者的病情进行评估，并根据需要推荐合适的专科医院或医生。

(3)患者与专科医院或医生联系，了解转诊的具体要求和注意事项。

(4)患者前往专科医院或医生处接受进一步的诊疗服务。

需要注意的是，社区转诊需要遵守相关的规定和程序，确保患者的权益和安全。同时，患者应该积极配合医生的治疗和管理，定期复诊，以便及时发现并处理可能出现的问题。

2. 系统性红斑狼疮治疗和康复的注意事项

(1)定期复诊：系统性红斑狼疮患者需要定期到医院进行复诊，以便及时发现并处理可能出现的问题。

(2)避免阳光暴晒：系统性红斑狼疮患者对阳光敏感，容易引发皮肤病变和关节疼痛等症状，应避免在阳光强烈的时候外出，尽量穿长袖衣服、戴帽子和太阳镜等。

（3）注意饮食：系统性红斑狼疮患者应注意饮食健康，避免食用刺激性食物和过多的油腻食物；同时，应保证足够的营养摄入，以维持身体健康。

（4）合理运动：适当的运动可以增强身体免疫力和体质，但要避免过度疲劳和剧烈运动，建议选择适合自己的轻体力运动方式，如散步、瑜伽等。

（5）注意药物使用：系统性红斑狼疮患者需要长期服用药物来控制病情，但要注意遵医嘱用药，不要随意更改剂量或停药；同时，要注意药物不良反应，如出现不适应及时告知医生。

（6）积极治疗心理问题：系统性红斑狼疮患者常常伴随着焦虑、抑郁等心理问题，应积极寻求心理咨询和支持，保持良好的心态和心理健康。

第三节　类风湿关节炎

一、定义

类风湿关节炎（rheumatoid arthritis，RA）是一种慢性、自身免疫性疾病，主要表现为关节疼痛、肿胀和功能障碍。它通常会影响多个关节，尤其是手、腕、脚和膝盖等小关节。类风湿关节炎的病因目前尚不清楚，但研究认为，遗传因素、环境因素和免疫系统异常等因素可能与其发病有关。类风湿关节炎患者的免疫系统会攻击自身的关节组织，导致炎症反应和关节损伤。

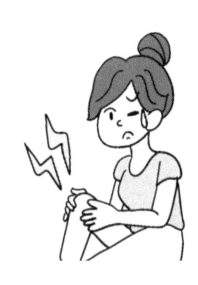

二、分类

类风湿关节炎可以根据不同的分类标准进行分类，以下是常用的几种分类方法。

（1）根据病程分类：根据病程的不同，可以将类风湿关节炎分为早期、中期和晚期。早期类风湿关节炎通常表现为关节疼痛和肿胀，中期类风湿关节炎可能出现关节畸形和功能障碍，晚期类风湿关节炎则可能导致严重的关节破坏和残疾。

（2）根据临床表现分类：根据临床表现的不同，可以将类风湿关节炎分为典型类风湿关节炎和非典型类风湿关节炎。典型类风湿关节炎通常表现为对称性多关节炎，而非典型类风湿关节炎则可能表现为单关节炎、脊柱炎等不同类型的关节炎。

（3）根据血清学指标分类：根据血清学指标的不同，可以将类风湿关节炎分为 IgM 型、IgG 型和混合型。其中，IgM 型类风湿关节炎通常表现为急性发作的关节炎，IgG 型类风湿关节炎则可能表现为慢性进展的关节炎。

（4）根据影像学表现分类：根据影像学表现的不同，可以将类风湿关节炎分为早期、中期和晚期。早期类风湿关节炎通常表现为关节软组织肿胀和骨质疏松，中期类风湿关节炎可能出现关节畸形和骨质破坏，晚期类风湿关节炎则可能导致严重的关节破坏和残疾。

三、临床表现

类风湿关节炎的临床表现如下。

（1）关节疼痛和肿胀：类风湿关节炎最常见的症状是关节疼痛和肿胀，通常在早晨或长时间静止后加重。

（2）关节僵硬：类风湿关节炎患者常常感到关节僵硬，特别是在早晨或长时间静止后。

（3）运动障碍：由于关节疼痛和肿胀，类风湿关节炎患者的运动能力受到限制，可能会出现步态异常、手指变形等症状。

（4）其他症状：类风湿关节炎还可能伴随疲劳、发热、食欲不振、体重下降等全身症状。

四、诊断

类风湿关节炎的诊断需要综合考虑患者的临床表现、实验室检查和影像学检查等多方面的信息。其常用的诊断标准包括美国风湿病学会（ACR）和欧洲风湿病学会（EULAR）制定的标准，以下是常用的诊断方法。

（1）临床表现：类风湿关节炎患者通常表现为对称性多关节炎，尤其是手、腕、脚和膝盖等小关节。疼痛、肿胀和僵硬等症状常常在早晨或长时间静止后加重。

（2）实验室检查：类风湿关节炎患者的血液中常常出现一些特殊的标志物，如类风湿因子（RF）、抗环瓜氨酸肽抗体（anti-CCP）等；此外，血沉和C反应蛋白等炎症指标也可能升高。

（3）影像学检查：X线、超声检查、MRI等影像学检查可以帮助医生观察关节的炎症、骨质疏松和畸形等情况。

（4）诊断标准：根据美国风湿病学会（ACR）和欧洲风湿病学会（EULAR）制定的标准，可以对类风湿关节炎进行诊断。这些标准包括关节受累数目、血清学指标、影像学表现等多个方面。

需要注意的是，类风湿关节炎的诊断是一项复杂的工作，需要排除其他可能引起关节炎的疾病，如骨关节炎、强直性脊柱炎等。因此，如果怀疑自己患有类风湿关节炎，应及时就诊并接受专业医生的诊断和治疗。

五、治疗

类风湿关节炎是一种慢性、自身免疫性疾病，目前尚无根治方法，但可通过综合治疗缓解症状、减轻疼痛和改善关节功能，以下是常用的治疗方法。

（1）药物治疗：包括非甾体抗炎药（NSAIDs）、糖皮质激素、疾病修饰抗风湿药（DMARDs）和生物制剂等。这些药物可以缓解炎症反应、减轻疼痛和改善关节功能。

（2）物理治疗：包括热敷、冷敷、按摩、理疗和运动疗法等。这些方法可以缓解肌肉紧张、促进血液循环和增强关节灵活性。

（3）手术治疗：对于严重的关节破坏和功能障碍患者，可能需要进行手术治疗，如关节置换术或关节镜手术等。

（4）生活方式调整：保持适当的体重、均衡的饮食、规律的运动和充足的休息等，可以帮助缓解症状和提高生活质量。

需要注意的是，类风湿关节炎的治疗应根据患者的具体情况制定个性化的治疗方案。同时，患者应积极配合医生的治疗和管理，定期复诊，以便及时发现并处理可能出现的问题。

六、转诊及注意事项

类风湿关节炎是一种慢性、自身免疫性疾病，需要长期的治疗和管理。如果患者在社区医疗机构就诊后，还需要进一步的检查和治疗，可以考虑进行社区转诊。在进行社区转诊时，需要提供患者的病历资料、检查报告和诊断证明等信息，以便接收医疗机构了解患者的病情和治疗情况。

社区转诊的好处是可以避免患者频繁地往返于不同医疗机构之间，减少了时间和精力的浪费。同时，社区医疗机构可以更好地协调和管理患者的治疗计划，提高治疗效果和生活质量。需要注意的是，社区转诊需要遵循一定的程序和规定。患者应提前与接收医疗机构联系，了解转诊的具体要求和流程。同时，患者应积极配合医生的治疗和管理，定期复诊，以便及时发现并处理可能出现的问题。

以下是类风湿关节炎患者的一些注意事项。

（1）定期复诊：患者应按照医生的要求定期复诊，以便及时调整治疗方案和监测病情变化。

（2）注意药物不良反应：类风湿关节炎患者常常需要长期服用药物，如 NSAIDs、糖皮质激素、DMARDs 等。这些药物可能会带来一些不良反应，如胃肠道不适、肝肾功能损害等。患者应注意观察自己的身体反应，并及时向医生报告。

（3）保持适当的体重：肥胖会增加关节的负担，加重疼痛和炎症反应。因此，患者应注意保持适当的体重，避免过度肥胖。

（4）均衡饮食：合理的饮食可以提供足够的营养和能量，帮助患者维持身体健康。建议患者多食用蔬菜水果、粗粮杂粮、低脂肪乳制品等健康食品。

（5）适度运动：适度的运动可以帮助增强肌肉力量、改善关节灵活性和减轻疼痛。但是，患者应根据自己的情况选择适合自己的运动方式和强度，避免过度运动导致关节损伤。

（6）避免疲劳和压力：疲劳和压力会影响免疫系统的功能，加重炎症反应和疼痛。因此，患者应注意休息和放松，避免过度劳累和精神紧张。

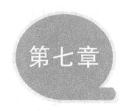

第七章

神经系统危重症

第一节 癫痫

一、定义

癫痫是一种神经系统疾病，其特征是反复的癫痫发作。癫痫发作是大脑神经元异常放电引起的短暂脑功能障碍所致。这种异常放电可能是由遗传因素、脑部损伤、感染、代谢异常等多种原因引起的。癫痫是一种常见的神经系统疾病，全球约有5000万人患有癫痫。虽然目前无法治愈癫痫，但通过药物治疗和其他治疗方法，可以有效地控制癫痫发作，提高患者的生活质量。

癫痫发作的症状和表现因人而异，可能包括突然失去意识、肢体抽搐、口吐白沫、眼球转动等。在某些情况下，患者可能会有头痛、恶心、呕吐等不适症状。

二、分类

癫痫可以根据不同的标准进行分类，以下是常见的几种分类方法。

（1）根据发作类型分类：根据癫痫发作的类型，可以将癫痫分为部分性发作和全面性发作两种。部分性发作是指仅涉及大脑的一部分区域，患者可能会出现局部肢体抽搐、感觉异常等症状；全面性发作则是指涉及整个大脑，患者可能会出现失去意识、全身抽搐等症状。

（2）根据病因分类：根据癫痫的病因，可以将癫痫分为遗传性癫痫和获得性癫痫两种。遗传性癫痫是由基因突变引起的，通常在儿童或青少年时期发病；获得性癫痫则是由其他因素引起的，如脑部损伤、感染、代谢异常等。

（3）根据临床表现分类：根据癫痫的临床表现，可以将癫痫分为典型癫痫和非典型癫痫两种。典型癫痫的发作形式比较固定，如失神发作、肌阵挛发作等；非典型癫痫的发作形式则比较多样化，可能包括视觉、听觉、嗅觉等多种感觉异常。

(4)根据治疗反应分类：根据药物对癫痫的治疗效果，可以将癫痫分为药物敏感型和药物难治型两种。药物敏感型癫痫对药物治疗反应良好，可以被有效控制；药物难治型癫痫则对药物治疗反应较差，需要采用其他治疗方法进行治疗。

三、临床表现

癫痫的临床表现因人而异，以下是常见的几种表现。

(1)部分性发作：部分性发作是指仅涉及大脑的一部分区域，患者可能会出现局部肢体抽搐、感觉异常等症状，如手臂或腿部的抽搐、口唇周围的麻木感等。

(2)全面性发作：全面性发作是指涉及整个大脑，患者可能会出现失去意识、全身抽搐等症状，如突然倒地、四肢抽搐、口吐白沫等。

(3)失神发作：失神发作是一种非惊厥性的癫痫发作，患者通常会突然停止活动，呆立不动，持续数秒至数十秒不等。在发作期间，患者没有丧失意识，也不会出现肢体抽搐等症状。

(4)肌阵挛发作：肌阵挛发作是一种表现为肌肉短暂收缩的癫痫发作，患者可能会出现短暂的肌肉收缩或痉挛，如手指或脚趾的微小抽动。

(5)视觉、听觉、嗅觉异常：有些癫痫患者在发作前会出现视觉、听觉、嗅觉等感觉异常，如看到闪光、听到奇怪的声音、闻到奇怪的气味等。

需要注意的是，癫痫的临床表现因人而异，不同类型的癫痫可能表现出不同的症状。如果怀疑自己或他人患有癫痫，应及时就医进行诊断和治疗。

四、诊断

癫痫的诊断通常需要进行以下几个步骤。

(1)病史询问：医生会询问患者的病史，包括发作的频率、持续时间、症状表现等。医生还会询问患者的家族史和既往病史，以了解是否有遗传因素或其他疾病的影响。

(2)体格检查：医生会对患者进行全面的体格检查，包括神经系统检查、心肺功能检查等，以排除其他可能引起类似症状的疾病。

(3)脑电图(EEG)检查：脑电图是一种记录大脑电活动的检查方法，可以帮助医生确定是否存在异常放电。在癫痫发作期间或发作后进行脑电图检查，可以提高诊断的准确性。

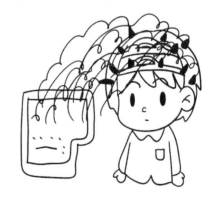

(4)其他辅助检查：根据具体情况，医生可能会进行其他辅助检查，如头部 CT 或 MRI 扫描、血液生化检查等，以进一步明确病因和诊断。

需要注意的是，癫痫的诊断需要综合考虑患者的临床表现、病史和各种检查结果，因此建议患者在就医时提供详细的病史信息，并配合医生进行各项检查。

五、治疗

癫痫的治疗方法主要包括药物治疗、手术治疗和其他辅助治疗。

（1）药物治疗：目前，药物治疗是控制癫痫发作最常用的方法。医生会根据患者的具体情况，选择适合的抗癫痫药物进行治疗。常用的抗癫痫药物包括苯妥英钠、卡马西平、丙戊酸钠等。需要注意的是，药物治疗需要长期坚持，同时要注意药物的剂量和不良反应。

（2）手术治疗：对于一些难以控制病情的癫痫患者，手术治疗可能是一种有效的选择。手术治疗通常包括切除病灶、神经刺激术等方法。手术治疗需要在专业医生的指导下进行，手术前需要进行全面的评估和检查。

（3）其他辅助治疗：除了药物治疗和手术治疗外，还有一些其他的辅助治疗方法可以帮助控制癫痫发作，如针灸、按摩、瑜伽等。这些方法可以缓解症状，提高生活质量。

需要注意的是，癫痫的治疗需要根据患者的具体情况制定个体化的治疗方案，同时需要长期坚持治疗。如果患者出现药物不良反应或治疗效果不佳等情况，应及时就医调整治疗方案。

六、转诊及注意事项

癫痫社区转诊是指将患者从社区医疗机构转诊到更高级别的医疗机构行进一步的诊断和治疗。

1. 癫痫社区转诊的常见情况

（1）病情复杂或难以控制：如果患者的癫痫病情比较复杂，或者经过一段时间的治疗后仍然无法得到有效控制，可能需要转诊到更高级别的医疗机构行进一步的诊断和治疗。

（2）需要特殊检查或治疗：有些患者可能需要进行特殊的检查或治疗，如脑电图监测、磁共振成像（MRI）等，社区医疗机构可能无法提供这些检查和治疗，需要转诊到更高级别的医疗机构。

（3）需要多学科协作治疗：癫痫是一种复杂的疾病，需要多学科协作进行治疗。如果患者的病情需要多个专业医生共同参与治疗，可能需要转诊到更高级别的医疗机构。

（4）需要手术治疗：如果患者的病情需要手术治疗，可能需要转诊到更高级别的医疗机构进行手术治疗。

需要注意的是，癫痫社区转诊需要遵循一定的程序和规定。患者可以向所在社区医疗机构的医生咨询相关事宜，并按照医生的建议进行转诊。同时，患者在转诊前应准备好相关的病历资料和检查报告，以便新的医生更好地了解患者的病情。

2. 癫痫患者需要注意的事项

（1）定期服药：癫痫患者需要长期服用抗癫痫药物，按照医生的建议定时定量服药。如果出现药物不良反应或治疗效果不佳等情况，应及时就医调整治疗方案。

（2）避免过度疲劳和精神紧张：过度疲劳和精神紧张可能会使癫痫发作，因此患者需要注意休息和放松，避免过度劳累和情绪波动。

（3）避免饮酒和吸烟：饮酒和吸烟可能会影响药物的疗效，增加癫痫发作的风险，因此患者需要避免饮酒和吸烟。

（4）注意安全：癫痫发作时可能会导致意识丧失、肢体抽搐等症状，容易造成意外伤害。因此，患者需要注意安全，避免在高处、水中等危险场所单独活动。

（5）规律生活：保持规律的生活作息，有助于维持身体健康和稳定情绪，减少癫痫发作的风险。

（6）密切关注病情变化：患者需要密切关注自己的病情变化，如发作频率、持续时间、症状表现等，及时向医生汇报并接受治疗。

需要注意的是，以上建议仅供参考，具体的注意事项应根据患者的具体情况和医生的建议进行制定。

第二节　中枢神经系统感染

一、定义

中枢神经系统感染（central nervous system infection，CNSI）是指病原体侵入脑脊液或中枢神经系统（包括大脑、脊髓和眼神经）引起的感染性疾病。常见的病原体包括细菌、病毒、真菌和寄生虫等。中枢神经系统感染可分为脑膜炎、脑炎、脑脓肿等多种类型，临床表现各异，但通常包括头痛、发热、意识障碍、抽搐等症状。中枢性神经系统感染是一种严重的疾病，如果不及时治疗，可能会导致严重的后果，如残疾、死亡等。

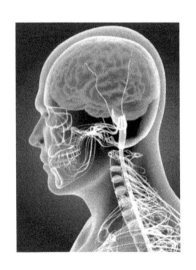

二、分类

中枢神经系统感染可以分为以下几种类型。

（1）脑膜炎：是指脑膜（包括软脑膜、蛛网膜和硬脑膜）的炎症。常见的病原体包括细菌、病毒和真菌等。脑膜炎的症状包括头痛、发热、恶心、呕吐、颈部僵硬等。

（2）脑炎：是指脑组织的炎症。常见的病原体包括病毒、细菌和真菌等。脑炎的症状包括头痛、发热、意识障碍、抽搐等。

（3）脑脓肿：是指脑组织内的脓肿形成。常见的病原体包括细菌和真菌等。脑脓肿的症状包括头痛、发热、意识障碍、局部神经功能障碍等。

（4）脊髓炎：是指脊髓的炎症。常见的病原体包括病毒和细菌等。脊髓炎的症状包括肢体无力、感觉异常、尿失禁等。

(5)视神经炎：是指眼神经的炎症。常见的病原体包括病毒和细菌等。视神经炎的症状包括视力下降、视野缺损等。

三、临床表现

中枢神经系统感染的临床表现因病原体、感染部位和病情严重程度等因素的不同而异，但通常包括以下症状。

(1)头痛：是中枢神经系统感染的常见症状之一，可能是持续性的或间歇性的。

(2)发热：是中枢神经系统感染的常见症状之一，体温可能升高到38 ℃以上。

(3)意识障碍：包括嗜睡、昏迷等，严重时可能导致脑功能受损。

(4)抽搐：可能是由脑部炎症或损伤引起的。

(5)恶心、呕吐：可能是由脑膜炎或脑炎引起的。

(6)颈部僵硬：是脑膜炎的典型症状之一，也称为颈项强直。

(7)肢体无力或感觉异常：可能是由脊髓炎或脑炎引起的。

(8)视力下降或视野缺损：可能是视神经炎的症状之一。

四、诊断

中枢神经系统感染的诊断需要综合考虑患者的临床表现、病史和实验室检查结果等因素，常用的诊断方法如下。

(1)脑脊液检查：通过腰穿获取脑脊液样本，检查其中的细胞、蛋白质、糖等指标，以及进行细菌、病毒和真菌等微生物培养和检测。

(2)影像学检查：如头颅 CT 或 MRI 等，可以观察脑部结构是否异常，是否有脓肿或水肿等情况。

(3)血液检查：可以检测炎症指标、抗体水平等，帮助确定感染的类型和严重程度。

(4)神经电生理检查：如脑电图(EEG)和肌电图(EMG)等，可以评估神经系统的功能状态。

(5)其他特殊检查：如眼底检查、视觉诱发电位检查等，可以帮助确定视神经炎的程度和范围。

五、治疗

中枢神经系统感染的治疗方法主要包括药物治疗、支持治疗、手术治疗。

1. 药物治疗

根据病原体的不同，选择合适的抗生素、抗病毒药物或抗真菌药物进行治疗。例如，对于细菌性脑膜炎，通常使用第三代头孢菌素或氨苄西林等抗生素；对于病毒性脑炎，可以使用抗病毒药物如阿昔洛韦等。

2.支持治疗(包括对症治疗和支持性护理两个方面)

对症治疗可以缓解症状,如控制发热、止痛、抗抽搐等;支持性护理则是为了维持患者的生命体征稳定,如保持呼吸道通畅、维持水电解质平衡、营养支持等。

3.手术治疗

对于脑脓肿等情况,可能需要进行手术治疗。

需要注意的是,中枢神经系统感染是一种严重的疾病,如果不及时治疗,可能会导致严重的后果,如残疾、死亡等。因此,一旦出现相关症状,应及时就医并接受专业治疗。

六、转诊及注意事项

中枢神经系统感染是一种严重的疾病,需要及时就医并接受专业治疗。如果患者在社区医疗机构就诊后被诊断为中枢神经系统感染,可能需要转诊到更高级别的医疗机构进行治疗。

社区医疗机构通常可以进行初步的检查和诊断,但复杂的病例或需要特殊治疗的情况,则可能需要转诊到专科医院或大型综合医院进行治疗。在转诊过程中,社区医疗机构应该提供详细的病历资料和检查结果,以便接收医院更好地了解患者的病情和治疗需求。

同时,患者应该积极配合医生的治疗,按时服药、定期复诊,并注意个人卫生和预防措施,以减少感染的风险。

中枢神经系统感染需要患者和家属注意以下事项。

(1)定期复诊:患者在接受治疗期间需要定期到医院进行复诊,以便医生及时调整治疗方案。

(2)注意个人卫生:患者应注意个人卫生,勤洗手、保持室内通风等,以减少感染的风险。

(3)避免交叉感染:患者应避免与他人分享餐具、毛巾等个人用品,以免交叉感染。

(4)饮食调理:患者应注意饮食调理,多吃易消化、富含营养的食物,避免食用刺激性食物和饮料。

(5)注意休息:患者应注意休息,避免过度劳累和精神紧张,以有利于身体康复。

(6)注意药物不良反应:患者在接受药物治疗期间应注意药物的不良反应,如出现不适症状应及时告知医生。

(7)遵医嘱用药:患者应按医嘱正确使用药物,不要随意更改剂量或停药。

第三节 脑卒中

一、定义

脑卒中是指由脑血管破裂或阻塞导致的脑部供血不足,从而引起脑组织损伤和功能障碍的疾病。脑卒中是神经系统重症之一,也是导致成年人残疾和死亡的主要原因之一。

二、分类

脑卒中可以分为两种类型：缺血性脑卒中和出血性脑卒中。缺血性脑卒中是由脑血管阻塞导致的脑部供血不足，约占所有脑卒中病例的80%。出血性脑卒中是由脑血管破裂导致的脑内出血，约占所有脑卒中病例的20%。

三、临床表现

脑卒中的临床表现因患者和脑卒中类型而异，以下是一些常见的症状。

(1)突然出现的面部、手臂或腿部无力或麻木感，通常只出现在一侧。

(2)突然出现的言语困难或理解障碍。

(3)突然出现的视力问题，如模糊或失明。

(4)突然出现的头痛，可能伴随着恶心、呕吐和颈部僵硬。

(5)突然出现的平衡和协调问题，可能导致行走困难或摔倒。

(6)突然出现的意识丧失或昏迷。

这些症状可能会在几分钟内出现，也可能会在几小时内逐渐加重。如果出现上述任何一种症状，应立即就医。

四、诊断

脑卒中的诊断通常需要进行一系列的检查和测试。

(1)神经系统检查：医生会检查患者的神经系统功能，包括肢体运动、感觉、反射和平衡等方面。

(2)CT扫描或MRI：这些影像学检查可以显示脑部是否有出血或缺血区域。

(3)血液检查：医生可能会进行血液检查，以确定是否存在高血压、高胆固醇或其他可能导致脑卒中的风险因素。

(4)脑血管造影：这是一种通过注射对比剂来观察脑血管的影像学检查，可以帮助医生确定脑卒中的原因和类型。

(5)心电图(ECG)：这是一种检查心脏功能的简单而无创的方法，可以排除心脏病引起的脑卒中。

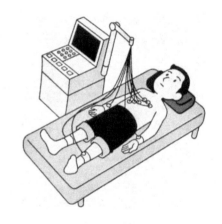

(6)其他检查：根据病情需要，医生还可能会进行其他检查，如颈动脉超声检查、脑脊液检查等。

五、治疗

脑卒中的治疗方案因患者和脑卒中类型而异，但以下是一些常见的治疗方法。

(1)急性期治疗：在脑卒中发生后的前三小时内，静脉注射组织型纤溶酶原激活剂(t-PA)可以溶解血栓，恢复脑部供血。其他药物如抗凝剂、抗血小板药物等也可以用于预防血栓形成。

(2)康复治疗：包括物理治疗、语言治疗、职业治疗等，旨在帮助患者恢复肢体功能、语言能力和日常生活能力。

(3)手术治疗：对于某些类型的脑卒中，如颅内动脉狭窄或颈动脉狭窄等，手术可能是必要的治疗方法。

(4)预防措施：控制高血压、高胆固醇、糖尿病等慢性疾病，戒烟戒酒，保持健康的生活方式，可以降低脑卒中的风险。

(5)对症治疗：根据患者的症状，可以使用药物来缓解疼痛、抽搐、抑郁等症状。

六、转诊及注意事项

脑卒中社区转诊是指将患者从社区医疗机构转诊到更高级别的医疗机构进行治疗，以下是一些常见的脑卒中社区转诊情况。

(1)急性期治疗：如果患者在社区医疗机构接受初步治疗后，需要进行更进一步的治疗，如静脉注射 t-PA 等，医生可能会建议将其转诊到更高级别的医疗机构。

(2)康复治疗：如果患者需要进行长期的康复治疗，但社区医疗机构无法提供相应的服务，医生可能会建议将其转诊到更高级别的康复机构。

(3)手术治疗：对于某些类型的脑卒中，如颅内动脉狭窄或颈动脉狭窄等，需要对患者进行手术治疗，医生可能会建议将其转诊到更高级别的外科医院。

(4)专科治疗：如果患者需要进行神经内科、神经外科、心血管内科等专科治疗，医生可能会建议将其转诊到相应专科医院。

脑卒中社区转诊的目的是确保患者能够得到更好的医疗服务和治疗效果。在转诊前，医生通常会对患者的病情进行评估，并与患者及其家属进行沟通和解释。

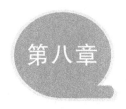

第八章

泌尿系统危重症

第一节　前列腺炎

一、定义

前列腺炎是一种男性生殖系统炎症性疾病，主要由病原体感染引起，也可能与某些非感染因素有关。该病主要侵犯前列腺组织，导致炎症反应，表现为尿频、尿急、尿痛、排尿困难等症状。前列腺炎是男性常见病，多发于青壮年，会对患者的身体健康和生活质量造成一定影响。

二、分类

前列腺炎的分类有多种方法，其中一种常用的分类方法是由美国国立卫生研究院提出的，将前列腺炎分为 4 种类型。

（1）急性细菌性前列腺炎：发病率较低，可表现为突发的发热性疾病，伴有持续和明显的下尿路感染症状。细菌培养结果阳性。

（2）慢性细菌性前列腺炎：表现为反复发作的下尿路感染。细菌培养结果阳性。

（3）慢性前列腺炎/慢性骨盆疼痛综合征：前列腺炎中最常见的类型，占慢性前列腺炎的 90% 以上，主要表现为长期、反复的骨盆区域疼痛或不适，可伴有不同程度的异常排尿症状和性功能障碍，严重影响患者的生活质量。细菌培养结果阴性。根据患者前列腺按摩液、按摩后尿液或精液中白细胞是否异常增加，该型可进一步分为ⅢA 型和ⅢB 型。

（4）无症状性前列腺炎：无主观症状，仅在前列腺检查时发现炎症证据。

三、临床表现

（1）全身症状：急性前列腺炎发病突然，可伴有寒战、高热等症状。

（2）排尿不适：尿频、尿痛、尿液浑浊、尿后滴白。

（3）会阴区不适：表现为闷痛、胀痛或不适感。

（4）放射痛：可以引起腰背部酸痛，酸痛可放射到阴茎、阴囊、小腹、大腿或者臀部。

（5）性功能障碍：性欲减退、阳痿、早泄、性交痛、射精痛、血精等。

（6）精神神经症状：慢性前列腺炎患者还会有头晕、乏力、失眠、焦虑等表现。

四、诊断

（1）体格检查：检查前列腺的外观、大小、质地，以及是否有压痛等异常。

（2）实验室检查：包括前列腺液常规检查、尿液常规检查、前列腺特异性抗原（PSA）检测等。

（3）影像学检查：如超声检查、CT 或 MRI 等，有助于了解前列腺的形态、大小及其与周围组织的关系。

（4）尿道镜检查：通过尿道镜观察前列腺尿道黏膜情况，了解是否有炎症、水肿等异常。

（5）尿道造影检查：有助于了解尿道、前列腺的形态和结构。

（6）膀胱镜检查：通过膀胱镜检查观察膀胱内是否有炎症、结石等异常。

（7）前列腺组织活检：对于难以确诊的疑似前列腺炎的患者，可以进行前列腺组织活检，通过病理学检查明确诊断。

（8）其他检查：如尿动力学检查、尿流率测定等，有助于了解排尿功能和尿道通畅情况。

通过以上检查，结合患者的病史和体格检查，可以综合判断前列腺炎的类型和程度，为进一步的治疗提供依据。

五、治疗

（1）药物治疗：对于前列腺炎，药物治疗是常用的方法之一。根据不同的类型和病因，医生会选择不同的药物进行治疗。例如，急性细菌性前列腺炎需要使用抗生素进行治疗，而慢性前列腺炎则可能需要使用抗炎药、抗抑郁药等药物进行治疗。

（2）物理治疗：物理治疗也是前列腺炎的常用治疗方法之一。例如，微波、射频等物理治疗方法可以起到缓解疼痛、改善局部血液循环的作用，从而促进炎症的消退。

（3）生活方式调整：生活方式调整也是治疗前列腺炎的重要方法之一。患者应该避免久坐，并多运动、保持心情愉悦等，这些方法可以帮助改善局部血液循环、缓解疼痛等症状。

（4）灌肠治疗：灌肠治疗也是一种治疗前列腺炎的方法。通过灌肠的方式将药物直接送达前列腺部位，可使局部药物浓度高、治疗效果好。

（5）手术治疗：对于一些严重的、难以治愈的前列腺炎患者，手术治疗可能是必要的方法。例如，对于严重的前列腺增生、膀胱颈狭窄等并发症，可能需要通过手术进行治疗。

六、转诊及注意事项

如果您的病情较为复杂或需要更高级别的医疗设备和专家团队进行治疗，社区医生会建议您进行转诊。在转诊过程中，您需要携带相关的病历资料和检查报告，以便接收医院的医生了解您的病情。

在更高级别的医疗机构，您可能需要接受更详细的检查，如超声检查、前列腺活检等，以便医生更准确地判断您的病情。此外，您可能需要接受更专业的治疗，如物理治疗、手术治疗等。

总之，前列腺炎社区转诊是为了确保您能够得到更专业、全面的诊断和治疗。在转诊过程中，请务必遵循医生的建议，按时进行相关检查和治疗；同时，保持良好的生活习惯，如避免久坐，并多喝水、定期排尿等，有助于缓解前列腺炎的症状。

以下是前列腺炎患者的一些注意事项：

（1）饮食方面：保持饮食均衡，多吃新鲜蔬菜和水果，避免过多摄入辛辣、油腻、刺激性食物，如辣椒、生姜、大蒜等。同时，减少咖啡、茶、酒等刺激性饮料的摄入。

（2）生活习惯：保持良好的生活作息，避免熬夜、过度劳累。保持大便通畅，避免便秘。适当进行锻炼，增强体质，提高免疫力。

（3）性生活方面：避免频繁的性生活，以免加重前列腺充血。同时，注意个人卫生，避免感染的发生。

（4）排尿方面：避免憋尿，定时排尿，每次排尿时尽量排空膀胱。避免长时间坐立不动，以免加重前列腺充血。

（5）治疗方面：按照医生的建议，按时服用药物，如抗生素、消炎止痛药等。在治疗过程中，定期复查，以便及时了解病情的变化。

（6）注意心理调适：保持良好的心态，避免焦虑、抑郁等不良情绪影响治疗效果。如有需要，可以寻求心理咨询帮助。

（7）避免久坐：长时间久坐会加重前列腺充血，应适当站立、活动，每隔一段时间起身走动一下。

（8）保暖：注意保暖，避免前列腺受凉，尤其是在寒冷的季节。

第二节　膀胱炎

一、定义

膀胱炎是指膀胱黏膜及其周围组织的炎症，通常由细菌感染引起。膀胱炎是泌尿系常见的疾病之一，几乎全为继发性感染。正常膀胱黏膜具有抗感染能力，且因尿液经常排空，故不易发炎；但有尿道梗阻（如前列腺肥大、尿道狭窄）或膀胱本身病变（如结石、异物、癌肿及留置导尿管）时，则易感染。致病菌以大肠杆菌和变形杆菌较为多见，链球菌、葡萄球菌次之，常由尿道上升（如前列腺精囊炎、阴道炎）或自肾（如肾盂肾炎）下行到膀胱，邻近的炎症（如盆腔炎）也可经淋巴延及或直接延及。

二、分类

根据发病急缓可将膀胱炎分为两类。

1. 急性膀胱炎

急性膀胱炎的发病急骤，常在过于劳累、受凉、长时间憋尿、性生活后发病，病程一般持续 1~2 周自行消退或治疗后消退。其特点是发病急、炎症反应重、病变部位浅。

2. 慢性膀胱炎

慢性膀胱炎症状与急性膀胱炎相似，但其特点是发病慢、炎症反应较轻、病程反复、经久不愈，通常无全身症状。

三、临床表现

膀胱炎的症状包括尿频、尿急、尿痛、腰腹部不适等。在一些情况下，膀胱炎可能伴有发热、寒战等全身症状。

（1）急性膀胱炎：病情可突然发生或缓慢发生，临床表现为尿频、尿急、尿痛、尿道烧灼感，严重时可有尿失禁。部分患者尿液颜色深、质地浑浊或者有明显的异常气味。严重者膀胱由于炎症刺激发生痉挛使膀胱不能储存尿液，频频排尿无法计数，出现类似尿失禁的现象。因急性炎症病变部位"浅"，膀胱黏膜吸收能力很弱，尿频使脓尿得以及时排出，所以单纯急性膀胱炎全身症状轻微，多不发热。若有畏寒、发热，则应考虑合并有其他泌尿生殖系器官急性感染的存在。

（2）慢性膀胱炎：表现为尿频、尿急、尿痛、尿道烧灼感等。

四、诊断

(1)尿路造影:慢性膀胱炎表现为膀胱容积缩小、膀胱边缘毛糙或不规则。

(2)B超表现:膀胱腔缩小、膀胱壁普遍增厚。

(3)CT表现:慢性膀胱炎表现为膀胱壁广泛不规则增厚、膀胱缩小和内外缘不光滑,坏疽性膀胱炎还可见膀胱内气体、盆腔内炎性渗出液。

五、治疗

(1)一般治疗:需卧床休息,多饮水,避免刺激性食物;如为由肥皂、沐浴露等引发的化学性膀胱炎,最好避免使用这些产品;如为由服用药物引发的膀胱炎,应在医生的建议下合理使用或停用药物。

(2)药物治疗:膀胱炎患者需在专业医生指导下,完善检查明确病因后,给予对症治疗,避免自行用药。常用药物有:诺氟沙星、氧氟沙星、环丙沙星、头孢克洛、头孢尼西、硝苯地平等。

(3)使用中药:中医药在治疗泌尿道感染、膀胱炎方面也发挥了非常重要的作用,包括三金片、热淋清颗粒、癃清片等,这些药物的联合应用,对缓解膀胱炎是一个非常不错的选择。

(4)调整生活方式:多饮水,清淡饮食,保证睡眠,可以保证免疫力。

六、转诊及注意事项

对于膀胱炎患者来说,社区转诊的原因可能包括以下几点。

(1)初步诊断不明确:如果患者的临床表现和检查结果不能明确诊断为膀胱炎,或者存在其他泌尿系统疾病的可能,社区医生可能会建议行进一步的检查和评估。

(2)需要特殊治疗:常规抗生素治疗可能对部分膀胱炎患者无效,或者存在并发症的风险。这时,社区医生会根据患者的具体情况,推荐到上级医疗机构接受更专业的治疗。

(3)需要进一步检查:对于反复发作或难以治愈的膀胱炎患者,社区医生可能会建议行进一步的检查,如尿液培养、尿道镜检查等,以便找出病因并制定更有效的治疗方案。

(4)需要专科会诊:对于复杂的膀胱炎患者,社区医生可能会邀请相关专科医生进行会诊,以确保患者得到最佳的治疗方案。

总之,社区转诊是为了让患者得到更专业、更全面的医疗服务。如果您认为自己可能需要进行社区转诊,请咨询您的社区医生,他们会根据您的具体情况给予合适的建议。同时,请您配合医生的治疗和建议,以便尽快恢复健康。

以下是膀胱炎患者需要注意的事项。

(1)饮食方面:患有膀胱炎的患者应该注意饮食清淡,避免食用辛辣、刺激性强的食物,如辣椒、生姜、大蒜等;同时,要多喝水,保持充足的水分摄入,以帮助冲洗尿道,减轻症状。

（2）生活习惯方面：保持良好的个人卫生习惯，特别是女性要注意在排便后从前往后擦拭，以减少细菌进入尿道的机会。避免长时间憋尿，及时排空膀胱，以降低感染的风险。此外，尽量避免使用刺激性强的洗液清洗生殖器官，以免破坏正常的生理环境。

（3）穿着方面：选择透气性好的棉质内裤，避免穿紧身和不透气面料的裤子，以减少局部潮湿和摩擦，降低感染的风险。

（4）治疗方面：按照医生的建议规律服用抗生素，不要随意停药或更换药物。在治疗期间，可以适当使用解热镇痛药物缓解症状，但需遵医嘱使用。如果症状持续加重或出现新的症状，应及时就诊，以免延误治疗。

（5）预防方面：加强锻炼，提高身体免疫力；保持良好的作息，避免熬夜；保持心情舒畅，避免过度紧张和焦虑。

总之，膀胱炎患者在日常生活中应注意以上几点，以降低感染的风险和减轻症状；同时，应积极配合医生的治疗。

第三节　肾结石

一、定义

肾结石是晶体物质（如钙、草酸、尿酸、胱氨酸等）在肾脏的异常聚积所致，为泌尿系统的常见病、多发病，男性发病多于女性，多发生于青壮年，左右侧的发病率无明显差异，90%的肾结石含有钙，其中草酸钙结石最常见。

二、分类

根据结石成分的不同，肾结石可以分为以下几类。

（1）草酸钙结石：这是最常见的肾结石类型，占肾结石的90%以上。草酸钙结石在酸性或中性尿中形成，表面平滑或粗糙，呈黄褐或石铜色，男性患者多见。

（2）磷酸钙结石：这种结石在碱性尿中形成，易碎、粗糙、不规则，呈苍白、黄色或棕色。

（3）尿酸结石：由尿液中尿酸溶解度降低和过饱和引起，通常呈黄色或黄褐色。

（4）磷酸铵镁结石：这种结石在女性中更常见，呈黄色或灰色，质地柔软。

（5）胱氨酸结石：由尿液中胱氨酸过饱和所致，生长迅速且复发率高，呈黄褐或淡黄色。

（6）黄嘌呤结石：这是罕见的结石类型，呈白色或黄褐色，质地非常脆。

需要注意的是，大多数结石可能包含两种或两种以上的成分，因此在实际诊断和治疗中需要综合考虑各种因素。如果您有关于肾结石的疑虑，建议尽快咨询专业医生进行诊断和治疗。

三、临床表现

肾结石的症状取决于结石的大小、形状、所在部位和有无感染、梗阻等并发症。肾结石的患者大多没有症状，除非肾结石从肾脏掉落到输尿管造成尿液阻塞。常见的症状有腰腹部绞痛、恶心、呕吐、烦躁不安、腹胀、血尿等。如果合并尿路感染，也可能出现畏寒、发热等现象。急性肾绞痛常使患者疼痛难忍。

(1)肾区疼痛：肾结石患者首要症状是肾区疼痛，严重者甚至出现肾绞痛。这种疼痛犹如刀割一般，一般人无法承受，因此患者会出现面色苍白、出冷汗，甚至疼痛性休克。

(2)血尿：当结石较大或表面凹凸不平时，会对肾脏黏膜造成一定的损伤，导致内出血，形成血尿。

(3)尿闭：当结石随着尿液排到输尿管时，若结石较大，造成输尿管堵塞，从而造成尿道梗阻，导致尿液无法正常顺利排出，形成尿闭。

四、诊断

肾结石的诊断应包括确定结石存在、判断有无并发症及结石形成的病因。具有典型临床表现或从尿中排出结石者，诊断并不困难。通过了解既往病史、饮食习惯、家族史、用药情况，以及各种实验室和辅助检查，可作出病因和病理生理诊断，并可明确是否存在并发症。

(1)尿化验：可以检测有无尿糖、尿蛋白、红细胞、白细胞、结晶物、细菌等。

(2)血液检查：若发现白细胞计数过高，表示可能有感染，也可抽血检查肾功能和血中的钙浓度。

(3)X线检查：是诊断尿路结石最重要的方法，包括尿路X线片、排泄性尿路造影、逆行肾盂造影、经皮肾穿刺造影等。

(4)B超检查：可对肾内有无结石及有无其他合并病变作出诊断，确定肾脏有无积水。尤其能发现X线透光的结石，还能对结石造成的肾损害和某些结石的病因提供一定的证据。但B超也有一定的局限性，它不能鉴别肾脏的钙化与结石、不能直观地看出结石与肾之间的关系、也不能看出结石对肾的具体影响，更重要的是B超不能对如何治疗结石提供足够的证据。

(5)CT检查：是目前结石诊断的首选。CT检查可显示肾脏大小、轮廓、肾结石、肾积水、肾实质病变及肾实质剩余情况，还能鉴别肾囊肿或肾积水；可以用于确认尿路外引起尿路梗阻病变的原因，如腹膜后肿瘤、盆腔肿瘤等；增强造影可了解肾脏的功能；对因结石引起的急性肾功能衰竭，CT有助于明确诊断。

(6)磁共振：MRI水成像和MRI原始图像结合，更加准确全面，对诊断尿路扩张很有效，尤其是对肾功能损害、造影剂过敏、禁忌X线检查者，也适用于孕妇及儿童。

(7)体格检查：肾绞痛发作时，患侧肾区有叩击痛和压痛。无梗阻的患者，体检可无阳性体征或仅有病区轻度叩击痛。

五、治疗

(1)药物治疗：对于较小的结石(小于0.6 cm)，药物治疗是一个选择。医生可能会开具排石药、扩张输尿管的药物等，帮助结石排出。

(2)体外冲击波碎石：适用于稍大一些的结石(0.6~2 cm)。通过体外碎石机产生的高能冲击波将结石击碎，然后这些碎片通常会随尿液排出体外。

(3)手术取石：对于大于2 cm的结石或无法通过药物和体外冲击波碎石治疗的复杂结石，可能需要进行手术取石。手术方法包括经皮肾镜取石术和腹腔镜肾盂取石术等。

六、转诊及注意事项

1.肾结石社区转诊的原因

(1)初步诊断不明确：社区医疗机构可能无法确诊患者的肾结石类型或原因，需要进一步检查和治疗。

(2)需要特殊治疗：部分肾结石患者可能需要特殊的治疗方法，如体外震波碎石、经皮肾镜碎石等，社区医疗机构可能无法提供这些治疗。

(3)需要专科医生评估：肾结石可能涉及泌尿系统的其他疾病，如肾盂肾炎、前列腺炎等，需要多学科专家共同评估和制定治疗方案。

(4)家庭和社会支持不足：肾结石患者可能需要长期治疗和康复，家庭和社会支持对患者的康复至关重要。社区医疗机构可能无法提供足够的支持。

2.社区转诊时应携带的资料

(1)完整的病史和诊断报告：包括肾结石的起病时间、症状、体征、实验室检查结果等。

(2)相关影像学检查结果：如B超、CT等，以便上级医疗机构了解患者的病情。

(3)正在使用的药物清单：包括处方药、非处方药和保健品等，以便上级医疗机构了解患者的用药情况。

(4)家庭和社会支持信息：包括家庭成员、朋友、邻居等的联系方式，以及患者所在社区的相关资源和服务。

3.肾结石患者需要注意的事项

(1)饮食调整：保持饮食清淡，避免高嘌呤、高钙、高草酸食物，如动物内脏、海鲜、菠菜、芹菜等。多吃蔬菜水果，增加纤维素摄入，以促进肠道蠕动，减少结石形成的机会。

(2)充足饮水：每天至少喝2000 mL的水，以增加尿量，促使结石及时排出体外。避免长时间憋尿，尽量每2~3 h排尿一次。

(3)合理用药：根据医生的建议，按时服用治疗肾结石的药物，如利尿剂、碱化剂等。在治疗过程中，不要随意停药或更换药物，以免病情反复。

(4)定期复查：在治疗过程中，按照医生的建议定期进行尿常规、B超等检查，以了解病情的变化。如症状未缓解或加重，应及时就诊。

（5）注意保暖：天气寒冷时要注意保暖，避免受凉感冒，因为感冒可能导致肾结石复发。

（6）避免剧烈运动：肾结石患者应避免剧烈运动，以免加重肾脏负担。可以选择适当的有氧运动，如散步、慢跑等，以增强体质。

（7）注意观察症状变化：如出现发热、腰痛、尿频、尿急等症状加重，应及时就诊。

第四节　输尿管结石

一、定义

输尿管结石是指在输尿管内形成的固体结构，通常由尿液中的矿物质沉积而成。输尿管是连接肾脏与膀胱的管道，主要功能是将尿液从肾脏排出，并输送到膀胱中。当尿液中的矿物质浓度过高，尿液中的溶解物质过多，或者尿液中的溶解物质与结晶抑制物质的平衡失调时，就容易形成结石。输尿管结石多源于肾脏，或由肾脏脱落的结石构成。在临床中，输尿管结石的诱发因素还包括输尿管狭窄、憩室、异物、尿液滞留和感染等。

二、分类

（1）根据位置分类：根据结石在输尿管中的位置，可以分为上段、中段和下段结石。

（2）根据病因分类：根据结石的成因，可以分为原发性结石和继发性结石。原发性结石通常与遗传、代谢等因素有关，而继发性结石则是由其他疾病或因素引起的。

（3）根据成分分类：根据结石的成分，可以分为钙盐结石、尿酸结石、磷酸盐结石等。

三、临床表现

（1）疼痛：最常见且显著的症状是疼痛，通常表现为腰部或上腹部的剧烈疼痛。这种疼痛可能会放射至腹股沟、睾丸或阴唇等部位，且往往在运动后或夜间加重。

（2）血尿：约80%的输尿管结石患者会出现血尿的症状，表现为尿液呈淡红色或棕褐色，但只有少部分患者能够肉眼观察到尿液颜色的变化，大部分患者需要通过化验尿才能发现。

（3）恶心和呕吐：由输尿管结石引发的疼痛可能导致恶心和呕吐。

（4）发热和寒战：部分患者可能会出现发热和寒战等症状，这通常是结石引发感染所致。

（5）其他症状：可能出现的症状还包括尿路感染、肾功能不全、脓毒血症等。

四、诊断

(1)症状诊断：输尿管结石的典型症状包括腰部或上腹部疼痛、血尿、尿频、尿急等。通过患者的症状，可以初步判断是否存在输尿管结石的可能性。

(2)影像学检查：影像学检查是诊断输尿管结石的重要手段，包括超声检查、尿路造影、CT 等。这些检查可以清楚地显示结石的位置、大小和形状，以及输尿管的受累情况。

(3)实验室检查：实验室检查包括尿液分析和血液检查等，可以了解尿液中的化学成分和肾功能状况，有助于诊断和鉴别诊断。

(4)病史询问：医生会询问患者的病史，了解患者是否有相关的基础疾病、家族史，以及饮食习惯等，有助于判断病因和制定治疗方案。

五、治疗

(1)药物治疗：对于小的输尿管结石(小于 0.6 cm)，药物治疗是一个选择。医生可能会使用排石药、解痉药等，帮助结石排出。

(2)体外冲击波碎石：对于稍大的输尿管结石(0.6~2 cm)，体外冲击波碎石是一个有效的治疗方式。通过体外碎石机产生的高能冲击波将结石击碎，然后这些碎片通常会随尿液排出体外。

(3)手术治疗：对于大于 2cm 的输尿管结石或复杂结石，可能需要进行手术治疗。手术方法包括腹腔镜手术、开放性手术等，以取出结石或修复受损的输尿管。

六、转诊及注意事项

1.输尿管结石患者社区转诊的原因

(1)初步诊断不明确：社区医疗机构可能无法确诊患者的输尿管结石类型或原因，需要进一步检查和治疗。

(2)需要特殊治疗：部分输尿管结石患者可能需要特殊的治疗方法，如体外震波碎石、经皮肾镜碎石等，社区医疗机构可能无法提供这些治疗。

(3)需要专科医生评估：输尿管结石可能涉及泌尿系统的其他疾病，如肾盂肾炎、前列腺炎等，需要多学科专家共同评估和制定治疗方案。

(4)家庭和社会支持不足：输尿管结石患者可能需要长期治疗和康复，家庭和社会支持对患者的康复至关重要。社区医疗机构可能无法提供足够的支持。

2.输尿管结石患者社区转诊时应携带的资料

(1)完整的病史和诊断报告：包括输尿管结石的起病时间、症状、体征、实验室检查结果等。

(2)相关影像学检查结果：如 B 超、CT 等，以便上级医疗机构了解患者的病情。

(3)正在使用的药物清单：包括处方药、非处方药和保健品等，以便上级医疗机构了解患者的用药情况。

（4）家庭和社会支持信息：包括家庭成员、朋友、邻居的联系方式，以及患者所在社区的相关资源和服务。

3.输尿管结石患者及其家属需要注意的事项

（1）饮食调整：保持饮食清淡，避免摄入高嘌呤、高钙、高草酸食物，如动物内脏、海鲜、菠菜、芹菜等。多吃蔬菜水果，增加纤维素摄入，以促进肠道蠕动，减少结石形成的机会。

（2）充足饮水：每天至少喝 2000 mL 的水，以增加尿量，促使结石及时排出体外。避免长时间憋尿，尽量每 2~3 h 排尿一次。

（3）合理用药：根据医生的建议，按时服用治疗输尿管结石的药物，如利尿剂、碱化剂等。在治疗过程中，不要随意停药或更换药物，以免病情反复。

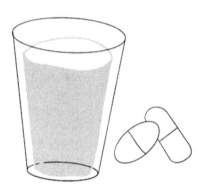

（4）定期复查：在治疗过程中，按照医生的建议定期进行尿常规、B 超等检查，以了解病情的变化。如症状未缓解或加重，应及时就诊。

（5）注意保暖：天气寒冷时要注意保暖，避免受凉感冒，因为感冒可能导致输尿管结石复发。

（6）避免剧烈运动：输尿管结石患者应避免剧烈运动，以免加重肾脏负担。可以选择适当的有氧运动，如散步、慢跑等，以增强体质。

（7）注意观察症状变化：如出现发热、腰痛、尿频、尿急等症状加重，应及时就诊。

第五节　尿道狭窄

一、定义

尿道狭窄是指尿道管腔的缩小或闭塞，导致排尿障碍。其多见于男性，常见原因有创伤、炎症、手术等。

二、分类

尿道狭窄可分为前尿道狭窄和后尿道狭窄，其中，前尿道狭窄又可分为尿道外口狭窄和尿道海绵体部狭窄。根据病因，尿道狭窄又可分为先天性尿道狭窄、炎症性尿道狭窄、创伤性尿道狭窄等。

三、临床表现

1. 排尿困难

这是尿道狭窄最常见的症状，表现为排尿不畅、尿流变细、尿线分叉或中断，甚至无法排尿。患者可能会感到排尿费力，尿流变细，射程变短，甚至出现滴沥状排尿的情况。随着病情的加重，排尿困难的症状可能会更加明显。

2. 膀胱代偿症状

尿道狭窄引起尿液滞留和感染所致。患者可能会出现尿频、尿急、尿不尽等膀胱代偿症状。这些症状会在排尿过程中加重，给患者带来很大的困扰。

3. 疼痛

在排尿过程中，患者可能会感到尿道内疼痛或者会阴胀痛等症状。这是由于尿液通过狭窄的尿道时，会对尿道产生压力和摩擦，从而产生疼痛。

4. 其他症状

部分患者还可能出现其他症状，如血尿、性功能障碍等。这些症状的出现可能与尿道狭窄的程度和病因有关。由于尿道狭窄，排尿时尿液通过狭窄部位可能引起黏膜损伤，导致血尿。此外，尿道狭窄容易引起尿液滞留和感染，导致尿道炎、膀胱炎等。

四、诊断

尿道狭窄的诊断应依据患者的病史、临床表现和辅助检查等综合考虑。

（1）病史：了解患者是否有尿道损伤、炎症、手术等病史，以及是否有尿频、尿急、尿痛等症状。

（2）临床表现：询问患者有无排尿困难、尿频、尿急、尿痛、血尿等症状。

（3）体格检查：观察患者排尿情况，检查尿道外口和会阴部有无异常，触诊尿道海绵体部有无硬结或狭窄。

（4）实验室检查：尿常规和尿液细菌培养有助于诊断尿路感染。必要时应进行血液检查和肾功能检查。

（5）影像学检查：超声、尿道造影等影像学检查有助于明确尿道狭窄的部位和程度。其中，尿道造影是诊断尿道狭窄的"金标准"。

五、治疗

1. 非手术治疗

非手术治疗主要依赖于尿道扩张，即使是经过手术治疗的患者也应定期扩张，以预防再次狭窄。尿道扩张不宜在尿道有急性炎症时进行，且应在良好麻醉和严格无菌条件下进行。每次尿道扩张后，尿道充血、水肿，经 2~3 d 才告消退，故不宜在 4 d 内连续扩张。二次间隔时间一般从 1 周左右开始，逐渐延长。

2.手术治疗

非手术治疗失败的尿道狭窄患者可选用合适的手术治疗。手术治疗方法很多,如何选择尚依赖于医生的经验、患者狭窄的情况和医疗机构具备的医疗条件。尿道狭窄手术是一种较困难的手术。术前必须充分准备,手术方案必须准确,且必须定期随访才能达到良好疗效。术后再发生狭窄、尿瘘形成、阳痿、尿失禁等是较常见的并发症。

六、转诊及注意事项

1.尿道狭窄患者社区转诊的原因

(1)初步诊断不明确:社区医疗机构可能无法确诊患者的尿道狭窄类型或原因,需要进一步检查和治疗。

(2)需要特殊治疗:部分尿道狭窄患者可能需要特殊的治疗方法,如尿道扩张术、尿道切开术等,社区医疗机构可能无法提供这些治疗。

(3)需要专科医生评估:尿道狭窄可能涉及泌尿系统的其他疾病,如前列腺炎、膀胱炎等,需要多学科专家共同评估和制定治疗方案。

(4)家庭和社会支持不足:尿道狭窄患者可能需要长期治疗和康复,家庭和社会支持对患者的康复至关重要。社区医疗机构可能无法提供足够的支持。

2.尿道狭窄患者社区转诊时应携带的资料

(1)完整的病史和诊断报告:包括尿道狭窄的起病时间、症状、体征、实验室检查结果等。

(2)相关影像学检查结果:如 B 超、CT 等,以便上级医疗机构了解患者的病情。

(3)正在使用的药物清单:包括处方药、非处方药和保健品等,以便上级医疗机构了解患者的用药情况。

(4)家庭和社会支持信息:包括家庭成员、朋友、邻居等的联系方式,以及患者所在社区的相关资源和服务。

3.尿道狭窄患者需要注意的事项

(1)饮食调整:保持饮食清淡,避免摄入高嘌呤、高钙、高草酸食物,如动物内脏、海鲜、菠菜、芹菜等。多吃蔬菜水果,增加纤维素摄入,以促进肠道蠕动,减少结石形成的机会。

(2)充足饮水:每天至少喝 2000 mL 的水,以增加尿量,促使结石及时排出体外。避免长时间憋尿,尽量每 2~3 h 排尿一次。

(3)合理用药:根据医生的建议,按时服用治疗尿道狭窄的药物,如利尿剂、碱化剂等。在治疗过程中,不要随意停药或更换药物,以免病情反复。

(4)定期复查:在治疗过程中,按照医生的建议定期进行尿常规、B 超等检查,以了解病情的变化。如症状未缓解或加重,应及时就诊。

（5）注意保暖：天气寒冷时要注意保暖，避免受凉感冒，因为感冒可能导致尿道狭窄复发。

（6）避免剧烈运动：尿道狭窄患者应避免剧烈运动，以免加重肾脏负担。可以选择适当的有氧运动，如散步、慢跑等，以增强体质。

（7）注意观察症状变化：如出现发热、腰痛、尿频尿急等症状加重，应及时就诊。

第六节　急性肾损伤

一、定义

急性肾损伤（acute kidney injury，AKI）是指由多种病因引起的肾功能快速下降的临床综合征。

二、分类

急性肾损伤是由各种病因引起短时间内肾功能快速减退的临床综合征。根据病变部位和病因的不同，急性肾损伤可分为肾前性、肾性和肾后性三大类。

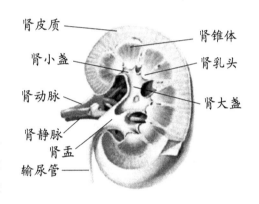

（1）肾前性急性肾损伤：主要是由全身血流量不足或心脏输出量减少导致肾脏灌注不足，常见病因包括细胞外液丢失、细胞外液滞留和外周血管扩张等。这些因素导致肾脏血液灌注不足，进而引发急性肾损伤。

（2）肾性急性肾损伤：主要是由各种原因导致的肾单位和间质、血管损伤。这些原因包括肾小球性的肾间质、肾血管、肾小管的损伤等。狭义的肾性急性肾损伤通常指急性肾小管坏死，它是由多种病因导致的肾脏急性缺血、缺氧、中毒或炎症等引起的肾小管细胞死亡。

（3）肾后性急性肾损伤：主要是由尿路梗阻引起的，常见病因包括尿路结石、泌尿系肿瘤、泌尿系炎症等。这些因素导致尿液无法正常排出，引起肾脏压力升高，进而引发急性肾损伤。

此外，急性肾损伤的病因和发病机制较为复杂，多种病因可同时存在，并相互影响，因此确诊需要进行全面的评估和检查。在治疗上，针对不同病因引起的急性肾损伤需要采取不同的治疗方法，以最大限度地保护肾功能，延缓病情进展。

三、临床表现

(1)尿量减少：尿量明显减少，甚至无尿。
(2)水电解质紊乱：可能出现高钾血症、低钠血症、高磷血症等。
(3)酸碱平衡失调：可能出现代谢性酸中毒、呼吸性酸中毒等。
(4)全身症状：可能出现乏力、恶心、呕吐、食欲不振、呼吸困难等。

四、诊断

(1)病史：了解患者是否有肾脏疾病史、用药史、手术史等。
(2)体格检查：观察患者全身状况，特别是肾脏和泌尿系统的检查。
(3)实验室检查：血肌酐、尿素氮、尿蛋白等指标的检测，以及尿液沉渣检查和细菌培养等。
(4)影像学检查：超声、CT等影像学检查有助于了解肾脏形态和功能。
(5)肾活检：对于病因不明或病情严重的患者，可能需要肾活检以明确诊断。

五、治疗

(1)对症治疗：针对尿量减少、水电解质紊乱、酸碱平衡失调等症状进行对症治疗，如利尿、补液、纠正酸碱平衡等。
(2)病因治疗：针对不同病因进行治疗，如解除梗阻、控制感染、停用肾毒性药物等。
(3)替代治疗：对于严重急性肾损伤患者，可能需要采用替代治疗，如血液透析、腹膜透析等。
(4)支持治疗：保证患者有充足的营养和休息，给予必要的营养支持治疗，以提高患者的抵抗力。

六、转诊及注意事项

1.急性肾损伤患者社区转诊的原因

(1)初步诊断不明确：社区医疗机构可能无法确诊患者的急性肾损伤类型或原因，需要进一步检查和治疗。
(2)需要特殊治疗：部分急性肾损伤患者可能需要特殊的治疗方法，如血液透析、腹膜透析等，社区医疗机构可能无法提供这些治疗。
(3)需要专科医生评估：急性肾损伤可能涉及多个系统和器官的损害，需要多学科专家共同评估和制定治疗方案。
(4)家庭和社会支持不足：急性肾损伤患者可能需要长期治疗和康复，家庭和社会支持对患者的康复至关重要。社区医疗机构可能无法提供足够的支持。

2. 急性肾损伤患者社区转诊时应携带的资料

(1)完整的病史和诊断报告：包括急性肾损伤的起病时间、症状、体征、实验室检查结果等。

(2)相关影像学检查结果：如 B 超、CT 等，以便上级医疗机构了解患者的病情。

(3)正在使用的药物清单：包括处方药、非处方药和保健品等，以便上级医疗机构了解患者的用药情况。

(4)家庭和社会支持信息：包括家庭成员、朋友、邻居等的联系方式，以及患者所在社区的相关资源和服务。

3. 急性肾损伤患者需要注意的事项

(1)饮食调整：保持饮食清淡，避免摄入高嘌呤、高钙、高草酸食物，如动物内脏、海鲜、菠菜、芹菜等。多吃蔬菜水果，增加纤维素摄入，以促进肠道蠕动，减少结石形成的机会。

(2)充足饮水：每天至少喝 2000 mL 的水，以增加尿量，促使结石及时排出体外。避免长时间憋尿，尽量每 2~3 h 排尿一次。

(3)合理用药：根据医生的建议，按时服用治疗急性肾损伤的药物，如利尿剂、碱化剂等。在治疗过程中，不要随意停药或更换药物，以免病情反复。

(4)定期复查：在治疗过程中，按照医生的建议定期进行尿常规、B 超等检查，以了解病情的变化。如症状未缓解或加重，应及时就诊。

(5)注意保暖：天气寒冷时要注意保暖，避免受凉感冒，因为感冒可能导致急性肾损伤复发。

(6)避免剧烈运动：急性肾损伤患者应避免剧烈运动，以免加重肾脏负担。可以选择适当的有氧运动，如散步、慢跑等，以增强体质。

(7)注意观察症状变化：如出现发热、腰痛、尿频、尿急等症状加重，应及时就诊。

第七节 急性尿潴留

一、定义

急性尿潴留(acute urinary retention，AUR)是指由各种原因导致膀胱内尿液无法排出，引起膀胱充盈、扩张的病症。急性尿潴留是泌尿系统常见急症之一。急性尿潴留是一种紧急状况，指膀胱内充满尿液但不能自行排出，常见于男性，尤其是老年男性。急性尿潴留可导致膀胱过度膨胀，引起下腹部胀痛、排尿困难等症状。

二、分类

根据病因，急性尿潴留可分为以下两类。

（1）机械性尿潴留：由尿路梗阻导致尿液无法排出，如尿道狭窄、前列腺增生、膀胱结石等。

（2）非机械性尿潴留：由神经系统损伤或药物作用导致膀胱收缩无力，如脊髓损伤、糖尿病、镇静剂过量等。

三、临床表现

（1）下腹部胀痛：由于膀胱过度膨胀，患者感到下腹部胀痛，疼痛难忍。

（2）排尿困难：患者无法自行排尿，或排尿时感到疼痛、无力。

（3）尿失禁：部分患者可能出现尿失禁，即尿液不自主地流出。

（4）其他症状：如发热、恶心、呕吐等。

四、诊断

（1）病史询问：了解患者是否有尿路梗阻、神经系统疾病或药物使用史。

（2）体检：检查下腹部是否有压痛、膀胱是否膨隆、是否有尿道狭窄等。

（3）实验室检查：如尿常规、肾功能检查等，以了解是否有尿路感染、肾功能不全等。

（4）影像学检查：如超声检查、X线检查、CT等，以进一步了解急性尿潴留的原因。

五、治疗

（1）紧急处理：对于急性尿潴留患者，首先需要进行紧急处理，如导尿或膀胱穿刺抽尿，以缓解患者症状。

（2）对症治疗：根据病因进行治疗，如解除尿路梗阻、控制感染、调整药物剂量等。

（3）手术治疗：对于某些严重的急性尿潴留，可能需要手术治疗以解除梗阻，如尿道狭窄扩张或尿道吻合术等。

（4）其他治疗：如膀胱功能训练、盆底肌肉锻炼等，以提高膀胱收缩力和减少尿失禁的发生。

六、转诊及注意事项

1. 急性尿潴留患者社区转诊的原因

（1）初步诊断不明确：社区医疗机构可能无法确诊患者的急性尿潴留类型或原因，需要进一步检查和治疗。

（2）需要特殊治疗：部分急性尿潴留患者可能需要特殊的治疗方法，如导尿术、膀胱造瘘术等，社区医疗机构可能无法提供这些治疗。

（3）需要专科医生评估：急性尿潴留可能涉及多个系统和器官的损害，需要多学科专家共同评估和制定治疗方案。

（4）家庭和社会支持不足：急性尿潴留患者可能需要长期治疗和康复，家庭和社会支持对患者的康复至关重要。社区医疗机构可能无法提供足够的支持。

2.急性尿潴留患者社区转诊时应携带的资料

（1）完整的病史和诊断报告：包括急性尿潴留的起病时间、症状、体征、实验室检查结果等。

（2）相关影像学检查结果：如 B 超、CT 等，以便上级医疗机构了解患者的病情。

（3）正在使用的药物清单：包括处方药、非处方药和保健品等，以便上级医疗机构了解患者的用药情况。

（4）家庭和社会支持信息：包括家庭成员、朋友、邻居等的联系方式，以及患者所在社区的相关资源和服务。

3.急性尿潴留患者需要注意的事项

（1）饮食调整：保持饮食清淡，避免摄入高嘌呤、高钙、高草酸食物，如动物内脏、海鲜、菠菜、芹菜等。多吃蔬菜水果，增加纤维素摄入，以促进肠道蠕动，减少结石形成的机会。

（2）充足饮水：每天至少喝 2000 mL 的水，以增加尿量，促使结石及时排出体外。避免长时间憋尿，尽量每 2~3 h 排尿一次。

（3）合理用药：根据医生的建议，按时服用治疗急性尿潴留的药物，如利尿剂、碱化剂等。在治疗过程中，不要随意停药或更换药物，以免病情反复。

（4）定期复查：在治疗过程中，按照医生的建议定期进行尿常规、B 超等检查，以了解病情的变化。如症状未缓解或加重，应及时就诊。

（5）注意保暖：天气寒冷时要注意保暖，避免受凉感冒，因为感冒可能导致急性尿潴留复发。

（6）避免剧烈运动：急性尿潴留患者应避免剧烈运动，以免加重肾脏负担。可以选择适当的有氧运动，如散步、慢跑等，以增强体质。

（7）注意观察症状变化：如出现发热、腰痛、尿频、尿急等症状加重，应及时就诊。

第九章

血液系统危重症

第一节　重度贫血

一、定义

重度贫血是指血红蛋白(Hb)水平低于正常值的60%以上。一般来说，成年女性的正常血红蛋白范围为120~150 g/L，成年男性的正常血红蛋白范围为130~170 g/L。如果血红蛋白水平低于正常值，就可以被认为是贫血了。而当血红蛋白水平低于正常值的60%以上时，就可以被定义为重度贫血。

二、分类

重度贫血可以根据不同的标准进行分类，以下是几种常见的分类方法。

(1)根据病因分类：根据造成贫血的原因不同，可以将重度贫血分为营养不良性贫血、溶血性贫血、缺铁性贫血、再生障碍性贫血等。

(2)根据红细胞大小分类：根据红细胞的大小和形态不同，可以将重度贫血分为小细胞低色素性贫血、正常细胞正色素性贫血、大细胞低色素性贫血等。

三、临床表现

重度贫血的临床表现包括以下几种。

(1)皮肤和黏膜苍白：血红蛋白减少，血液中的氧运输能力下降，导致皮肤和黏膜的颜色变得苍白。

(2)疲劳和乏力：由于身体缺氧，患者会感到疲劳和乏力，甚至在轻度活动后就感到气短。

（3）心悸和呼吸困难：由于心脏需要更加努力地"工作"来弥补氧气供应不足，患者可能会出现心悸和呼吸困难的症状。

（4）头晕和头痛：由于大脑缺氧，患者可能会出现头晕和头痛的症状。

（5）消化系统症状：患者可能会出现食欲不振、恶心、呕吐、腹泻等消化系统症状。

（6）免疫功能下降：由于缺乏足够的红细胞和血红蛋白，患者的免疫功能可能会下降，容易感染疾病。

四、诊断

重度贫血的诊断需要进行一系列的检查和测试，具体如下。

（1）血液检查：通过抽取患者的血液样本，可以测量血红蛋白水平、红细胞计数、白细胞计数等指标，以确定是否存在贫血。

（2）骨髓穿刺：如果怀疑贫血是由骨髓问题引起的，医生可能会建议进行骨髓穿刺检查，以确定骨髓中红细胞的生成情况。

（3）铁代谢检查：如果怀疑贫血是由缺铁引起的，医生可能会进行铁代谢检查，以确定体内铁的储存和利用情况。

（4）维生素 B_{12} 和叶酸水平检查：如果怀疑贫血是由缺乏维生素 B_{12} 或叶酸引起的，医生可能会进行相关检查，以确定体内这些营养素的水平。

（5）其他检查：根据病情需要，医生还可能会进行其他检查，如肝功能检查、肾功能检查、胃肠道镜检等，以确定贫血的原因和严重程度。

五、治疗

（1）对症治疗：针对乏力、头晕等症状进行治疗，如输血等。输血可以快速补充血红蛋白，缓解症状，但需注意输血可能带来感染等风险。

（2）病因治疗：针对不同病因进行治疗，如补充铁剂、维生素 B_{12} 或叶酸等。对于缺铁性贫血和巨幼细胞性贫血，分别补充铁剂和维生素 B_{12}/叶酸可有效提高血红蛋白浓度。对于再生障碍性贫血，根据病情采用免疫抑制疗法或造血干细胞移植等治疗。

（3）支持治疗：保证患者充足的营养和休息，给予必要的营养支持治疗，以提高患者的抵抗力。在饮食中增加富含铁、维生素 B_{12} 和叶酸的食物，如瘦肉、动物肝脏、绿叶蔬菜等。同时注意避免过度劳累和剧烈运动。

（4）其他治疗：如药物治疗、中医治疗等。药物治疗主要针对贫血病因和症状进行针对性治疗；中医治疗则采用中药调理和针灸等方法改善贫血症状和提高机体免疫力。

（5）预防：针对不同病因采取相应的预防措施，如合理饮食、避免过度劳累和损伤等。同时加强健康教育和定期体检，以便及时发现和治疗贫血等疾病。

六、转诊及注意事项

1. 重度贫血患者社区转诊的原因

（1）初步诊断不明确：社区医疗机构可能无法确诊患者的贫血类型或原因，需要进一步检查和治疗。

（2）需要特殊治疗：重度贫血可能需要特殊的治疗方法，如输血、药物治疗等，社区医疗机构可能无法提供这些治疗。

（3）需要专科医生评估：重度贫血可能涉及多个系统和器官的损害，需要多学科专家共同评估和制定治疗方案。

（4）家庭和社会支持不足：重度贫血患者可能需要长期治疗和康复，家庭和社会支持对患者的康复至关重要。社区医疗机构可能无法提供足够的支持。

2. 重度贫血患者转诊时应携带的资料

（1）完整的病史和诊断报告：包括贫血的起病时间、症状、体征、实验室检查结果等。

（2）相关影像学检查结果：如 X 线片、CT、MRI 等，以便上级医疗机构了解患者的病情。

（3）正在使用的药物清单：包括处方药、非处方药和保健品等，以便上级医疗机构了解患者的用药情况。

（4）家庭和社会支持信息：包括家庭成员、朋友、邻居等的联系方式，以及患者所在社区的相关资源和服务。

3. 重度贫血患者需要注意的事项

（1）饮食调整：重度贫血患者应保证营养均衡，增加富含铁、叶酸和维生素 B_{12} 的食物摄入，如红肉、绿叶蔬菜、豆类、坚果等。同时，避免过多摄入咖啡、茶等含有鞣酸的饮料，因为它们会影响铁的吸收。

（2）合理用药：根据医生的建议，按时服用治疗贫血的药物，如口服铁剂、叶酸、维生素 B_{12} 等。同时，避免使用可能影响血红蛋白合成的药物，如抗生素、抗病毒药物等。

（3）定期检查：重度贫血患者需要定期进行血常规检查，以监测病情的变化。根据检查结果，医生会调整治疗方案。

（4）避免剧烈运动：重度贫血患者应避免剧烈运动，以免加重心脏负担。可以选择适当的有氧运动，如散步、慢跑等，以增强体质。

（5）预防感染：重度贫血患者的免疫力较低，容易感染。因此，要注意个人卫生，勤洗手，避免拥挤的公共场所，及时接种疫苗。

（6）保持良好的心态：重度贫血患者要保持积极的心态，相信自己能够战胜病魔。可以参加一些兴趣爱好活动，与家人朋友交流，以减轻心理压力。

（7）遵医嘱：重度贫血患者要严格遵循医生的治疗建议和用药指导，不要擅自增减药物剂量或停药。如有任何疑问或不适，请及时就诊。

（8）注意观察症状变化：重度贫血患者要密切关注自己的身体状况，如出现头晕、乏力、心慌等症状加重，应及时就诊。

第二节　过敏性紫癜

一、定义

过敏性紫癜是一种由过敏反应引起的血管炎症性疾病，也称为变态反应性紫癜。它通常是机体对某些外部物质(过敏原)产生过敏反应，导致血液中免疫球蛋白 E(IgE)升高，从而引起血管炎症，最终导致皮肤、关节、肠道和肾脏等部位的病变。

二、分类

过敏性紫癜可以根据其临床表现和受累部位的不同，分为以下几类。

(1)单纯型过敏性紫癜：仅表现为皮肤紫癜，没有其他器官受累。

(2)关节型过敏性紫癜：除了皮肤紫癜外，还伴有关节炎症，表现为关节肿胀、疼痛和活动受限。

(3)胃肠型过敏性紫癜：除了皮肤紫癜外，还伴有胃肠道炎症，表现为腹痛、恶心、呕吐、腹泻和血便等症状。

(4)肾型过敏性紫癜：最为严重，除了皮肤紫癜外，还会累及肾脏，表现为血尿、蛋白尿和肾功能不全等症状。

三、临床表现

(1)皮肤症状：皮肤上分批出现对称性、略高出皮面的紫癜，通常在四肢和臀部，尤其是下肢更为常见。紫癜可以融合成片，有时会呈疱疹状。

(2)关节症状：关节炎症导致关节肿胀、疼痛和活动受限，多累及膝关节、踝关节和肘关节等大关节。

(3)胃肠道症状：胃肠道炎症导致腹痛、恶心、呕吐、腹泻和血便等症状。有时可能出现肠套叠、肠梗阻等严重并发症。

(4)肾脏症状：肾脏受累表现为血尿、蛋白尿和肾功能不全等症状。部分患者可能发展为慢性肾炎或肾病综合征。

(5)其他症状：部分患者可能出现发热、头痛、乏力等症状。

四、诊断

(1)临床表现：根据典型的皮肤紫癜、关节肿胀等症状，结合其他器官的受累情况，可以初步诊断为过敏性紫癜。

（2）实验室检查：血常规检查可见白细胞升高，血小板计数正常或轻度升高；尿常规检查可见血尿、蛋白尿；大便隐血试验阳性；免疫学检查可见免疫球蛋白 E（IgE）升高。

（3）组织病理学检查：皮肤活检有助于确诊过敏性紫癜，并排除其他疾病。活检可见真皮浅层毛细血管内皮细胞肿胀，血管壁有炎性细胞浸润。

（4）其他检查：对于难诊断的患者，可以进行特殊检查，如过敏原检测、凝血功能检查等。

五、治疗

（1）一般治疗：注意休息，避免剧烈运动，控制感染，保持皮肤清洁干燥。尽量避免接触可能的过敏原。

（2）对症治疗：针对不同的症状采取相应的治疗措施。皮肤症状可以使用抗过敏药物和外用药物缓解；关节症状可以使用抗炎药物缓解；胃肠道症状可以使用止泻药、止吐药等对症治疗；肾脏症状需要使用糖皮质激素和免疫抑制剂等药物治疗。

（3）糖皮质激素治疗：对于严重的过敏性紫癜患者，可以使用糖皮质激素进行治疗，如泼尼松等。糖皮质激素可以抑制炎症反应，缓解症状，但需要在医生的指导下使用。

（4）其他治疗：如免疫抑制剂、生物制剂等，可用于治疗难治性过敏性紫癜。对于严重的肾脏受累患者，需要进行透析治疗或肾移植等。

六、转诊及注意事项

1. 过敏性紫癜患者社区转诊的原因

（1）诊断不明确：如果根据患者的临床表现和检查结果不能明确诊断为过敏性紫癜，或者存在其他类似疾病的可能性，社区医生可能会建议行进一步的检查和评估。

（2）需要特殊治疗：常规药物治疗可能对部分过敏性紫癜患者无效，或者存在并发症的风险。这时，社区医生会根据患者的具体情况，推荐到上级医疗机构接受更专业的治疗。

（3）需要进一步检查：对于反复发作或难以治愈的过敏性紫癜患者，社区医生可能会建议行进一步的检查，如血常规、尿常规、肾功能检查等，以便找出病因并制定更有效的治疗方案。

（4）需要专科会诊：对于复杂的过敏性紫癜病例，社区医生可能会邀请相关专科医生进行会诊，以确保患者得到最佳的治疗方案。

总之，社区转诊是为了让患者得到更专业、更全面的医疗服务。如果您认为自己可能需要进行社区转诊，请咨询您的社区医生，他们会根据您的具体情况给予合适的建议。同时，请您配合医生的治疗和建议，以便尽快恢复健康。

2. 过敏性紫癜患者需要注意的事项

（1）饮食方面：患有过敏性紫癜的患者应该注意饮食清淡，避免食用辛辣、刺激性强的食物，如辣椒、生姜、大蒜等。同时，要保持均衡的营养摄入，多吃蔬菜、水果，增强免疫力。

（2）生活习惯方面：保持良好的作息时间，避免熬夜；保持心情舒畅，避免过度紧张和焦虑；加强锻炼，提高身体免疫力；避免接触过敏原，如某些食物、药物、化学物质等。

（3）治疗方面：按照医生的建议规律服用药物，不要随意停药或更换药物。在治疗期间，可以适当使用解热镇痛药物缓解症状，但须遵医嘱使用。如果症状持续加重或出现新的症状，应及时就诊，以免延误治疗。

（4）预防感染：过敏性紫癜患者容易发生感染，因此要注意个人卫生，勤洗手，避免去人群密集的地方。如有发热、咳嗽等症状，应及时就医。

（5）定期检查：过敏性紫癜患者应定期进行血常规、尿常规等相关检查，以便及时发现病情变化并调整治疗方案。

总之，过敏性紫癜患者在日常生活中应注意以上几点，以降低感染的风险和减轻症状。

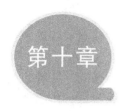

第十章

外科危重症

第一节 动脉栓塞

一、定义

动脉栓塞是指源于心腔或近侧动脉壁的血栓或动脉粥样硬化性斑块脱落，或外源性栓子进入动脉，被血流冲向远侧，引起远端动脉管腔堵塞，使该动脉供血的肢体、脏器、组织出现急性缺血。

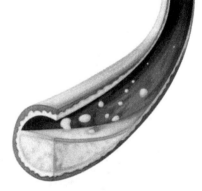

二、分类

根据栓子来源和栓塞部位的不同，动脉栓塞可以分为以下几种类型。

（1）脑动脉栓塞：由于栓子进入脑动脉导致供血区的脑组织缺血坏死，通常会引起相应的神经系统症状，如偏瘫、失语、感觉障碍等。

（2）肺动脉栓塞：栓子进入肺动脉导致肺组织缺血坏死，通常会引起呼吸困难、胸痛、咯血等症状。

（3）下肢动脉栓塞：栓子进入下肢动脉，导致下肢组织缺血坏死，通常会引起下肢疼痛、苍白、麻木、运动障碍等症状。

（4）肠系膜动脉栓塞：栓子进入肠系膜动脉，导致肠道缺血坏死，通常会引起剧烈的腹部疼痛、恶心、呕吐等症状。

三、临床表现

（1）症状的突然发作：动脉栓塞的症状通常是突然发作的，患者可能会突然感到剧烈疼痛、麻木、运动障碍等。

（2）受累肢体的缺血表现：动脉栓塞导致供血区的组织缺血坏死，患者可能会出现肢体苍白、发凉、厥冷等症状。

（3）脏器功能受损表现：根据栓塞的部位不同，患者可能会出现相应的脏器功能受损症状，如神经系统症状、呼吸系统症状、消化系统症状等。

四、诊断

（1）病史和体检：了解患者的病史和进行详细的体格检查，有助于初步诊断动脉栓塞。例如，下肢动脉栓塞的患者可能会出现下肢疼痛、苍白、厥冷等症状。

（2）影像学检查：影像学检查是诊断动脉栓塞的重要手段，包括超声检查、血管造影（DSA）、CT 血管成像（CTA）等。这些检查可以明确栓塞的部位、范围和程度，以及了解供血区的组织坏死情况。

（3）生化检查：生化检查可以帮助诊断和鉴别诊断不同类型的动脉栓塞。例如，检查血浆 D-二聚体可以辅助诊断肺动脉栓塞。

五、治疗

1. 抗凝治疗

对于大多数动脉栓塞患者，抗凝治疗是首选的治疗方法。抗凝药物可以抑制血栓的形成和扩大，并预防新的血栓形成和栓塞的发生。常用的抗凝药物包括肝素、华法林等。

2. 溶栓治疗

对于某些类型的动脉栓塞，如肺动脉栓塞和肠系膜动脉栓塞等，溶栓治疗可能是一种有效的治疗方法。溶栓药物可以加速血栓的溶解，恢复动脉血流。常用的溶栓药物包括尿激酶和链激酶等。

3. 手术治疗

对于某些严重的动脉栓塞患者，手术治疗可能是必要的治疗方法。手术可以取出栓子或修复受损的血管，恢复动脉血流。常用的手术方法包括导管介入治疗和外科手术治疗等。

六、转诊及注意事项

1. 动脉栓塞患者社区转诊的原因

（1）初步诊断不明确：如果根据患者的临床表现和检查结果不能明确诊断为动脉栓

塞，或者存在其他类似疾病的可能性，社区医生可能会建议行进一步的检查和评估。

（2）需要特殊治疗：常规药物治疗可能对部分动脉栓塞患者无效，或者存在并发症的风险。这时，社区医生会根据患者的具体情况，推荐到上级医疗机构接受更专业的治疗。

（3）需要进一步检查：对于反复发作或难以治愈的动脉栓塞患者，社区医生可能会建议行进一步的检查，如超声心动图、血管造影等，以便找出病因并制定更有效的治疗方案。

（4）需要专科会诊：对于复杂的动脉栓塞患者，社区医生可能会邀请相关专科医生进行会诊，以确保患者得到最佳的治疗方案。

总之，社区转诊是为了让患者得到更专业、更全面的医疗服务。如果您认为自己可能需要进行社区转诊，请咨询您的社区医生，他们会根据您的具体情况给予合适的建议。同时，请您配合医生的治疗和建议，以便尽快恢复健康。

3. 动脉栓塞患者需要注意的事项

（1）饮食方面：患有动脉栓塞的患者应该注意饮食清淡，避免食用高脂肪、高胆固醇的食物，如肥肉、蛋黄等。多吃蔬菜、水果，保持低盐饮食，以降低血脂和血压。

（2）生活习惯方面：保持良好的作息时间，避免熬夜；保持心情舒畅，避免过度紧张和焦虑；加强锻炼，提高身体免疫力；戒烟限酒，避免过度劳累。

（3）治疗方面：按照医生的建议规律服用药物，不要随意停药或更换药物。在治疗期间，可以适当使用解热镇痛药物缓解症状，但须遵医嘱使用。如果症状持续加重或出现新的症状，应及时就诊，以免延误治疗。

（4）预防感染：动脉栓塞患者容易发生感染，因此要注意个人卫生，勤洗手，避免去人群密集的地方。如有发热、咳嗽等症状，应及时就医。

（5）定期检查：动脉栓塞患者应定期进行血脂、血压等相关检查，以便及时发现病情变化并调整治疗方案。同时，根据医生建议进行血管超声、心电图等检查，以评估血管状况和心脏功能。

总之，动脉栓塞患者在日常生活中应注意以上几点，以降低感染的风险和减轻症状；同时，积极配合医生的治疗，相信您会很快康复的。

第二节　下肢动脉硬化闭塞症

一、定义

下肢动脉硬化闭塞症（arteriosclerosis obliterans，ASO）是指由下肢动脉粥样硬化导致血管狭窄或闭塞，引起下肢缺血的一系列症状。动脉粥样硬化是动脉壁上沉积了一层脂质，使动脉弹性减低、管腔变窄，进而影响血液流通。下肢动脉硬化闭塞症的发病率随年龄增长而增加，常见于老年人群。

二、分类

下肢动脉硬化闭塞症可分为三期。

（1）早期：无明显症状或仅有轻微症状，如患肢发凉、怕冷、苍白、麻木等。

（2）中期：随着病情发展，出现间歇性跛行，即患者行走一段距离后出现患肢疼痛，必须休息一段时间后才能继续行走。

（3）晚期：出现静息痛，即在休息时也感到患肢疼痛，尤其以夜间为甚。严重者出现溃疡、坏死，甚至可能导致截肢。

三、临床表现

（1）患肢发凉、怕冷、苍白、麻木、间歇性跛行等。

（2）静息痛，尤其以夜间为甚。

（3）皮肤色泽改变，患肢皮肤颜色变苍白或发绀。

（4）患肢溃疡、坏死。

（5）其他症状，如肌肉萎缩、营养不良等。

四、诊断

（1）实验室检查：血液检查如血脂、血糖等有助于了解全身脂质代谢情况。

（2）影像学检查：通过血管彩超、血管造影（DSA）等检查可了解动脉狭窄或闭塞的程度和范围。

（3）踝肱指数（ABI）测定：通过测量踝部和肱动脉血压比值，判断下肢缺血程度。ABI小于0.9提示存在下肢动脉硬化闭塞症。

（4）其他检查：如CT血管成像（CTA）等也可以用于诊断下肢动脉硬化闭塞症。

五、治疗

（1）药物治疗：对于早期患者，药物治疗主要是控制血压、血脂和血糖等，延缓动脉硬化的进展。常用药物包括降脂药、抗血小板聚集药等。

（2）手术治疗：对于中期和晚期患者，手术治疗是主要的治疗方法。手术方式包括动脉内膜剥脱术、动脉搭桥术等，目的是恢复下肢动脉血流，改善缺血症状。

（3）其他治疗：如高压氧治疗、激光治疗等也可以用于缓解症状或改善下肢缺血情况。

（4）康复治疗：对于溃疡或坏疽的患者，康复治疗也很重要，包括换药、清创、抗感染等措施，促进创面愈合，预防感染扩散。

六、转诊及注意事项

1. 下肢动脉硬化闭塞症患者社区转诊的原因

(1)初步诊断不明确：如果根据患者的临床表现和检查结果不能明确诊断为下肢动脉硬化闭塞症，或者存在其他类似疾病的可能性，社区医生可能会建议行进一步的检查和评估。

(2)需要特殊治疗：常规药物治疗可能对部分下肢动脉硬化闭塞症患者无效，或者存在并发症的风险。这时，社区医生会根据患者的具体情况，推荐到上级医疗机构接受更专业的治疗。

(3)需要进一步检查：对于反复发作或难以治愈的下肢动脉硬化闭塞症患者，社区医生可能会建议行进一步的检查，如血管造影、超声心动图等，以便找出病因并制定更有效的治疗方案。

(4)需要专科会诊：对于复杂的下肢动脉硬化闭塞症患者，社区医生可能会邀请相关专科医生进行会诊，以确保患者得到最佳的治疗方案。

总之，社区转诊是为了让患者得到更专业、更全面的医疗服务。如果您认为自己可能需要进行社区转诊，请咨询您的社区医生，他们会根据您的具体情况给予合适的建议。同时，请您配合医生的治疗和建议，以便尽快恢复健康。

2. 下肢动脉硬化闭塞症患者需要注意的事项

(1)饮食方面：患有下肢动脉硬化闭塞症的患者应该注意饮食清淡，避免食用高脂肪、高胆固醇的食物，如肥肉、蛋黄等。多吃蔬菜、水果，保持低盐饮食，以降低血脂和血压。

(2)生活习惯方面：保持良好的作息时间，避免熬夜；保持心情舒畅，避免过度紧张和焦虑；加强锻炼，提高身体免疫力；戒烟限酒，避免过度劳累。

(3)治疗方面：按照医生的建议规律服用药物，不要随意停药或更换药物。在治疗期间，可以适当使用解热镇痛药物缓解症状，但须遵医嘱使用。如果症状持续加重或出现新的症状，应及时就诊，以免延误治疗。

(4)预防感染：下肢动脉硬化闭塞症患者容易发生感染，因此要注意个人卫生，勤洗手，避免去人群密集的地方。如有发热、咳嗽等症状，应及时就医。

(5)定期检查：下肢动脉硬化闭塞症患者应定期进行血脂、血压等相关检查，以便及时发现病情变化并调整治疗方案。同时，根据医生建议进行血管超声、心电图等检查，以评估血管状况和心脏功能。

总之，下肢动脉硬化闭塞症患者在日常生活中应注意以上几点，以降低感染的风险和减轻症状；同时，积极配合医生的治疗，相信您会很快康复的。如有其他问题，请随时咨询医生。

第三节　车祸外伤

一、定义

车祸外伤是指车祸事故导致的身体损伤。车祸是一种常见的交通事故，可导致身体多部位和系统的损伤，严重时甚至危及生命。

二、分类

车祸外伤可分为以下几类。

（1）骨折：车祸时，强大的冲击力可导致骨骼断裂，包括闭合性骨折、开放性骨折等，常见于四肢骨、脊柱等部位。

（2）脑震荡：头部受到外力撞击可能导致脑震荡，表现为短暂的意识丧失、记忆丧失、头痛、恶心、呕吐等症状。

（3）胸部创伤：车祸可导致胸部器官损伤，如肋骨骨折、气胸、血胸等，严重时可危及生命。

（4）腹部创伤：车祸时，腹部受到撞击可能导致内脏器官损伤，如肝脾破裂、肾脏损伤等。

（5）软组织损伤：皮肤、肌肉、肌腱等软组织受到钝挫伤或割裂伤，可能导致局部肿胀、出血、疼痛等症状。

（6）烧伤和烫伤：车祸时，车辆燃烧或高温液体溅射可导致烧伤和烫伤。

三、临床表现

车祸外伤的临床表现因伤情不同而异，主要包括以下几点。

（1）疼痛：受伤部位出现疼痛，严重时可伴随呼吸困难。

（2）肿胀：受伤部位周围组织肿胀，皮肤发红、出现瘀斑。

（3）出血：开放性损伤可导致出血，严重时可导致失血性休克。

（4）功能障碍：骨折或神经系统损伤可导致肢体功能障碍。

（5）其他症状：如头痛、恶心、呕吐、发热等。

四、诊断

车祸外伤的诊断需要从多个方面进行综合考虑和分析，确诊需要进行全面的评估和检查。

（1）伤情评估：首先需要对伤者的伤情进行全面的评估，包括受伤部位、伤势严重程度、生命体征等。伤情评估是诊断和治疗的基础，有助于确定治疗方案和预测预后。

（2）体格检查：对伤者进行详细的体格检查，包括头面部、颈部、胸腹部、四肢等部位的检查。检查伤者的意识状态、呼吸、脉搏、血压等生命体征，以及是否有开放性伤口、骨折、出血等症状。

（3）辅助检查：根据伤者的具体情况，可能需要采取一些辅助检查手段，如 X 线、CT、MRI 等影像学检查，以进一步明确伤情和治疗方案。

（4）实验室检查：对于一些伤情较重的患者，可能需要进行实验室检查，如血常规、尿常规、生化检查等，以了解患者的全身状况和病情进展。

（5）鉴别诊断：根据伤者的病史、体格检查和辅助检查结果，综合分析后作出诊断。同时，注意与其他类似的疾病或损伤进行鉴别，以避免误诊或漏诊。

五、治疗

车祸外伤的治疗方法取决于伤情的严重程度和部位。治疗方案应该综合考虑患者的伤情、全身状况、年龄、并发症等因素，根据伤者的具体情况，制定个性化的治疗方案，以达到最佳的治疗效果。

（1）急救措施：对于严重的车祸外伤，首先需要采取急救措施，如止血、保持呼吸道通畅、维持生命体征等。

（2）手术治疗：对于骨折、内脏器官损伤等严重的创伤，可能需要进行手术治疗，如骨折固定术、器官修复术等。

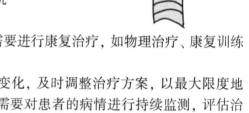

（3）药物治疗：根据伤情需要，给予必要的抗生素、止痛药、止血药等药物治疗。

（4）康复治疗：对于肢体功能障碍的患者，需要进行康复治疗，如物理治疗、康复训练等，以促进功能恢复。

注意，治疗过程中需要密切监测患者的病情变化，及时调整治疗方案，以最大限度地保护患者的生命安全和健康。同时，治疗过程中需要对患者的病情进行持续监测，评估治疗效果和预后。对于一些病情较重的患者，可能需要采取一些特殊的治疗措施，如器官功能支持、重症监护等，以最大限度地保护患者的生命安全。

六、转诊及注意事项

1. 车祸外伤社区转诊的流程

（1）评估转诊需求：评估患者的伤情严重程度。判断是否需要更高级别的医疗资源。

（2）联系上级医疗机构：及时与上级医院或专科医疗机构取得联系，确保对方了解患者的病情和需求。

（3）准备转诊资料：整理患者的病史、体格检查、辅助检查结果等。提供详细的伤情描述和初步诊断。

（4）安全转运：选择合适的转运方式和工具。在转运过程中保持患者的生命体征稳定。

（5）交接工作：到达上级医疗机构后，与接收医生进行详细的病情交接。确保所有资料和信息准确无误。

2. 车祸外伤社区转诊的注意事项

（1）及时性：对于严重车祸外伤患者，时间就是生命，应尽快转诊。

（2）稳定性：在转诊过程中，确保患者的生命体征稳定，避免加重伤情。

（3）沟通：与上级医疗机构保持良好沟通，确保顺利交接。

（4）资料完整性：确保转诊资料完整、准确，为后续治疗提供依据。

（5）后续跟进：转诊后，了解患者的治疗进展，为后期诊治同类病例积累经验。

（6）持续学习与改进：不断总结经验，提高转诊效率和治疗效果。

（7）遵循法律与规定：在转诊过程中，遵循相关法律法规和医疗规定，确保合法合规。

（8）心理支持：关注患者的心理需求，提供必要的心理支持与疏导。

第四节　脊柱骨折

一、定义

脊柱骨折是指脊柱骨骼的断裂或破碎，通常是由外力创伤引起的。脊柱骨折是一种严重的损伤，需要及时诊断和治疗，以避免对神经和脊髓造成永久性损伤。

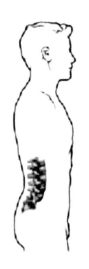
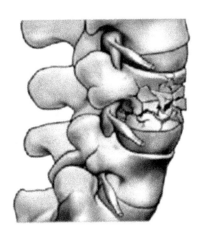

二、分类

脊柱骨折可以分为以下几种类型。

(1)压缩性骨折：椎体受到垂直或水平方向的压缩，导致脊柱弯曲变形，常见于骨质疏松症患者或从高处跌落时。

(2)爆裂性骨折：骨折线呈垂直状，碎骨片向四周散开，通常是由车祸、高处坠落等高能量创伤引起的。

(3)屈曲分离性骨折：脊柱在屈曲位受到外力作用，导致椎体前部分离，多见于交通事故、摔倒等低能量创伤。

(4)旋转性骨折：脊柱发生旋转和扭曲，同时伴有部分椎体骨折，常见于车祸、高处坠落等高能量创伤。

(5)撕脱性骨折：骨折片从椎体或椎弓上撕脱，通常是由肌肉或韧带突然剧烈收缩引起的。

三、临床表现

脊柱骨折的临床表现因伤情严重程度和部位而异，但通常有以下共同表现。

(1)疼痛：脊柱骨折部位出现剧烈疼痛，特别是在活动或负重时加重。

(2)畸形：脊柱可能因骨折而出现畸形，如脊柱侧弯或驼背。

(3)运动障碍：脊柱骨折可能导致肌肉和神经系统损伤，使患者无法正常活动或站立。

(4)感觉异常：患者可能感到受伤部位以下麻木、刺痛或丧失感觉。

(5)呼吸困难：严重的脊柱骨折可能导致肋骨骨折或损伤神经，影响呼吸功能。

四、诊断

脊柱骨折的诊断重点主要包括以下几个方面。

(1)外伤史：详细了解患者的外伤情况，包括受伤时的姿势、外力的方向和大小、受伤的部位等。这些信息对于判断骨折的类型和严重程度非常重要。

(2)体格检查：观察患者的姿势和活动情况，检查脊柱是否有畸形、压痛、肿胀等异常表现。同时，需要注意患者是否有神经系统症状，如感觉障碍、运动障碍等。

(3)影像学检查：X线、CT和磁共振成像(MRI)等影像学检查是诊断脊柱骨折的重要手段。X线片可以显示骨折的部位和类型，CT可以更清楚地显示骨折的细节和椎管的形态，而MRI则可以显示脊髓和周围软组织的损伤情况。

(4)神经功能评估：脊柱骨折常伴随神经损伤，因此需要对患者的神经功能进行评估。这包括感觉、运动、膀胱和肠道功能等。如果有神经损伤，需要及时治疗以避免永久性功能障碍。

(5)鉴别诊断：需要与其他可能导致脊柱疼痛的疾病进行鉴别，如脊柱肿瘤、脊柱感染等。这些疾病的临床表现可能与脊柱骨折相似，但治疗方法却不同。

（6）并发症评估：脊柱骨折常伴随其他并发症，如脊髓损伤、内脏损伤等。在诊断过程中，需要全面评估患者的并发症情况，以便制定合适的治疗计划。

脊柱骨折的诊断需要综合考虑患者的外伤史、体格检查、影像学检查、神经功能评估、鉴别诊断和并发症评估等方面。只有准确地诊断骨折的类型和严重程度，才能制订合适的治疗计划，帮助患者尽快康复。

五、治疗

治疗脊柱骨折的方法取决于伤情的严重程度和类型，但通常需要采取以下措施。

（1）急救措施：对于严重的脊柱骨折，首先需要保持呼吸道通畅，确保患者能够正常呼吸；同时，需要稳定患者的生命体征，如血压、心率和呼吸等。

（2）手术治疗：对于严重的脊柱骨折，如爆裂性骨折和压缩性骨折，通常需要进行手术治疗，以稳定骨折部位并恢复脊柱的正常形态和功能。手术方法包括内固定和外固定等。

（3）康复治疗：术后康复治疗非常重要，包括物理治疗、康复训练和药物治疗等，以促进患者功能的恢复和预防并发症的发生。

六、转诊及注意事项

1. 脊柱骨折患者转诊的注意事项

（1）初步评估：在社区层面，应对脊柱骨折患者进行初步评估，了解病情的严重程度和是否需要转诊。

（2）转诊指征：如患者病情较重，出现明显的神经损伤症状，或经过初步处理后症状未见明显改善，应考虑转诊至上级医疗机构。

（3）转诊流程：确保患者在安全、舒适的状态下转诊。使用合适的搬运方法和设备，如平板或担架，避免加重损伤。同时，提前与上级医疗机构取得联系，确保接收方已做好接收准备。

（4）转诊后跟进：转诊后，继续关注患者的病情，与接收方保持沟通，确保患者得到及时、有效的治疗。

2. 脊柱骨折患者需要注意的事项

（1）急救处理：在事故现场，首先确保患者的安全，避免进一步损伤。如可能，进行简单的固定和制动，减少移动。

（2）疼痛控制：疼痛是脊柱骨折常见的症状，给予适当的止痛药以缓解疼痛。避免使用阿片类强效止痛药，以免掩盖症状，影响评估和治疗。

（3）体位与搬运：在搬运患者时，务必保持患者身体呈一条直线，避免弯曲和扭曲，以减少进一步损伤的风险。

（4）预防并发症：关注患者是否有其他伴随疾病，如骨质疏松症、糖尿病等，这些疾病可能会影响骨折的愈合和恢复。

(5)功能康复：尽早开始康复训练，包括物理治疗和锻炼，帮助患者恢复肌肉力量、灵活性和平衡能力。

(6)营养与健康：确保患者获得足够的营养物质，尤其是钙和维生素 D，以促进骨折的愈合。同时，保持健康的生活方式，避免吸烟和过度饮酒。

(7)心理支持：脊柱骨折可能导致焦虑、抑郁等心理问题，应提供心理支持和情绪疏导，帮助患者面对和克服困难。

(8)定期复查：在治疗过程中，定期进行复查，评估骨折的愈合情况，并根据需要调整治疗方案。

(9)安全防护：在恢复期间，确保患者采取适当的安全防护措施，如使用防护腰带或护具，以防止跌倒和其他意外伤害。

(10)教育与预防：对患者及其家属进行教育，了解脊柱骨折的风险因素和预防措施，强调在生活中采取预防措施，降低再次发生骨折的风险。

第五节　烫伤

一、定义

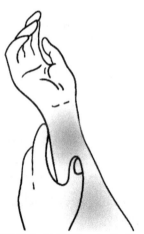

烫伤是指高温物质(如热水、蒸汽、火焰等)导致的皮肤、肌肉、骨骼甚至内脏器官的损伤。根据烫伤的严重程度，可以分为轻度烫伤、中度烫伤和重度烫伤。

二、分类

(1)轻度烫伤：烫伤面积较小，表现为局部的红肿、疼痛和起泡。

(2)中度烫伤：烫伤面积较大，除了局部症状外，还可能出现全身症状，如头晕、恶心等。

(3)重度烫伤：烫伤面积大，伴有严重的全身症状，如脱水、休克等。

三、临床表现

(1)局部症状：烫伤部位出现红肿、疼痛、水疱和焦痂。严重者可能出现焦痂下的水肿、炭化，甚至出现"皮革样化"的改变。

(2)全身症状：轻度烫伤者可能出现头痛、恶心等症状；中度烫伤者可能出现脱水、休克等症状；重度烫伤者可能出现高热、感染等症状。

四、诊断

（1）体格检查：医生会观察患者的烫伤部位和全身症状，以初步判断烫伤的严重程度。

（2）实验室检查：医生可能会进行血常规、尿常规等检查，以了解患者的全身状况。

（3）影像学检查：对于重度烫伤，医生可能会进行 X 线或 CT 检查，以了解是否有骨骼损伤。

五、治疗

（1）急救措施：对于轻度烫伤，可以采用冷水冲洗、冰敷等方法缓解疼痛；对于重度烫伤，需要立即就医，进行抗休克治疗。

（2）创面处理：根据烫伤的严重程度，医生会采用不同的方法处理创面，如清洁创面、去除焦痂、预防感染等。

（3）全身治疗：对于中度以上的烫伤，需要进行全身治疗，如抗感染、补充营养等。

（4）手术治疗：对于重度烫伤或伴有骨骼损伤的患者，可能需要手术治疗。

（5）康复治疗：在创面愈合后，需要进行康复治疗，以恢复肌肉、关节等功能。

六、转诊及注意事项

1.烫伤转诊的注意事项

（1）初步评估：在社区层面，对烫伤患者进行初步评估，了解烫伤的严重程度和是否需要转诊。

（2）转诊指征：如患者烫伤面积较大，伤口较深，或出现明显的全身症状，如发热、寒战等，应考虑转诊至上级医疗机构。

（3）转诊流程：确保患者在安全、舒适的状态下转运。使用合适的搬运方法和设备，如担架等。提前与上级医疗机构取得联系，确保接收方已做好接收准备。

（4）转诊后跟进：转诊后，继续关注患者的病情，与接收方保持沟通，确保患者得到及时、有效的治疗。

2.烫伤患者需要注意的事项

（1）降温处理：立即用冷水冲洗烫伤部位至少 20 min 或疼痛缓解为止。如无条件，可用冷敷。

（2）除去衣物：小心地除去烫伤部位衣物，可用剪刀剪开。注意不要强行撕扯，以免加重损伤。

（3）保护伤口：可用干净纱布、布料等包扎。注意不要用有颜色的药物涂抹、消毒，以免影响医生判断伤口深度。

（4）合理饮食：患者的饮食方面要以清淡为主，忌食辛辣、易上火食物，如海鲜、辣椒等。

（5）观察伤口情况：如敷料有明显渗液、渗血等情况，应及时请医生处理。遵医嘱使用外用药，避免搔抓产生其他外伤，以防感染。

（6）安抚情绪：患者如为幼儿，注意安抚其情绪，使其配合治疗。

第六节　动物咬伤

一、定义

动物咬伤是指被动物咬伤或抓伤，可能导致皮肤破损、出血或感染。

二、分类

Ⅰ类伤口：裸露的皮肤被轻咬或无出血的轻微抓伤或擦伤。

Ⅱ类伤口：完好的皮肤被舔舐，或者单处/多处贯穿皮肤的咬伤或抓伤。

Ⅲ类伤口：破损皮肤被舔舐或者黏膜被动物唾液污染。

三、临床表现

（1）局部症状：伤口部位出现疼痛、红肿、出血、水疱等，严重时可能导致局部组织坏死。

（2）全身症状：可能出现发热、寒战、头痛、恶心等症状，严重者可能出现休克。

四、诊断

（1）体格检查：医生会观察伤口的部位、大小、深度和出血情况，以及患者的全身症状，以初步判断病情。

（2）实验室检查：医生可能会进行血常规、尿常规等检查，以了解患者的全身状况。

（3）影像学检查：对于深部组织损伤，医生可能会进行 X 线或 CT 检查，以了解损伤的范围和程度。

五、治疗

（1）局部处理：用流动的清水或 0.9% 氯化钠注射液冲洗伤口，挤出污血，用碘伏消毒液消毒伤口及周围皮肤。对于深部组织损伤，需要进行清创处理。

（2）预防感染：口服或注射抗生素，预防感染。

（3）疫苗接种：对于狂犬病病毒暴露，需要接种狂犬病疫苗，并使用狂犬病被动免疫制剂。

（4）免疫球蛋白接种：对于严重的动物咬伤，需要注射狂犬病被动免疫制剂，以增强身体的免疫力。

（5）其他治疗：对于疼痛明显的患者，可以给予止痛药；对于全身症状严重者，需要进行对症治疗。

六、转诊及注意事项

1. 动物咬伤转诊的注意事项

（1）初步评估：在社区层面，对动物咬伤患者进行初步评估，判断伤势的严重程度。

（2）转诊指征：如动物咬伤造成严重出血、深部组织损伤、骨折或累及重要器官，应考虑转诊至上级医疗机构。

（3）转诊流程：确保患者在安全、舒适的状态下转诊。使用合适的搬运方法和设备，如担架等。提前与上级医疗机构取得联系，确保接收方已做好接收准备。

（4）转诊后跟进：转诊后，继续关注患者的病情，与接收方保持沟通，确保患者得到及时、有效的治疗。

2. 动物咬伤患者需要注意的事项

（1）止血与清洁：如伤口出血，先进行压迫止血，并用清水或0.9%氯化钠注射液清洁伤口。不建议使用乙醇或碘伏消毒液直接涂擦伤口。

（2）防止感染：动物咬伤容易引发感染，应使用抗生素和消炎药预防感染；同时，保持伤口干燥、清洁，避免接触不洁物质。

（3）观察病情：注意观察患者的体温、伤口红肿等情况，如有异常应及时就医。如患者有免疫系统疾病或正在服用免疫抑制剂等药物，须及时告知医生。

（4）疫苗接种：根据患者的具体情况和所在地区的疫情，可能需要接种狂犬病疫苗、破伤风疫苗等。遵医嘱接种相关疫苗，并遵循接种后的注意事项。

（5）心理支持：动物咬伤可能导致患者产生恐惧、焦虑等情绪，应提供心理支持和情绪疏导，帮助患者面对和克服困难。

（6）预防再次受伤：指导患者避免再次接触可能携带病毒或细菌的动物，采取适当的防护措施，如戴手套、穿长袖衣物等。

（7）饮食与休息：患者在恢复期间应保持清淡饮食，避免刺激性食物和饮品。注意休息，遵医嘱治疗和康复。

（8）遵循医嘱：遵循医生的建议进行治疗和康复，定期复查，确保伤口愈合良好。如有任何不适或异常情况，及时就医。

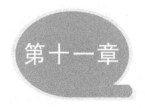

第十一章

妇产科危重症

第一节　宫外孕

一、定义

宫外孕又称为异位妊娠，是指受精卵在子宫腔以外的部位着床发育的妊娠。常见的宫外孕部位包括输卵管、卵巢、腹腔等。宫外孕的发生率为 1%～2%，是妇科急症之一，若不及时诊断和治疗，可能对女性的生命健康造成严重威胁。

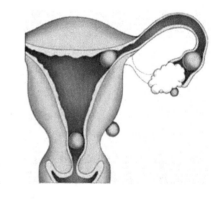

二、分类

宫外孕可以根据受精卵着床部位的不同进行分类，常见的宫外孕分类如下。

（1）输卵管妊娠：这是最常见的宫外孕类型，约占所有宫外孕的 95%。受精卵在输卵管内着床发育，可能导致输卵管破裂和出血。

（2）卵巢妊娠：受精卵在卵巢内着床发育，较为罕见。卵巢妊娠的症状和诊断较为困难，容易漏诊或误诊。

（3）腹腔妊娠：受精卵在腹腔的器官表面着床发育，如腹膜、肠管等。腹腔妊娠的发生率较低，但危险性较高，可能导致严重的内脏损伤和出血。

（4）宫颈妊娠：受精卵在宫颈管内着床发育，非常罕见。宫颈妊娠可能导致宫颈破裂和大量出血，需要紧急处理。

（5）子宫角妊娠：受精卵在子宫角处着床发育，这也是一种罕见的宫外孕类型。子宫角妊娠可能导致子宫破裂和大出血，需要及时治疗。

三、临床表现

宫外孕的临床表现因个体差异而异，以下是一些常见的症状。

(1)停经：宫外孕患者通常会出现月经停止的现象，但这并不是所有宫外孕患者的共同表现。

(2)腹痛：宫外孕患者可能会出现一侧或两侧下腹疼痛，疼痛性质可为阵发性、持续性或钝痛。疼痛可能随着时间推移而加重。

(3)阴道出血：部分宫外孕患者可能出现阴道不规律出血，呈点滴状或少量暗红色血液。

(4)晕厥和休克：当宫外孕导致输卵管破裂时，患者可能出现晕厥、头晕、心慌等症状，严重时可出现休克。

(5)其他症状：宫外孕患者还可能出现恶心、呕吐、肩部疼痛、腹泻等症状。

需要注意的是，宫外孕的症状可能与其他妇科疾病相似，因此在出现上述症状时，应及时就诊并接受专业检查以明确诊断。

四、诊断

宫外孕的诊断主要依据病史和体格检查、辅助检查，以下是一些常用的诊断方法。

(1)病史和体格检查：医生会询问患者的月经史、生育史、避孕措施等情况，以及进行腹部和盆腔检查，了解疼痛部位、性质和程度等。

(2)血清黄体酮检测：通过检测血清黄体酮水平，可以初步判断妊娠是否正常。宫外孕患者的血清黄体酮水平通常较低。

(3)超声检查：超声检查是诊断宫外孕的重要方法，可以观察子宫内是否有胚胎囊，以及输卵管、卵巢等部位是否有异常回声。经阴道超声检查对早期宫外孕的诊断更为敏感。

(4)腹腔镜检查：必要时，医生可能会采用腹腔镜检查以明确诊断。腹腔镜可以直接观察到输卵管、卵巢等腹腔的病变情况，有助于确诊宫外孕。

(5)血清 HCG 动态监测：通过连续检测血清人绒毛膜促性腺激素(HCG)水平，可以观察其变化趋势。正常妊娠者的血清 HCG 水平呈指数级增长，而宫外孕患者的血清 HCG 水平增长缓慢或不规律。

需要注意的是，宫外孕的诊断需要综合多种检查结果，并排除其他可能的疾病。

五、治疗

宫外孕的治疗方法取决于患者的病情、年龄、生育需求等因素，以下是一些常见的治疗方法。

(1)药物治疗：对于早期无并发症的宫外孕患者，可以使用药物治疗，如甲氨蝶呤

（MTX）等。药物治疗需要在医生的指导下进行，并定期监测血清 HCG 水平和超声检查。

（2）腹腔镜手术：对于宫外孕已经导致输卵管破裂或出血的患者，或者药物治疗无效的患者，可以采用腹腔镜手术。手术可以切除受损的输卵管组织，保留正常功能的部分。

（3）开腹手术：对于严重的宫外孕患者，如大量出血、休克等，可能需要进行开腹手术。手术可以切除受损的输卵管组织，有时甚至须行全子宫切除术。

（4）保守治疗：对于部分无症状或症状轻微的宫外孕患者，可以选择观察等待，定期进行血清 HCG 检测和超声检查。如果病情稳定，受精卵可以被自然吸收；若病情恶化，需及时采取治疗措施。

需要注意的是，宫外孕的治疗需要根据患者的具体情况制定个体化方案。在治疗过程中，应密切关注患者的病情变化，并遵循医生的建议。宫外孕是一种紧急的妇科疾病，如果怀疑自己可能患有宫外孕，应尽快就诊并接受专业检查。在社区医疗机构，医生会根据您的症状和体征进行初步诊断，并可能会建议您到上级医疗机构进行进一步检查和治疗。

六、转诊及注意事项

1. 宫外孕患者社区转诊需要提供的资料

（1）病历资料：包括之前的病史、检查报告、诊断证明等。

（2）检查结果：如血清 HCG 检测、超声检查等相关检查结果。

（3）病情描述：详细描述您的症状、持续时间、疼痛部位和程度等。

（4）联系方式：确保转诊医生能够及时联系到您。

在转诊过程中，社区医生会与上级医疗机构的专科医生保持沟通，确保您得到及时、准确的诊断和治疗。同时，您也可以向社区医生咨询关于宫外孕的预防措施和注意事项，以降低患病风险。

2. 宫外孕患者在治疗过程中需要注意的事项

（1）遵医嘱：严格按照医生的建议和处方进行治疗，不要擅自停药或更改用药剂量。

（2）休息：在治疗期间，保证充足的休息，避免剧烈运动和重体力劳动。

（3）饮食：保持均衡的饮食，多吃富含蛋白质、维生素和矿物质的食物，以增强身体抵抗力。

（4）避免性生活：在治疗期间，避免性生活，以免对输卵管造成进一步损伤。

（5）定期复查：按照医生的建议进行定期复查，以监测病情的变化和治疗效果。

（6）注意心理调适：宫外孕可能会给患者带来心理压力，建议寻求心理咨询帮助，以保持良好的心态。

（7）避免再次发生宫外孕：在治疗结束后，应积极采取避孕措施，避免再次发生宫外孕。如有生育需求，可在医生指导下进行备孕。

（8）注意观察症状：如出现腹痛、阴道出血等症状加重或持续不减，应及时就诊。

总之，宫外孕患者在治疗过程中要密切关注自己的身体状况，遵循医生的建议，保持良好的生活习惯和心态。

第二节　蒂扭转

一、定义

蒂扭转是指输卵管、卵巢等生殖器官的血管蒂(连接器官和血管的部分)发生旋转,导致血液供应受阻的一种病症。这种病症通常发生在妊娠期或产后,但也可能在非孕期发生。

二、分类

蒂扭转可以根据发生部位和病因进行分类。

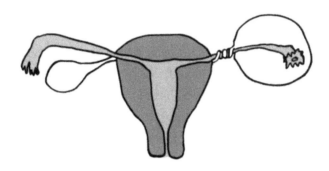

1.根据发生部位分类

(1)输卵管蒂扭转:是最常见的一种,通常发生在妊娠期或产后,可能导致输卵管坏死、感染等并发症。

(2)卵巢蒂扭转:较为罕见,通常发生在非孕期,可能导致卵巢坏死、感染等并发症。

2.根据病因分类

(1)先天性蒂扭转:生殖器官发育异常,导致血管蒂过长、过细或扭曲。

(2)后天性蒂扭转:生殖器官受到外力挤压、撞击或炎症等因素影响,导致血管蒂扭转。

三、临床表现

蒂扭转的临床表现因患者年龄、性别、病程和病变部位的不同而异,以下是一些常见的临床表现。

(1)腹痛:蒂扭转最常见的症状是突发性剧烈腹痛,疼痛部位可能在下腹部、盆腔或腹股沟。疼痛可能呈阵发性,也可能是持续性的。

(2)恶心和呕吐：蒂扭转导致的疼痛和不适，可能使患者出现恶心和呕吐等症状。

(3)发热：部分患者可能会出现发热，这是由炎症反应引起的。

(4)腹部肿块：在某些情况下，患者可能能够触及腹部肿块，这是扭转的器官肿胀所致。

(5)血流受阻：蒂扭转可能导致输卵管、卵巢等生殖器官的血流受阻，从而引发严重的并发症，如坏死、感染等。

(6)其他症状：根据病变部位的不同，患者还可能出现其他症状，如月经不规律、排尿困难、便秘等。

四、诊断

蒂扭转的诊断主要依据医生的专业检查，以下是一些常用的诊断方法。

(1)病史询问：医生会询问患者的病史，包括疼痛的起始时间、部位、性质等，以及是否有相关疾病的家族史。

(2)体格检查：医生会对患者进行腹部检查，触诊腹部肿块，评估疼痛程度和范围。

(3)实验室检查：血液检查可以帮助评估患者的炎症反应和感染情况。

(4)影像学检查：超声检查是诊断蒂扭转的常用方法，可以显示扭转的器官、血流受阻情况等。在某些情况下，可能需要进行 CT 扫描或 MRI 检查以获得更详细的信息。

(5)腹腔镜检查：在某些情况下，医生可能会建议进行腹腔镜检查以直接观察扭转的器官和周围组织。

五、治疗

蒂扭转是一种紧急情况，需要立即就医，以下是一些常见的治疗方法。

(1)手术治疗：手术是治疗蒂扭转的主要方法。根据病变部位和严重程度，医生可能会选择开腹手术或腹腔镜手术。手术的目的是解除扭转，恢复器官的血流，防止坏死和感染。

(2)药物治疗：在手术前，医生可能会给患者使用抗生素预防感染，同时使用止痛药缓解疼痛。

(3)观察和支持治疗：对于轻度的蒂扭转，医生可能会选择观察和支持治疗，包括卧床休息、禁食、输液等。

需要注意的是，蒂扭转的治疗需要根据患者的具体情况制定个体化的治疗方案。如果出现蒂扭转的症状，应尽快就医，以免延误治疗导致严重并发症。

六、转诊及注意事项

如果您在社区医疗机构就诊后被诊断为蒂扭转，医生可能会建议您进行转诊，以便得到更专业的治疗和护理。

1.蒂扭转患者社区转诊的原因

（1）需要进一步检查：如果初步检查结果不明确或需要进一步确认诊断，医生可能会建议您转诊至更高级别的医疗机构进行更详细的检查。

（2）需要手术治疗：蒂扭转通常需要手术治疗，如果您所在的社区医疗机构没有相关手术条件，医生可能会建议您转诊至有手术条件的医院。

（3）需要专科护理：蒂扭转的治疗和康复可能需要多学科的合作，包括妇产科、泌尿外科等。如果您所在的社区医疗机构无法提供全面的专科护理，医生可能会建议您转诊至有相关专科护理的医院。

（4）需要长期随访：蒂扭转的治疗和康复可能需要长期的随访和管理。如果您所在的社区医疗机构无法提供长期随访服务，医生可能会建议您转诊至有相关服务的医院。

在进行社区转诊时，您需要携带相关的病历资料和检查报告，以便接收医疗机构医生了解您的病情和治疗历史。同时，您可以向接收医疗机构的医生咨询有关蒂扭转的预防和康复建议，以便更好地管理自己的健康。

2.蒂扭转患者需要注意的事项

（1）及时就医：如果出现蒂扭转的症状，如剧烈腹痛、恶心呕吐等，应立即就医。延误治疗可能导致严重的并发症，甚至危及生命。

（2）遵医嘱用药：在医生的指导下使用药物，如止痛药、抗生素等。不要自行购买和使用药物，以免影响治疗效果或产生不良反应。

（3）注意休息：在治疗期间，应保持充足的休息，避免剧烈运动和重体力劳动。

（4）注意饮食：饮食应以清淡易消化为主，避免食用刺激性食物和油腻食物。同时，要保证充足的水分摄入，以防脱水。

（5）定期复查：在治疗结束后，应按照医生的建议进行定期复查，以确保病情得到有效控制和康复。

（6）注意预防：了解蒂扭转的病因和预防措施，如避免过度劳累、保持良好的生活习惯等，有助于降低患病风险。

（7）心理调适：保持积极乐观的心态，与家人和朋友分享自己的感受，寻求支持和帮助。

（8）防止复发：对于已经发生蒂扭转的患者，应注意定期体检，及时发现并处理可能的复发。

第三节　阴道出血

一、定义

阴道出血是指女性在非月经期或绝经后出现的阴道流血现象。正常情况下，女性的月经周期大约为28 d，每次持续3~7 d，出血量逐渐减少。阴道出血可能是生理性的，也可能是病理性的。生理性阴道出血通常是由排卵期、怀孕、避孕药等原因引起的；而病理性阴道出血则可能是由子宫内膜异位症、子宫肌瘤、宫颈糜烂、宫颈癌等疾病引起的。因此，一旦出现阴道出血，应及时就医进行诊断和治疗。

二、分类

阴道出血可以根据不同的标准进行分类，以下是一些常见的分类方法。

1. 根据出血量分类

(1)轻度出血：少量出血，不需更换卫生巾或护垫。

(2)中度出血：需要更换卫生巾或护垫，但不至于影响正常活动。

(3)重度出血：需要频繁更换卫生巾或护垫，甚至需要使用卫生棉条或服用紧急避孕药等。

2. 根据出血时间分类

(1)月经期出血：指月经期间的阴道出血。

(2)非月经期出血：指月经期之外的阴道出血。

(3)绝经后出血：指女性已经进入绝经期，但仍然出现阴道出血的现象。

3. 根据出血原因分类

(1)生理性出血：由生理原因引起的阴道出血，如排卵期出血、怀孕早期出血等。

(2)病理性出血：由疾病引起的阴道出血，如子宫内膜异位症、子宫肌瘤、宫颈糜烂、宫颈癌等。

三、临床表现

阴道出血的临床表现因病因不同而异，以下是一些常见的临床表现。

(1)月经周期异常：月经周期缩短或延长、月经量增多或减少等。

(2)非经期出血：在月经期之外出现的阴道出血，可能是间歇性出血或持续性出血。

(3)绝经后出血：女性已经进入绝经期，但仍然出现阴道出血的现象。

(4)性交后出血：在性行为后出现的阴道出血。

(5)停经后出血：女性已经停经一段时间后，突然出现阴道出血的现象。

(6)腹痛或腰痛：有些疾病引起的阴道出血可能伴随腹痛或腰痛等症状。

(7)其他症状：如恶心、呕吐、头晕、乏力等。

四、诊断

阴道出血的诊断需要综合考虑患者的病史、临床表现和相关检查结果，以下是一些常见的诊断方法。

(1)详细询问病史：医生会询问患者的月经史、生育史、避孕措施使用情况等，以了解可能的病因。

（2）体格检查：医生会进行妇科检查，包括外阴、阴道和宫颈的观察和触诊，以发现异常情况。

（3）实验室检查：如血常规、凝血功能、甲状腺功能等，以排除其他疾病的可能性。

（4）影像学检查：如 B 超、CT、MRI 等，可以帮助医生观察子宫、卵巢和其他盆腔器官的情况。

（5）活检：对可疑的病变组织进行活检，以明确病理诊断。

（6）其他特殊检查：如宫腔镜检查、输卵管造影等，可以进一步明确病因。

五、治疗

阴道出血的治疗方法因病因不同而异，以下是一些常见的治疗方法。

（1）药物治疗：根据不同的病因，可以使用口服避孕药、黄体酮、止血药等药物进行治疗。

（2）手术治疗：对于一些需要手术治疗的疾病，如子宫肌瘤、子宫内膜异位症等，可以通过手术切除或刮宫等治疗。

（3）介入治疗：对于一些血管性疾病引起的阴道出血，如子宫动脉栓塞术等，可以通过介入治疗来控制出血。

（4）其他治疗：如激光治疗、冷冻治疗等，可以用于一些特殊情况下的治疗。

需要注意的是，阴道出血可能是某些严重疾病的早期表现，如宫颈癌、子宫内膜癌等。因此，一旦出现阴道出血，应及时就医进行诊断和治疗。同时，在治疗过程中应注意休息，避免剧烈运动和重体力劳动，保持良好的心态和饮食习惯。

六、转诊及注意事项

阴道出血社区转诊是指将患者从社区医疗机构转诊到专科医院行进一步的诊断和治疗。

1. 常见的阴道出血社区转诊情况

（1）病情复杂或需要进行特殊检查：如果患者的病情较为复杂，或者需要进行特殊的检查（如宫腔镜检查、输卵管造影等），则需要转诊到专科医院行进一步的诊断和治疗。

（2）需要手术治疗：对于一些需要手术治疗的疾病（如子宫肌瘤、子宫内膜异位症等），如果社区医疗机构无法提供相应的手术条件和技术，则需要转诊到专科医院进行治疗。

（3）需要长期随访和管理：对于一些慢性疾病（如子宫内膜癌、宫颈癌等），需要进行长期的随访和管理，因此需要将患者转诊到专科医院进行定期随访和管理。

需要注意的是，在进行阴道出血社区转诊时，应确保患者的病历资料完整，并与专科医生进行充分沟通和协商，以便更好地为患者提供医疗服务。

2. 阴道出血患者的注意事项

（1）保持卫生：在出血期间，应保持外阴清洁干燥，避免使用过于刺激性的洗液或卫生巾。

（2）避免性生活：在出血期间，应避免性生活，以免加重症状或引起感染。

（3）注意饮食：应注意饮食清淡，避免辛辣、刺激性食物，多吃蔬菜、水果，保持大便通畅。

（4）避免剧烈运动：在出血期间，应避免剧烈运动和重体力劳动，以免加重症状或引起出血。

（5）定期复查：对于一些慢性疾病（如子宫内膜癌、宫颈癌等），需要进行长期的随访和管理，因此需要定期到医院进行复查。

（6）注意心理调节：阴道出血可能会给患者带来一定的心理压力和焦虑，因此需要注意心理调节，保持良好的心态。

需要注意的是，如果阴道出血持续时间较长、量较大或伴随其他症状（如腹痛、发热等），应及时就医进行诊断和治疗。

第四节　产后出血

一、定义

产后出血是指产妇在分娩后 24 h 内失血量超过 500 mL，或者在产后 24 h 至 6 周失血量超过 1000 mL 的情况。这是一种常见的产科并发症，也是导致产妇死亡的主要原因之一。产后出血的原因很多，包括子宫收缩不良、子宫内膜剥脱不完全、子宫颈或阴道撕裂、胎盘残留等。此外，一些因素也可能增加产后出血的风险，如多胎妊娠、巨大儿、羊水过多、产妇年龄过大或过小、孕期高血压等。

二、分类

产后出血可以根据不同的标准进行分类，以下是一些常见的分类方式。

（1）根据出血时间分类：可以分为早期产后出血和晚期产后出血。早期产后出血是指分娩后 24 h 内发生的出血，通常是由子宫收缩不良或胎盘残留等引起的。晚期产后出血是指分娩后 24 h 至 6 周发生的出血，通常是由子宫内膜剥脱不完全、子宫颈或阴道撕裂等引起的。

（2）根据出血量分类：可以分为轻度出血、中度出血和重度出血。轻度出血是指失血量在 500 mL 以下；中度出血是指失血量为 500 ~ 1000 mL；重度出血是指失血量超过 1000 mL。

（3）根据出血原因分类：可以分为子宫收缩不良性出血、胎盘残留性出血、子宫颈或阴道撕裂性出血等。

（4）根据出血症状分类：可以分为显性出血和隐性出血。显性出血是指产妇出现明显的阴道流血症状；隐性出血则是指产妇没有明显的阴道流血症状，但通过检查发现有大量血液积聚在子宫内。

三、临床表现

产后出血的临床表现可以分为以下几个方面。

（1）阴道流血：产后出血的最常见症状是阴道流血，通常在分娩后 24 h 内开始出现。初期出血量较少，颜色为鲜红色，逐渐增多并变为暗红色或棕色。如果出血量过多，可能会导致贫血和休克等症状。

（2）腹痛：产后出血时，产妇可能会感到腹痛或不适。这是由子宫收缩不良或子宫内膜剥脱不完全等引起的。

（3）血压下降：由于大量失血，产妇可能会出现血压下降的症状，如头晕、乏力、心悸等。

（4）心跳加快：由于失血过多，产妇的心率可能会加快，出现心慌、气短等症状。

（5）体温升高：产后出血时，产妇可能会出现发热的症状，这是由感染引起的。

（6）其他症状：产后出血还可能伴随其他症状，如恶心、呕吐、腹泻等。

四、诊断

产后出血的诊断通常需要进行以下几个方面的检查和评估。

（1）体格检查：医生会对产妇进行全面的体格检查，包括测量血压、心率、体温等指标，观察阴道流血情况，检查子宫大小和位置等。

（2）实验室检查：医生可能会要求产妇进行血液检查，以评估血红蛋白水平、血小板计数等指标，判断是否存在贫血或凝血功能异常等情况。

（3）彩超检查：医生可能会进行彩超检查，以评估子宫内膜厚度、胎盘残留情况等。

（4）病史询问：医生会询问产妇的分娩方式、分娩过程、产后恢复情况等，以了解可能的出血原因。

（5）其他检查：根据具体情况，医生还可能会进行其他检查，如宫颈涂片、子宫颈活检等。

综合以上检查结果，医生可以确定产后出血的原因和严重程度，并制定相应的治疗方案。

五、治疗

产后出血的治疗取决于出血的原因和严重程度，以下是一些常见的治疗方法。

（1）子宫按摩：对于子宫收缩不良引起的出血，医生可以通过按摩子宫来刺激其收缩，促进血液凝固。

（2）药物治疗：医生可能会给产妇使用药物，如催产素、前列腺素等，以促进子宫收缩和止血。

(3)输血治疗：对于失血过多的产妇，可能需要进行输血治疗，以补充血液和红细胞。

(4)手术治疗：对于严重的产后出血，可能需要进行手术治疗，如子宫切除术、子宫颈缝合术等。

(5)其他治疗：根据具体情况，医生还可能会采取其他治疗方法，如使用止血剂、抗生素预防感染等。

除了治疗产后出血本身，还需要对产妇进行全面的护理和监测，包括观察阴道流血情况、血压、心率等指标的变化，及时发现并处理并发症。同时，产妇需要保持充足的休息和营养，避免过度劳累和情绪波动。

六、转诊及注意事项

产后出血社区转诊是指将产妇从社区医疗机构或家庭医生处转诊到更高级别的医疗机构行进一步的诊断和治疗。

1. 常见的产后出血社区转诊情况

(1)严重出血：如果产妇出现严重的阴道流血、血压下降、心率加快等症状，需要立即转诊到更高级别的医疗机构进行紧急处理。

(2)持续出血：如果产妇在分娩后持续出血，无法通过社区医疗机构或家庭医生的治疗控制出血，需要转诊到更高级别的医疗机构行进一步的检查和治疗。

(3)高危因素：如果产妇有高危因素，如子宫肌瘤、子宫内膜异位症等，需要转诊到更高级别的医疗机构进行更详细的检查和评估。

(4)需要特殊治疗：如果产妇需要特殊的治疗方法，如手术治疗、介入治疗等，需要转诊到更高级别的医疗机构进行相应的治疗。

在进行产后出血社区转诊时，需要确保及时通知目标医疗机构，并提供相关的病历和检查结果，以便目标医疗机构能够更好地了解产妇的情况并提供适当的治疗。

2. 产后出血的注意事项

(1)观察阴道流血情况：产妇在分娩后需要密切观察阴道流血情况，如果出现大量鲜红色血液流出、持续不止或伴有腹痛等症状，应及时就医。

(2)避免过度劳累：产妇在产后需要充分休息，避免过度劳累和剧烈运动，以减少子宫收缩不良和出血的风险。

(3)注意个人卫生：产妇在产后需要注意个人卫生，保持外阴清洁干燥，避免感染引起的出血。

(4)饮食调理：产妇在产后需要注意饮食调理，保证营养均衡，增加蛋白质和铁的摄入，有助于恢复身体健康和减少出血风险。

(5)定期复查：产妇在产后需要定期复查，包括检查子宫大小和位置、子宫内膜厚度等指标，以及进行必要的血液检查，及时发现并处理异常情况。

(6)注意心理健康：产后出血对产妇的身心健康都会产生一定的影响，产妇需要得到家人和社会的支持和关爱，也可以寻求心理咨询师的帮助，缓解焦虑和压力。

第五节　胎盘早剥

一、定义

胎盘早剥是指在胎儿未出生之前,胎盘与子宫壁之间的连接过早断裂或分离。这种情况可能会导致胎儿缺氧、窒息等严重后果,甚至危及母婴生命。

二、分类

根据临床症状和病变程度的不同,胎盘早剥可分为不同类型。

(1)完全胎盘早剥:指整个胎盘在子宫壁上的完全分离。这种情况通常会导致严重的出血和胎儿窘迫。

(2)部分胎盘早剥:指胎盘的部分分离,可能仅为部分胎盘脱落或胎盘边缘的分离。这种情况通常会导致轻到中度的出血,并可能导致胎儿窘迫。

(3)隐匿性胎盘早剥:这种情况下,胎盘分离发生在子宫壁和胎盘之间的血肿内,没有明显的出血表现,但仍可能导致胎儿窘迫和其他并发症。

胎盘早剥的严重程度取决于胎盘分离的范围和严重程度,而不同类型的早剥可能需要不同的处理方法。及早诊断和治疗对孕妇和胎儿的健康至关重要。如果怀疑出现胎盘早剥的情况,孕妇应立即就医并接受专业的医疗评估和处理。

三、临床表现

临床上,胎盘早剥常常表现为以下症状。

(1)阵发性腹痛:剧烈、持续的腹痛是常见的症状之一,可伴随子宫收缩。

(2)阴道流血:早期为阴道出血,可能是鲜红色,随着时间的推移可能变得较暗。

(3)子宫收缩:早期可能有不规律的子宫收缩,但随着胎盘脱离,子宫收缩会逐渐增强。

(4)胎儿窘迫:宫内缺血导致胎儿心率异常,可能出现减慢、加速或变异。

(5)子宫压痛:在检查时,患者可能会有明显的子宫压痛。

四、诊断

对于胎盘早剥的诊断,医生通常会考虑以下因素。

(1)症状:包括突然出现的剧烈腹痛、子宫收缩、阴道出血等症状。

（2）体征：医生可能会对患者进行身体检查，包括测量子宫高度、监测胎儿心率和检查阴道出血情况。

（3）影像学检查：如超声检查，可帮助医生确认胎盘位置和可能的早剥情况。

（4）实验室检查：血液检查可以评估母体和胎儿的健康状况，包括血液凝固功能和血红蛋白水平。

根据这些诊断结果，医生可以判断是否存在胎盘早剥，并采取适当的治疗措施。

五、治疗

胎盘早剥属于急诊情况，患者一旦出现症状应立即就医，接受及时的处理和治疗。胎盘早剥需要专业医生进行综合评估和治疗，一般情况下，治疗方法如下。

（1）住院观察：对于确诊胎盘早剥的患者，通常需要在医院接受密切观察和监测。医生会密切监测胎儿的心跳和母体出血情况，以及母体的生命体征。

（2）输血：如果患者出现了大量出血的情况，可能需要进行输血以稳定患者的血液状态。

（3）手术治疗：对于严重的胎盘早剥，可能需要进行紧急剖宫产手术，以保护母婴的生命安全。

（4）药物治疗：医生可能会给予药物来控制出血、促进子宫收缩等，以帮助患者度过危险期。

六、转诊及注意事项

胎盘早剥是一种严重的孕产妇并发症，需要及时处理和转诊。社区医疗机构在面对这种情况时，应该立即启动相应的转诊流程，确保孕产妇得到及时的专业治疗。转诊时，需要准备好病历资料、检查报告和其他相关信息，并与目标医疗机构的专家进行有效沟通，确保顺利转诊。同时，社区医疗机构应该在转诊后关注孕产妇的康复情况，与目标医疗机构保持沟通，共同关注患者的治疗进展。这些措施将有助于确保孕产妇获得全面的治疗和护理，提高患者的康复率和生存率。

以下是胎盘早剥患者需要注意的事项。

（1）立即就医：如果怀疑存在胎盘早剥，应立即前往最近的医院就诊。这种情况需要专业医生的紧急处理。

（2）避免过度活动：在等待医疗救援期间，孕妇应避免过度活动和剧烈运动，以减少可能的并发症。

（3）血压监测：胎盘早剥可能会导致大量出血，因此需要密切监测孕妇的血压和出血情况。

（4）补充血液：在医院治疗期间，可能需要输注血液或血液制品，以补充因出血而流失的血液。

（5）心理疏导：胎盘早剥是一种紧急情况，可能对孕妇及家属造成极大的心理压力，因此需要专业的心理疏导。

这些注意事项仅供参考，胎盘早剥需要专业医生根据具体情况进行处理，希望孕妇和家人能够及时就医并得到专业的帮助。

第六节　产褥感染

一、定义

产褥感染是指产后妇女在分娩后出现的感染性疾病，通常发生在分娩后的前6周内，症状包括发热、恶臭的阴道分泌物、盆腔疼痛等。产褥感染可能是由细菌、真菌或病毒引起的，常见的感染部位包括子宫、阴道、膀胱、泌尿道等。严重的产褥感染可能会对产妇的康复和健康造成严重影响，因此及时诊断和治疗至关重要。

二、分类

产褥感染是产后妇女常见的感染性并发症，可以分为以下几类。

（1）子宫腔感染：也称为子宫内膜炎，是产褥感染中最常见的类型。它通常由分娩过程中的细菌感染引起，可能导致发热、子宫疼痛和异常阴道分泌物等症状。

（2）会阴伤口感染：在阴道分娩或会阴切开的情况下，会阴伤口容易感染。感染可能导致疼痛、红肿和分泌物增多。

（3）乳腺感染：乳腺感染在哺乳期妇女中较为常见，通常是由乳腺堵塞或细菌感染引起的。患者可能出现乳房疼痛、红肿、发热等症状。

（4）泌尿道感染：产后妇女易发生泌尿道感染，这可能是由尿路感染或尿潴留引起的。症状包括尿频、尿急、尿痛等。

三、临床表现

产褥感染常见的症状包括发热、恶臭的阴道分泌物、盆腔疼痛等。

（1）发热：产褥感染的典型症状是持续性发热，体温超过38 ℃。

（2）子宫区疼痛：产褥感染常伴随着子宫区域的疼痛，可能是持续性的剧痛。

（3）恶臭的阴道分泌物：产褥感染引起的恶臭分泌物，可能是血性或脓性的。

（4）心率加快：产褥感染可能引起心率加快，脉搏增快。

（5）皮肤红肿：局部皮肤红肿、肿胀，甚至可能有脓肿形成。

（6）乳房感染：部分患者可能出现乳腺炎和乳房红肿。

产褥感染的临床表现会根据感染的严重程度和范围而有所不同，如果出现以上症状，应及时就医并接受治疗。

四、诊断

产褥感染的诊断通常需要通过以下方式进行。

（1）体格检查：医生会通过检查体温、观察分娩后的恶露情况、检查盆腔是否有异常压痛等方式来初步判断是否存在产褥感染。

（2）实验室检查：通过采集阴道分泌物、血液等样本进行细菌培养和药敏试验，以确定感染的致病菌和抗生素敏感性。

（3）影像学检查：如超声检查或盆腔 CT 扫描，用以评估盆腔器官的炎症情况和有无积液。

五、治疗

产褥感染严重程度各异，治疗应根据具体病情进行，包括使用抗生素、局部护理、休息和饮食调理等。治疗产褥感染的方法取决于感染的严重程度，常见的治疗方法如下。

（1）抗生素治疗：医生可能会根据感染的类型和病原体选择合适的抗生素，通常是口服或静脉注射抗生素，以消除感染。

（2）手术引流：对于严重的产褥感染，可能需要手术引流以清除感染灶和积液。

（3）疼痛管理：使用止痛药物缓解盆腔疼痛和不适感。

（4）注意个人卫生：保持外阴和阴道的清洁，使用温和的清洁剂，避免使用有刺激性的洗液。

（5）饮食调理：饮食应以高蛋白质、高维生素和易消化的食物为主，帮助恢复身体健康。

六、转诊及注意事项

在社区转诊中，产褥感染的处理需要严谨的流程和专业的医疗团队。在转诊时，首先要确保患者情况得到充分的记录，包括详细的病史和症状描述；其次，需要提供必要的检查结果和影像学资料，以便接收医疗机构能够迅速了解患者情况并作出相应的处理；最后，转诊医生应与接收医疗机构的医疗团队进行有效的沟通和协商，确保患者能够得到及时和专业的治疗。

1.产褥感染患者社区转诊需要特别关注的事项

（1）专业指导：转诊医生需要提供详细的病情资料，包括患者的病史、症状描述和相关检查结果，并与接收医疗机构的专业医生进行有效的沟通，以确保患者得到专业的指导和治疗。

（2）患者安全：转诊医生要确保患者在转诊过程中的安全，包括对患者病情的评估和处理，以及提供必要的护理和支持。

（3）协调管理：转诊医生需要与接收医疗机构的医疗团队进行有效的协商和沟通，共同制定治疗方案，确保患者得到及时和有效的治疗。

在社区转诊中，对产褥感染患者的转诊管理至关重要，需要转诊医生和接收医疗机构的医疗团队共同努力，确保患者得到及时和专业的治疗。

2. 产褥感染患者需要注意的事项

（1）保持个人卫生：产妇应该每天洗澡，并保持私处的清洁，可使用温和的清洁剂清洗私处，并保持干燥。

（2）观察产褥期症状：产妇和家人应该密切关注产妇在产褥期间的身体状况，如发热、恶臭分泌物、剧烈疼痛等异常症状。

（3）饮食均衡：产妇应该摄入足够的营养，多食用新鲜蔬菜、水果及富含蛋白质和益生菌的食物，增强免疫力。

（4）避免性生活：在产褥期间，产妇应避免性生活，以免引起感染或加重已有感染。

（5）寻求医疗帮助：如果产妇出现发热、剧烈疼痛、恶臭分泌物等异常情况，应及时就医，遵医嘱进行治疗。

通过遵守这些注意事项，可以有效预防产褥感染的发生，保障产妇的健康。

第七节　子宫破裂

一、定义

子宫破裂是指子宫壁发生裂缝或破裂的情况。这种情况可能由多种原因引起，包括生产过程中的并发症、外伤或者子宫肌瘤等疾病。子宫破裂是一种严重的医疗紧急情况，需要立即就医处理。这种情况可能导致大量出血和其他严重并发症，因此需要紧急治疗以挽救患者的生命。

二、分类

子宫破裂是一种严重的妇科紧急情况，通常发生在怀孕或生产过程中。根据病因和发生的部位，子宫破裂可以分为以下几种类别。

（1）分娩时子宫破裂：发生在分娩过程中，通常由子宫壁的过度张力或异常薄弱引起。这种类型的子宫破裂在分娩期间可能会导致大量出血和危及母婴生命。

（2）剖宫产术后子宫破裂：发生在剖宫产术后，可能由手术切口未完全愈合或术后子宫壁组织脆弱导致。

(3)外伤性子宫破裂：通常由外伤引起，比如交通事故、跌倒或其他意外伤害。外伤性子宫破裂可能会导致内部出血和其他严重并发症。

(4)异位妊娠引起的子宫破裂：在异位妊娠中，受精卵着床在子宫以外的部位，如输卵管等。当异位妊娠继续发展时，可能会导致相关组织破裂，造成出血和危及生命的情况。

三、临床表现

子宫破裂的临床表现如下。

(1)剧烈腹痛：持续剧烈的腹痛是子宫破裂常见的症状之一。疼痛可能在子宫区域或腰部放射区域。

(2)出血：子宫破裂后，可能会出现阴道大量出血，有时出血量很大，甚至危及生命。

(3)心率增快：由于失血和休克，患者的心率可能会显著加快。

(4)恶心和呕吐：由于疼痛和休克，患者可能会出现恶心和呕吐。

(5)眩晕和晕厥：失血和休克可能导致患者出现眩晕和晕厥的症状。

(6)腹部肌肉紧张：病情严重的患者，其腹部肌肉可能会出现紧张和痉挛。

四、诊断

子宫破裂是一种严重的妇科急诊情况，可能由多种原因引起。一般来说，子宫破裂的诊断主要依靠以下几种方法。

(1)症状和体征：子宫破裂常伴有剧烈腹痛、晕厥、休克等症状。医生会详细询问患者病史并检查其腹部、盆底等部位。

(2)彩超检查：通过超声成像可以观察到子宫破裂引起的内膜撕裂、腹膜腔积血等情况。

(3)CT 或 MRI 检查：对于疑似子宫破裂的患者，CT 或 MRI 检查可以更清晰地显示子宫及其周围结构的情况，有助于明确诊断和确定破裂的范围。

(4)腹腔镜检查：如果病情允许，医生可能会进行腹腔镜检查，直接观察子宫和盆腔器官的情况，以确认破裂的程度和原因。

(5)实验室检查：如血常规、凝血功能等检查有助于评估患者的整体情况，指导后续治疗。

五、治疗

子宫破裂是一种严重的并发症，通常需要立即就医。治疗方法应根据病情严重程度和患者整体健康状况而定。一般来说，子宫破裂治疗可以包括以下几个方面。

(1)急救措施：对于急性、严重的子宫破裂，急救是首要任务，包括使用输液、止血和其他急救方法以维持患者的生命体征稳定。

（2）手术治疗：绝大多数情况下，子宫破裂需要进行手术治疗，手术的具体方式取决于病情和患者的生育需求。可能的手术方式包括子宫修复术、子宫全切除术（子宫切除术）等。

（3）术后管理：术后患者需要密切监测，防止感染和其他并发症的发生，通常需要遵循医生的建议。

六、转诊及注意事项

针对子宫破裂的患者，社区医疗机构应及时进行初步处理，并在稳定情况下转诊至相应专科医院。

1.社区医疗机构应对子宫破裂采取的方案

（1）紧急处理：在出现子宫破裂的急性情况下，应立即进行初步处理，包括止血、输液、镇痛等措施，同时评估患者的生命体征和稳定情况。

（2）联系专科医院：一旦初步处理后，社区医疗机构应尽快联系当地的妇产科专科医院或上级医疗机构，进行转诊安排。联系时需提供患者的基本情况、初步处理措施和当前病情评估。

（3）安排转运：确保患者在转诊过程中的安全，可以与120急救中心或专业医疗机构合作，安排专车或救护车进行转运，同时为患者提供必要的医疗文件和信息。

（4）保持沟通：社区医疗机构与专科医院之间需要保持密切沟通，了解患者的转诊情况和后续治疗安排，以协助患者顺利完成转诊并接受进一步治疗。

2.子宫破裂需要注意的事项

（1）立即就医：子宫破裂属于紧急情况，必须立即前往医院就诊，寻求专业医务人员的帮助是最为重要的。

（2）不要进食或饮水：在前往医院的路上，尽量避免进食或饮水，因为可能需要接受手术治疗，这时需要保持空腹状态。

（3）寻求专业医疗团队：确保前往的医疗机构有相关急救设备和专业的妇产科医生及团队，以确保能够及时有效地给予治疗。

（4）配合医生治疗：在就医过程中，要积极配合医生的检查和治疗安排，遵从医嘱，不要擅自行动，以免加重伤势。

（5）术后恢复：如果需要进行手术治疗，术后的恢复期也非常关键，要严格按照医生的指导执行，避免剧烈运动等以免增加子宫再次破裂的风险。

以上是一些子宫破裂时需要注意的事项，但最重要的还是要及时求医，以保障患者的生命安全和健康。

第八节　羊水栓塞

一、定义

羊水栓塞(amniotic fluid embolism，AFE)是指在分娩过程中羊水中的有形物质(如胎儿毳毛、角化上皮、胎脂、胎粪等)和促凝物质突然进入母体血液循环，引起急性肺栓塞、过敏性休克、弥散性血管内凝血、肾功能衰竭或猝死的严重的分娩期并发症。这种情况可能导致母体和胎儿出现生命危险，需要紧急处理和治疗。羊水栓塞在分娩过程中是一种罕见但严重的并发症，需要及时诊断和治疗以避免严重后果。

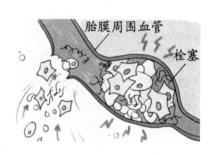

二、分类

根据羊水栓塞发生的时间和原因，可分为两种类型。

(1)产程期羊水栓塞：这种类型的羊水栓塞发生在分娩过程中，通常是在羊水破裂后。羊水栓塞可能由羊水栓塞母体的血管引起，或者由羊水中的其他物质(如羊水栓塞源)引起。

(2)孕期羊水栓塞：这种类型的羊水栓塞发生在怀孕期间，通常是在分娩之前。孕期羊水栓塞可能由羊水栓塞源血栓或羊水栓塞源脂肪栓塞引起。

三、临床表现

(1)呼吸系统症状：突发呼吸困难、急促等。

(2)循环系统症状：心率加快、血压下降、休克状态等。

(3)神经系统症状：意识改变、抽搐、昏迷等。

(4)皮肤症状：出现发绀等。

(5)其他症状：发热、血气分析异常、出血倾向等。

四、诊断

羊水栓塞的诊断可能会涉及一系列临床表现和医学检查，包括但不限于以下情况。

(1)临床症状：患者可能出现呼吸急促、突然昏迷、心搏骤停、休克等急性症状。

(2)实验室检查：包括血液凝血功能检查、D-二聚体检测、血气分析等，这些检查可以帮助医生评估患者的凝血功能和血气状态。

（3）影像学检查：如超声心动图、CT扫描等，用于评估循环系统和心脏功能，以及排除其他可能的疾病。

五、治疗

由于羊水栓塞是一种急性并且潜在致命的情况，一旦怀疑患者可能患有羊水栓塞，医护人员应立即进行紧急处理，并全力以赴进行治疗。治疗羊水栓塞的方案如下。

（1）紧急抢救措施：立即进行抢救，确保患者气道、呼吸和循环的通畅，给予氧气和紧急的呼吸支持。可以考虑进行胸外心脏按压和溶栓治疗。

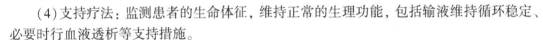

（2）药物治疗：使用抗凝血药物如肝素或低分子肝素，控制血栓形成和进一步的栓塞。

（3）对症治疗：针对症状进行治疗，包括血压管理、纠正酸中毒、处理出血等并发症。

（4）支持疗法：监测患者的生命体征，维持正常的生理功能，包括输液维持循环稳定、必要时行血液透析等支持措施。

治疗羊水栓塞需要立即进行紧急救治，并且应在重症监护室接受全面的监护和治疗。伴随着治疗方案的实施，对患者的监测和支持疗法同样十分关键。

六、转诊及注意事项

1.羊水栓塞社区转诊需要注意的事项

（1）早期识别和风险评估：社区医疗机构应该对孕妇进行系统的初步评估，尤其是对于高危孕妇，如年龄偏大、有糖尿病、高血压、心脏病等基础疾病的孕妇，应当加强监测和评估。

（2）紧急转诊流程：一旦怀疑羊水栓塞，社区医疗机构应当立即启动紧急转诊流程，将患者转移到距离更近、能够提供包括呼吸支持、抗凝治疗等在内的更高级别的医疗机构进行进一步救治。

（3）信息共享和连续护理：社区医疗机构应当与接诊医疗机构建立信息共享机制，确保患者的病史、检查结果等信息能够及时传递，以便接诊医疗机构能够迅速进行救治。

总之，对于羊水栓塞这样的急性并发症情况，社区医疗机构应当建立健全的转诊机制，确保患者能够迅速得到合理的救治。

2.羊水栓塞患者需要注意的事项

（1）预防控制：尽量避免羊水栓塞的发生，产房和手术室内应设有恰当的紧急救治措施。

（2）快速诊断：一旦出现症状，立即就医并寻求救助。羊水栓塞的症状包括呼吸急促、心悸、胸痛、血压下降等。

（3）紧急处理：对于已确诊的羊水栓塞患者，须立即进行紧急处理，如输注血浆、红细胞、血小板等支持治疗，并密切监测患者的生命体征。

（4）综合治疗：针对羊水栓塞患者，除了紧急处理外，还需综合治疗，包括抗凝治疗、止血治疗、血栓溶解治疗等，以保障患者的生命安全。

（5）术后护理：对于产后出现羊水栓塞的患者，需要细心的护理，包括呼吸道管理、皮肤护理、情绪疏导等，以促进患者的康复和恢复。

总之，羊水栓塞是一种严重的产科急症，需要及时预防、诊断和治疗。对于此类情况，及时就医和专业的护理非常重要，以提高患者的存活率和康复率。

第九节　子痫

一、定义

子痫是一种严重的妊娠并发症，通常发生在妊娠后期，特征是出现持续性或反复发作的癫痫样抽搐，伴有意识障碍和/或其他神经系统症状。子痫具有潜在的危险性，可能导致母体和胎儿的严重并发症甚至死亡，因此一旦出现子痫征象，应立即就医进行诊断和治疗。

二、分类

子痫是一种严重的妊娠并发症，通常在妊娠后期出现，主要分为先兆子痫、子痫发作和子痫前期三类。

（1）先兆子痫（又称为妊娠期高血压疾病）：指在妊娠 20 周后出现的高血压疾病，但未伴有蛋白尿或其他器官功能损害。患者通常无症状，但可能出现高血压、水肿等体征。

（2）子痫前期：指在妊娠 20 周后出现的高血压疾病，并伴有蛋白尿和/或其他器官功能损害（如肝酶升高、血小板减少、肾功能异常等），但尚未发生癫痫。

（3）子痫发作：是指在子痫前期的基础上出现癫痫发作症状，包括痉挛性抽搐、意识障碍、神经系统症状等，属于一种严重的并发症，需要紧急处理和监护。

三、临床表现

（1）癫痫发作：典型的子痫发作包括抽搐、意识丧失和可能的口吐白沫等症状，可能是部分或全身性发作。

（2）高血压：患者可能出现血压升高，收缩压超过 140 mmHg，舒张压超过 90 mmHg。

（3）蛋白尿：尿液中出现大量蛋白质（大于 300 mg/24 h），是子痫的重要标志之一。

（4）全身水肿：包括面部水肿、手指水肿等。

值得注意的是，子痫的临床表现可以因个体差异而有所不同，因此，如果怀疑患有子痫，应及时就医并接受专业的诊断和治疗。

四、诊断

子痫常见的诊断方法如下。

（1）血压监测：医生会定期测量患者的血压，因为子痫通常伴随着高血压。

（2）蛋白尿检测：通过尿液分析来检测是否有异常的蛋白质排泄，这是子痫的一个常见症状。

（3）血液检查：医生可能会对患者进行血液检查以评估肝功能和血小板计数，因为子痫患者往往会出现血液指标异常。

（4）评估症状：医生会询问患者是否出现头痛、视觉障碍、腹痛等症状，并对这些症状进行评估。

（5）监测胎儿情况：医生会监测胎儿的心率和活动情况，因为子痫可能会对胎儿造成影响。

综合以上各项检查，医生可以进行综合判断，确诊是否为子痫，并采取相应的治疗措施。

五、治疗

子痫是一种严重的妊娠并发症，可以对母婴健康造成严重影响甚至危及生命。治疗子痫的方法通常包括以下几个方面。

（1）紧急处理：一旦出现子痫发作，需要立即将患者转移到医院进行紧急处理。这可能涉及给予镇定药物以减轻子痫发作的症状和控制子痫发作的持续时间。

（2）降血压：子痫发作通常伴随着高血压，因此降低血压成为治疗的重要一环。医生可能会使用药物来降低患者的血压，以减少母体和胎儿受到的损害。

（3）诱导分娩：在某些情况下，医生可能会考虑诱导分娩，即提前引发分娩以使胎儿尽快出生，从而减轻母体和胎儿的压力。

（4）监测和支持疗法：患有子痫的孕妇需要接受严密监测，包括监测血压、肾功能、血小板计数等。在严重情况下，可能需要进行治疗性血小板输注或其他支持疗法。

总的来说，子痫的治疗需要综合考虑孕妇和胎儿的情况，并在专业医护人员的指导下进行。及时的诊断和治疗对预防子痫相关并发症至关重要。

六、转诊及注意事项

1. 子痫社区转诊常涉及的方面

（1）早期筛查和识别：在社区医疗机构，医护人员应加强对孕妇进行高危因素的筛查和评估，包括高血压、糖尿病、肾脏疾病等，以便及早识别可能发展为子痫的患者。

（2）就近就医和转诊流程：一旦发现疑似子痫的孕妇，社区医疗机构应立即安排其到较高级别的医院就近就医，进行进一步检查和诊断。同时，社区医生要及时与接诊医院的专科医生联系，确保转诊的顺利进行。

（3）信息共享和随访管理：社区医疗机构应与接诊医院建立信息共享机制，确保患者的病历资料能够及时传递到接诊医院，以便专科医生在接诊时可以有更为全面的了解。此外，社区医生还应做好对患者的随访管理工作，确保患者按时就诊和遵医嘱服药。

以上是社区转诊方案的一般性建议，具体的操作细节和流程可能会根据当地的医疗资源和管理要求有所不同，建议在具体操作时遵循当地的相关规定和指南。

2. 子痫患者需要注意的事项

（1）定期产检：孕期定期进行产前检查，特别是监测血压和蛋白尿，以及其他相关指标，以便及时发现并处理可能的子痫症状。

（2）控制血压：血压升高是子痫的一个主要症状，孕妇应该遵医嘱控制血压，如保持适当的饮食、避免过度劳累和情绪激动等。

（3）饮食调理：孕妇应该摄入均衡营养的饮食，避免高盐、高脂肪食物，多摄入富含维生素和矿物质的食物。

（4）休息与减压：避免过度的体力劳动和情绪波动，保持充足的休息，避免长时间站立或久坐。

（5）密切观察症状：孕妇应该密切关注自身身体状况，一旦出现头痛、视觉模糊、呕吐、上腹部疼痛、水肿等异常症状，应及时就医。

第十节　黄体破裂

一、定义

黄体破裂是指女性卵巢黄体突然破裂或出血，通常发生在排卵后。黄体是卵巢内形成的一种暂时性内分泌腺体，其主要功能是产生孕激素以维持妊娠。黄体破裂可能导致剧烈的腹痛、出血和不适感，严重时甚至危及生命，需要紧急处理。通常情况下，黄体破裂可通过超声检查和临床症状来进行诊断，并可能需要手术干预。

二、分类

根据发生的原因和临床表现，黄体破裂通常可分为自发性和人工诱导性两类。

（1）自发性黄体破裂：通常发生在排卵后。黄体形成后期，因黄体体积增大且排卵后子宫内膜血管供应减少，黄体部分区域血管破裂。自发性黄体破裂常见于未妊娠周期的女性，特点为排卵后突然发生剧痛，伴随腹腔出血和休克症状。

（2）人工诱导性黄体破裂：在辅助生殖技术、促排卵治疗或黄体支持过程中使用黄体酮或 HCG 等药物，有时也会引起黄体破裂。

针对不同类型的黄体破裂，临床上需要及时进行评估和处理，包括确认诊断、补液输血、手术治疗等，并须密切观察患者情况，以避免发生严重的并发症。

三、临床表现

黄体破裂的主要症状为突发剧烈下腹部疼痛、伴随恶心、呕吐、出冷汗等。

（1）剧烈腹痛：黄体破裂时，女性可能会感到急剧而持续的腹痛，通常发生在一个月经周期中排卵后的几天内。

（2）阴道出血：黄体破裂时，女性可能会出现阴道出血，通常伴随腹痛。

（3）眩晕或晕厥：由于腹腔出血，女性可能出现眩晕、晕厥等症状，特别是在出血较为严重的情况下。

（4）腹部压痛：黄体破裂后，腹部可能会出现明显的压痛感，局限于破裂的位置。

（5）恶心、呕吐：在严重出血的情况下，女性可能会出现恶心、呕吐等消化系统不适症状。

黄体破裂是一种紧急情况，如果出现上述症状，应及时就医并接受专业治疗。

四、诊断

黄体破裂的诊断需根据患者的具体症状、检查结果综合分析以确诊，一般可采用以下方案。

（1）详细病史询问：医生会询问患者的症状、疼痛的持续时间、性质、伴随症状等，以帮助初步了解情况。

（2）体格检查：主要是腹部检查，包括压痛点、腹部肌紧张度、是否有腹部明显压痛点和包块等。

（3）彩超检查：通过彩色多普勒超声检查，可以观察到宫内膜高回声区，伴有腹腔积液，有利于明确诊断。

（4）血液检查：测定血常规、孕酮水平、HCG 水平等指标，有助于评估患者的内分泌状态和排除其他病因。

（5）腹腔镜检查：在不明确的情况下，可通过腹腔镜检查直接观察盆腔器官，明确诊断并进行治疗。

五、治疗

黄体破裂的治疗方案通常包括以下内容。

（1）休息：患者需要充分休息，避免剧烈活动和同房，以减少出血和疼痛。

（2）药物治疗：医生可能会开具止血药物，如醋酸去氢丙孕酮或盐酸米非司酮，来帮助止血和缓解疼痛。

（3）观察治疗：对于轻度的黄体破裂，可以通过密切观察患者症状的变化来进行治疗，确保病情不恶化。

（4）手术治疗：对于严重的黄体破裂，尤其是伴有大量出血和休克的情况，可能需要进行手术治疗，包括宫腔镜手术或腹腔镜手术，以止血并修复破裂的黄体。

在接受治疗的过程中，患者应配合医生的随访和指导，遵循医生的建议，以确保得到有效治疗。

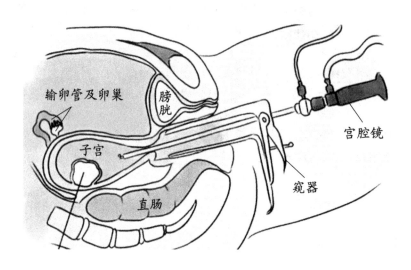

六、转诊及注意事项

黄体破裂是一种妇科急症，通常需要紧急处理。在社区转诊方案中，首先应该确保患者得到了稳定的护理和治疗，然后尽快将患者转诊至专业的医疗机构行进一步的诊断和治疗。社区转诊方案可能包括以下几个关键步骤。

（1）初步评估：在社区医疗机构，医生应当对患者进行初步评估，包括病史采集、身体检查和必要的实验室检查，以便尽快确诊。

（2）紧急治疗：针对黄体破裂引起的症状，如剧烈腹痛、出血等，医生应当提供相应的急救措施，包括止血、缓解疼痛等。

（3）联系专科医疗机构：一旦患者病情得到初步稳定，社区医生应立即联系当地的妇产科专科医疗机构，说明患者情况，并尽快安排转诊。

（4）转诊过程：在转诊过程中，应当提供患者详细的病历资料和初步处理情况，确保专科医疗机构医生能够及时了解患者状况并提供相应的治疗。

总之，对于黄体破裂患者，需要在保证患者病情得到初步稳定的基础上，尽快将患者转至专科医疗机构，以便接受进一步的诊断和治疗。

一旦出现黄体破裂，需要注意以下几点。

（1）就医就诊：如果怀疑出现黄体破裂，应立即就医就诊。寻求专业医生的帮助和建议至关重要。

（2）休息：在等待就医过程中，确保患者保持休息状态，避免剧烈运动或提重物，以减少进一步损伤的风险。

（3）观察症状：密切观察患者的症状变化，包括剧烈腹痛、恶心、呕吐、头晕、出血等情况，并及时向医生准确描述。

（4）饮食注意：避免摄入辛辣、刺激性食物，多饮水，保持清淡易消化的饮食有利于身体恢复。

总之，对于黄体破裂情况，及时就医、休息和观察症状是非常重要的。

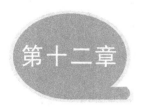

第十二章

儿科危重症

第一节　支气管哮喘

一、定义

支气管哮喘是一种慢性气道炎症性疾病，这种炎症是由多种细胞和细胞组分导致的。具体来说，当受到某些刺激时，气道平滑肌会发生痉挛，导致气道狭窄，从而使患者出现喘息、气急、胸闷或咳嗽等症状。

二、分类

支气管哮喘主要分为两类：内源性哮喘和外源性哮喘。

（1）内源性哮喘：内源性哮喘通常由机体内部因素引起，如呼吸道感染、气候变化、吸入刺激性气体等。这种类型的哮喘通常在冬季或干燥气候下更容易发作。

（2）外源性哮喘：外源性哮喘与过敏反应有关，通常由吸入花粉、尘螨、动物皮毛等引起。这种类型的哮喘通常在春季或秋季更容易发作，因为这些季节的花粉浓度较高。

三、临床表现

支气管哮喘的临床表现主要包括喘息、气急、胸闷或咳嗽等。

（1）喘息：喘息是支气管哮喘最常见的症状，通常表现为呼吸急促、喉间哮鸣。患者可能会感觉呼吸困难，需要用力呼吸。喘息的症状在夜间或清晨可能加重。

（2）气急：气急是指患者感到呼吸不畅，需要用力呼吸。患者可能会感到胸部紧迫感或窒息感。

（3）胸闷：胸闷是指胸部有压迫感，感觉空气不足。患者可能会感到胸部闷胀或沉重。

(4)咳嗽：咳嗽通常表现为干咳或咳出白色泡沫痰。咳嗽可能是支气管哮喘的唯一症状，或者伴随其他症状一起出现。

四、诊断

诊断支气管哮喘需要进行一系列检查。

(1)病史采集：医生会询问患者的病史，了解症状的严重程度和发作频率。医生会询问患者是否有过敏史、家族史以及接触过哪些可能的刺激因素。

(2)体格检查：医生会进行体格检查，听诊肺部哮鸣音，观察是否有其他异常体征。哮鸣音是支气管哮喘的典型体征，表现为高调的哮鸣音或哨笛音。

(3)肺功能测试：肺功能测试是诊断支气管哮喘的重要手段。通过测量患者的呼气流量峰值(PEF)和第 1 秒用力呼气容积(FEV_1)，可以评估患者气道狭窄的程度和气流受限的情况。肺功能测试对于确诊支气管哮喘和评估病情严重程度非常重要。

(4)过敏原检测：如果怀疑患者有过敏反应，医生还可能进行过敏原皮肤试验或血液检测，以确定过敏原并避免接触。

五、治疗

支气管哮喘的治疗主要包括以下几个方面：非药物治疗和药物治疗。

(1)非药物治疗：例如，避免接触过敏原和刺激物是预防支气管哮喘发作的重要措施。患者应避免接触花粉、尘螨、动物皮毛等常见过敏原，同时减少吸入烟雾、冷空气等刺激因素。保持室内空气清新、湿润，定期清洁家居环境也有助于减少过敏原和细菌滋生。非药物治疗还包括呼吸训练，戒烟、酒，中医治疗等。

(2)药物治疗：药物治疗是控制支气管哮喘症状和预防发作的重要手段。常用的药物包括吸入性糖皮质激素(如布地奈德)、长效 β 受体激动剂(如沙美特罗)等。这些药物可以缓解气道炎症和痉挛，减轻症状，提高患者生活质量。药物治疗应遵循医生的指导，定期使用药物，不要随意停用或更改剂量。

六、转诊及注意事项

对于支气管哮喘患者，如果病情较为严重或持续发作，社区医疗机构可能需要将其转诊至上级医院进行治疗。以下是社区转诊的详细步骤。

(1)病情评估：首先，社区医生需要对患者的哮喘病情进行全面评估，包括但不限于发作频率、症状严重程度、肺功能等。这将有助于判断是否需要转诊。

(2)启动应急预案：在评估患者病情后，如果认为有转诊的必要，社区医生应立即启动应急预案。这包括准备急救药品(如 $β_2$ 受体激动剂、糖皮质激素等)和设备(如氧气机、呼吸机等)，确保患者安全转运。

（3）联系上级医院：在决定转诊之前，社区医生应提前与上级医院取得联系，告知患者病情，了解接收医院的诊疗能力和床位情况。这有助于确保患者能够顺利转入合适的医院接受治疗。

（4）准备转诊资料：社区医生需要整理患者的医疗记录、诊断报告、治疗方案等资料，并将其随患者一同转诊至上级医院。这些资料将有助于接收医院快速了解患者的病情，制订更为精确的治疗计划。

（5）安排转运：选择适当的交通工具，如救护车或直升机等，并配备有经验的医护人员，确保患者在转运过程中的安全。同时，确保转运过程中急救药品和设备的供应。

（6）转诊后的跟进：转诊后，社区医生应持续关注患者的治疗情况，与上级医院保持沟通，以便及时调整治疗方案和提供必要的支持。此外，还应告知患者及其家属如何进行哮喘的日常管理和预防。

支气管哮喘患者在日常生活中应注意以下几点，以降低哮喘发作的风险。

（1）避免诱发因素：支气管哮喘患者应尽量避免接触可能诱发哮喘发作的物质，如烟雾、花粉、宠物毛发等。保持室内清洁，定期清洗床上用品，有助于减少对过敏原的接触。

（2）规律用药：患者应按照医生的指导使用哮喘控制药物，如吸入性糖皮质激素、长效 β_2 受体激动剂等。不随意更改剂量或停药，以免影响治疗效果。定期复查，根据病情调整治疗方案也是重要的注意事项。

（3）健康饮食：支气管哮喘患者应保持清淡饮食，避免摄入过多的刺激性食物和饮料，如辛辣、油腻食物和咖啡、茶等。多食用富含维生素和矿物质的食物，有助于提高免疫力。

（4）适量运动：根据身体状况选择合适的运动方式，如散步、游泳等有氧运动。适量运动有助于增强体质，提高免疫力，降低哮喘发作的风险。避免剧烈运动和竞技活动，这些可能诱发哮喘发作。

（5）情绪管理：保持心情愉悦，避免过度紧张和焦虑。积极参与社交活动和保持兴趣爱好，有助于提高生活质量，减轻心理压力。情绪波动也可能诱发哮喘发作。

（6）定期检查：定期进行肺功能检查，了解哮喘的控制情况。如有病情变化或不适，及时就医。通过与医生保持沟通，及时调整治疗方案，有助于更好地控制哮喘。

第二节　急性感染性喉炎

一、定义

急性感染性喉炎是一种由喉部急性感染引起的疾病。它是喉部黏膜的急性炎症，通常由病毒或细菌感染引起。这种炎症会导致喉部黏膜肿胀、充血，并可能引发喉部疼痛、声音嘶哑、呼吸困难等症状。

二、分类

急性感染性喉炎主要分为两类：病毒性喉炎和细菌性喉炎。

（1）病毒性喉炎：病毒性喉炎通常由感冒病毒、流感病毒等引起。这种类型的喉炎通常在冬季或春季容易发作，因为这些季节病毒传播较为广泛。

（2）细菌性喉炎：细菌性喉炎通常由链球菌、葡萄球菌等细菌感染引起。这种类型的喉炎在任何季节都有可能发作，但常常在患者身体虚弱或免疫力低下时发生。

三、临床表现

急性感染性喉炎的临床表现主要包括喉部疼痛、声音嘶哑、呼吸困难等。

（1）喉部疼痛：喉部疼痛是急性感染性喉炎的典型症状之一，可能表现为刺痛、钝痛或烧灼感。患者可能会感到喉部有异物感或吞咽困难。

（2）声音嘶哑：声音嘶哑是急性感染性喉炎的另一个常见症状。患者可能感到喉咙干燥、发痒或疼痛，导致说话时声音变得嘶哑或低沉。

（3）呼吸困难：呼吸困难是急性感染性喉炎的严重症状之一。患者可能感到呼吸急促、喉咙阻塞，甚至可能产生窒息感。

四、诊断

诊断急性感染性喉炎需要进行体格检查和实验室检查。

（1）体格检查：医生会进行体格检查，观察患者的喉部状况，包括喉部黏膜的颜色、肿胀程度和充血情况等。同时，医生会听诊患者肺部是否有哮鸣音或痰鸣音，以排除其他肺部疾病的可能性。

（2）实验室检查：医生可能会要求进行血常规检查，以确定患者是否存在感染迹象。如果怀疑是细菌感染引起的喉炎，还可能进行细菌培养或药敏试验，以确定具体的细菌感染类型和选择合适的抗生素进行治疗。

五、治疗

急性感染性喉炎的治疗主要包括以下方面：一般治疗、药物治疗和特殊治疗。

（1）一般治疗：患者应保持充足的休息，多喝水，避免过度使用声带，避免吸烟和饮酒，避免吃刺激性食物和饮料。保持良好的生活方式和饮食习惯有助于缓解症状和促进康复。

（2）药物治疗：药物治疗是治疗急性感染性喉炎的主要手段之一。医生会根据患者的具体情况选择合适的抗生素进行治疗，以消除感染并缓解症状。此外，还可能使用一些局部用药如喷雾剂、含片等，以缓解喉部疼痛和不适感。

（3）特殊治疗：对于严重的急性感染性喉炎患者，医生可能会采取特殊治疗手段，如气管插管或切开术等紧急措施来缓解患者呼吸困难的症状。这些特殊治疗手段需要在紧急情况下使用,并需要专业的医疗技术和设备支持。

六、转诊及注意事项

对于急性感染性喉炎患者,如果病情较为严重或持续发作,可能需要由社区医疗机构将其转诊至上级医院进行治疗。社区转诊的步骤如下。

(1)评估病情:社区医生应对患者的病情进行评估,了解喉炎的严重程度、症状持续时间和治疗效果。根据评估结果,判断是否需要将患者转诊至上级医院。

(2)沟通与告知:如果需要转诊,社区医生应提前与上级医院医生进行沟通,告知患者病情和治疗方案,确保转诊过程的顺利进行。同时,应告知患者及家属转诊的原因和必要性。

(3)转诊手续:社区医生应办理相关转诊手续,包括填写转诊单、提供患者病历资料等,确保手续完备,以便患者顺利接受上级医院的治疗。

(4)转运安排:如需转运至上级医院,应提前安排合适的交通工具和医护人员陪同,确保患者转运过程中的安全。

(5)后续跟踪:转诊后,社区医生应定期跟踪患者的治疗情况,与上级医院医生保持联系,了解患者的病情变化和治疗进展。同时,应提供必要的支持和指导,帮助患者更好地管理喉炎。

急性感染性喉炎患者在日常生活中应注意以下几点,以降低喉炎发作的风险。

(1)充足休息:保证充足的休息时间,避免过度劳累和剧烈运动。尽量保持室内安静,避免刺激声和嘈杂环境。

(2)合理饮食:饮食以清淡、易消化为主,避免食用辛辣、刺激性食物和饮料。多饮水,保持咽喉部湿润,促进炎症消退。

(3)避免吸烟和饮酒:戒烟限酒,避免烟酒对咽喉部黏膜的刺激和损伤。

(4)正确使用药物:按照医生的指导正确使用药物,不要随意停用或更改剂量。注意观察药物疗效和不良反应,如有不适,及时就医调整治疗方案。

(5)保持良好的生活习惯:保持室内空气清新,定期开窗通风。注意口腔卫生,养成饭后漱口的习惯。保持良好的作息时间,避免熬夜和过度疲劳。

(6)增强免疫力:加强锻炼,增强体质,提高免疫力。注意保暖,避免感冒和呼吸道感染,同时保持良好的心态和愉悦的心情,避免过度紧张和焦虑。

第三节 小儿疝气

一、定义

小儿疝气是指儿童时期发生的一种常见疾病,通常是由腹壁肌肉或腹膜腔内的组织脱出或突出而引起的。这种突出通常发生在腹股沟区域或脐部周围。小儿疝气可能是由腹壁发育不全、肌肉松弛、过度活跃或其他遗传因素引起的。小儿疝气通常需要通过手术治疗，以避免可能引起严重并发症的情况。及时诊断和治疗小儿疝气对于儿童的健康至关重要。

二、分类

小儿疝气可以根据其发生部位分为腹股沟疝和脐疝两种主要类型。

(1)腹股沟疝：发生在腹股沟区域，是儿童最常见的疝气类型。在腹股沟区域，腹壁上存在一个天然的解剖结构，称为髂腰筋膜，它在胚胎发育期间允许睾丸或卵巢下降至阴囊或子宫。当这个区域没有充分闭合或者出现了缺陷，就会形成腹股沟疝。腹股沟疝通常在患儿出生后的前几个月或几年内出现。

(2)脐疝：发生在脐部的脐环周围，是另一种常见的小儿疝气类型。在母亲子宫内，脐带连接着胎儿的脐部，而在胎儿出生后，这一部分应该会自然愈合。但如果愈合不完全，就会形成脐疝。脐疝通常在患儿出生后的前几周内出现。

三、临床表现

小儿疝气的临床表现主要包括以下几个方面。

(1)肿块：在腹部或腹股沟区域可以触及一个柔软的肿块，这个肿块在儿童运动、咳嗽或哭闹时可能会变大。

(2)腹痛：儿童可能会出现间歇性的腹痛，特别是在体力活动后或进食过多后。

(3)恶心、呕吐：由于疝气导致腹部器官受压，儿童可能会出现恶心和呕吐的症状。

(4)腹部不适：儿童可能会感到腹部胀满、不适或沉重。

(5)长期便秘或排便困难：疝气可能会影响肠道功能，导致儿童出现排便问题。

四、诊断

小儿疝气的诊断通常包括以下几个方面。

(1)病史询问与体格检查：医生会详细询问病史，以及对患儿进行全面的体格检查，包括腹部检查和睾丸检查。

(2)超声检查：超声检查是诊断小儿疝气的主要方法之一，可以清楚地显示疝囊和疝孔的情况，帮助医生作出准确的诊断。

(3)其他影像学检查：在某些情况下，医生可能会考虑进行其他影像学检查，如CT扫描或MRI，以更清晰地了解疝气的情况。

(4)其他实验室检查：如果存在并发症或其他疾病的疑虑，医生可能会要求进行血液或尿液检查等。

五、治疗

小儿疝气是一种常见的疾病，通常需要手术干预来治疗。以下是小儿疝气的治疗方案。

(1)手术治疗：大多数小儿疝气需要手术来修复。手术通常是通过腹腔镜检查(腹腔镜手术)或传统的手术切口来进行的。手术的目的是将疝囊(疝气突出的部分)放回到腹腔，并修复腹壁的缺陷。

(2)术后恢复：手术后，患儿需要在医院观察一段时间，以确保没有并发症。医生通常会建议避免激烈运动和重物提起，以免影响伤口愈合。

(3)药物治疗：一般情况下，小儿疝气的治疗并不涉及药物。然而，术后可能需要一些药物来控制疼痛和预防感染。

(4)术后康复：手术后，患儿需要在家康复一段时间。家长需要密切观察孩子的恢复情况，遵循医生的建议进行定期复诊和检查。

总之，小儿疝气的治疗方案通常是以手术为主，患儿术后需要充分休息，同时家长需要密切关注孩子的恢复情况，并遵循医生的指导。

六、转诊及注意事项

对于小儿疝气的社区转诊方案，首先需要明确的是，疝气是一种常见的儿童外科疾病，通常需要手术治疗。在社区转诊方案中，可以采取以下步骤。

(1)筛查和初步诊断：在社区医疗机构，医生可以进行初步的疝气筛查和诊断，包括体格检查和症状询问。如果怀疑患儿患有疝气，医生可以建议家长行进一步的检查和治疗。

(2)转诊至专科医疗机构：一旦初步诊断确认，社区医生应当及时将患儿转诊至专科医疗机构，如儿科外科或儿童医院。在转诊时，社区医生需要向专科医生提供患儿详细的病历资料和初步诊断报告，以便专科医生能够及时准确地进行诊断和制定治疗方案。

(3)传递关键信息：社区医生在转诊时还需要将患儿的关键信息传达给专科医生，包括症状表现、病史、家族病史等，以便专科医生能够全面了解患儿的情况并制定适当的治疗方案。

(4)治疗和随访：一旦患儿到达专科医疗机构，专科医生将行进一步的诊断和制定治疗方案，通常包括手术治疗。社区医生可以在患儿接受治疗后进行随访，了解患儿的康复情况并提供必要的支持和指导。

总的来说，小儿疝气的社区转诊需要社区医生和专科医生之间的密切合作，以确保患儿能够及时得到专业的诊断和治疗，促进患儿的康复和健康成长。

儿童患有疝气时，家长需要留意以下事项。

(1)饮食：为孩子提供营养均衡的饮食，避免孩子进食过多或太少，以防便秘或腹泻等情况加重疝气症状。

（2）注意体育活动：避免让孩子从事激烈的体育运动或进行重物举起等活动，以免加重疝气症状或导致疝囊扭转等严重并发症。

（3）观察症状：定期观察孩子的疝气症状，如发现疼痛、肿块明显增大或其他异常，应及时就医。

（4）保持通便：鼓励孩子保持正常的大便习惯，避免便秘情况的发生。

（5）小心提醒：教育孩子在日常生活中注意减少腹部压力，例如避免用力咳嗽、打喷嚏或提重物等。

最重要的是，如果孩子被诊断出患有疝气，家长应密切关注医生的建议和治疗方案，以保证孩子得到最佳的治疗和护理。

第四节　肠套叠

一、定义

肠套叠是指一段肠管套入其相连的肠腔内，导致肠内容物通过障碍的肠梗阻性疾病。肠套叠的发生可能与肠道蠕动节律紊乱、肠道发育异常、肠道炎症等因素有关。

二、分类

（1）按病因分类：肠套叠可分为原发性肠套叠和继发性肠套叠。原发性肠套叠多见于儿童，通常没有明显的器质性病因；继发性肠套叠则有明确的病因，如肠道炎症、肠道息肉、肠道肿瘤等。

（2）按发病部位分类：肠套叠可分为回盲部型、结肠型、小肠型等。回盲部型是最常见的类型，约占肠套叠的60%以上。

（3）按病情严重程度分类：肠套叠可分为急性和慢性。急性肠套叠多见于儿童，病程较短，病情较重；慢性肠套叠则病程较长，病情较轻。

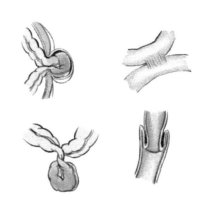

三、临床表现

（1）腹痛：肠套叠的典型表现是腹痛，呈阵发性剧烈绞痛或持续性疼痛伴阵发性加剧。疼痛部位通常位于脐周或右上腹。

（2）呕吐：约80%的患者会出现呕吐，初为乳汁、乳块或食物残渣，后可含胆汁，晚期可吐粪便样液体。

(3)血便：约75%的患者会出现血便，为肠套叠的特征性表现。粪便呈红色或果酱样。

(4)腹部包块：在患者右上腹或中腹部可扪及腊肠形肿块，中等硬度，略有弹性，可随肠蠕动而上下移动。

(5)全身症状：随着病情发展，患者可出现高热、脱水、精神萎靡等全身症状。严重病例可出现休克。

四、诊断

(1)病史采集：详细了解患者的病史，包括年龄、性别、饮食习惯、家族史等。对于疑似肠套叠的患者，应重点询问腹痛、呕吐、血便等症状的出现时间、性质和变化趋势。

(2)体格检查：进行详细的体格检查，重点观察腹部情况。注意腹部是否有包块、压痛、反跳痛等体征。同时，检查患者生命体征，了解是否有脱水的迹象。

(3)实验室检查：进行血液常规检查，了解白细胞计数和分类情况，评估感染程度。粪便隐血试验有助于判断是否有胃肠道出血。

(4)影像学检查：腹部X线片可能显示扩张的肠段和气液平面。超声检查是诊断肠套叠的首选方法，可显示套叠部位的肿块和"同心圆"征或"靶环"征。CT扫描有助于进一步确诊和评估病情。

(5)诊断性空气灌肠：在影像学设备的引导下，通过肛门向肠道内注入空气，观察到套叠部位的空气半月征或杯口状影像，可作出明确诊断。

(6)腹腔穿刺：对于疑似有腹腔积液的患者，可进行腹腔穿刺。如果抽出黄色浑浊液体或血性液体，有助于诊断肠套叠。

五、治疗

(1)非手术治疗：对于病程较短、全身状况良好、无明显腹膜刺激征的患者，可采取非手术治疗，包括禁食、胃肠减压、使用解痉剂和镇静剂等。部分患者可通过空气灌肠复位法进行治疗。

(2)手术治疗：对于非手术治疗无效或病情严重的患者，需进行手术治疗。手术方式包括开腹手术和腹腔镜手术。根据具体情况选择合适的手术方式，切除套叠部分的肠管并进行肠吻合术。手术中应注意保护肠管和系膜的血液循环，避免损伤重要血管和神经。手术后应密切观察患者的生命体征和腹部情况，预防并发症的发生，同时给予营养支持治疗，促进患者康复。

六、转诊及注意事项

(1)识别症状：首先，社区医生需要识别出肠套叠的典型症状，包括腹痛、呕吐、血便和腹部包块等。这些症状的出现提示着可能需要转诊。

(2)评估病情：社区医生应全面评估患者的病情，包括肠套叠的严重程度、是否有肠梗阻或肠坏死等并发症。这将有助于判断是否需要立即转诊。

（3）启动应急预案：在评估患者病情后，如果认为有转诊的必要，社区医生应立即启动应急预案。这包括准备急救药品、设备，以及安排安全的转运方式。

（4）联系上级医院：社区医生应提前与上级医院取得联系，告知患者病情，了解接收医院的诊疗能力和床位情况。这有助于确保患者能够顺利转入合适的医院接受治疗。

（5）准备转诊资料：社区医生需要整理患者的医疗记录、诊断报告、治疗方案等资料，并将其随患者一同转诊至上级医院。这些资料将有助于接收医院快速了解患者的病情，制定更为精确的治疗方案。

（6）安排转运：选择适当的交通工具，如救护车等，并配备有经验的医护人员，确保患者在转运过程中的安全。同时，确保转运过程中急救药品和设备的供应。

（7）转诊后的跟进：转诊后，社区医生应持续关注患者的治疗情况，与上级医院保持沟通，以便及时调整治疗方案和提供必要的支持。此外，还应告知患者及其家属如何进行肠套叠的日常管理和采取预防措施。

在肠套叠的诊断和治疗过程中，需要注意以下事项。

（1）早期识别：早期识别肠套叠的症状是至关重要的。社区医生应具备识别肠套叠症状的能力，以便及时转诊患者。

（2）快速转运：一旦确诊为肠套叠，应尽快安排患者安全转运至上级医院，避免延误治疗时机。

（3）避免误诊：与其他腹部急症进行鉴别诊断，如急性阑尾炎、急性胆囊炎等。正确的诊断对于后续治疗至关重要。

（4）与家属沟通：在转诊过程中，应与患者家属保持沟通，告知病情的严重性和转诊的必要性，取得家属的理解和配合。

（5）心理支持：在处理肠套叠的过程中，应关注患者的心理状态，给予必要的心理支持，帮助患者缓解紧张情绪，增强信心。

（6）预防复发：对于已经治愈的患者，社区医生应告知预防肠套叠复发的注意事项，如饮食调整、避免剧烈运动等。

第五节　热性惊厥

一、定义

热性惊厥是一种常见的儿科疾病，主要发生在 6 个月至 5 岁的儿童中。它是由于体温升高导致的大脑神经元短暂性异常放电，引起肌肉痉挛和抽搐。热性惊厥通常在发热的早期出现，并且通常是全身性的。

二、分类

热性惊厥主要分为单纯型和复杂型两种类型。

(1)单纯型热性惊厥:表现为全面性发作,通常持续时间较短,少于 10 min,并且在 24 h 内不会反复发作。这类发作通常在发热的早期出现,并且小儿通常没有明显的神经系统异常或家族史。单纯型热性惊厥通常在小儿 6 岁以后自行消失,再次发作的风险较低。

(2)复杂型热性惊厥:表现为部分性发作,持续时间较长,超过 10 min,或者在 24 h 内反复发作。这类发作通常与特定的家族史或神经系统异常有关,并且小儿可能伴有其他身体症状,如呕吐、头痛等。复杂型热性惊厥需要更积极的治疗和长期的药物治疗,因为再次发作的风险较高。

三、临床表现

热性惊厥是一种常见的儿童神经系统疾病,其临床表现如下。

(1)突发抽搐:热性惊厥通常表现为突发抽搐,可累及全身或局部肌肉,如四肢僵硬、抖动、口唇发绀等。

(2)意识障碍:热性惊厥发作时,患儿通常会失去意识,呼之不应,双眼凝视或上翻,严重者可出现昏迷。

(3)高热:热性惊厥通常发生在患儿高热的情况下,体温多在 38 ℃以上。

(4)其他症状:部分患儿在发作前可能会出现头痛、呕吐、乏力等症状,发作后可能出现肌肉酸痛、疲劳、食欲不振等表现。

需要注意的是,热性惊厥的发作形式和严重程度因个体差异而有所不同。如果您的孩子出现上述症状,请及时就医进行检查和治疗。

四、诊断

热性惊厥的临床诊断需要综合考虑多个方面,包括发病年龄、发热病史、抽搐表现、排除其他原因、家族史等。

(1)发病年龄:热性惊厥好发于 6 月龄至 5 岁的儿童,因此对于这个年龄段的儿童,其出现抽搐症状时应高度怀疑热性惊厥。

(2)发热病史:热性惊厥通常发生在高热的情况下,患儿体温多在 38 ℃以上。因此,医生会询问患儿是否有发热病史,以及是否在发热后出现抽搐症状。

(3)抽搐表现:热性惊厥的抽搐表现为突发抽搐,可累及全身或局部肌肉,如四肢僵硬、抖动、口唇发绀等。医生会观察患儿的抽搐表现,以判断是否为热性惊厥。

(4)排除其他原因:热性惊厥的诊断需要排除其他原因引起的抽搐,如脑膜炎、脑炎、癫痫等。医生会进行必要的检查,如脑电图、头颅影像学检查等,以排除这些疾病。

(5)家族史:热性惊厥有一定的家族遗传倾向,因此医生会询问患儿的家族史,以判断是否存在家族遗传因素。

五、治疗

1. 急救处理

在孩子发生热性惊厥时，家长应保持冷静，将孩子放在平坦的地方，解开孩子衣物，保持孩子呼吸道通畅，避免呕吐物导致孩子窒息，同时可以给孩子一些凉毛巾或退热贴等进行降温。避免过度刺激或摇晃孩子，以免加重症状。

2. 药物治疗

对于单纯型热性惊厥，通常不需要特殊治疗，但如果症状持续时间较长或反复发作，医生可能会给孩子使用镇静剂或抗癫痫药物。对于复杂型热性惊厥，则需要更积极的治疗和长期的药物治疗。常用的药物包括苯二氮䓬类药物、抗癫痫药物等。在使用药物时，需要严格遵循医生的指导，注意药物的不良反应。

3. 预防复发

对于有热性惊厥史的孩子，家长应注意孩子的体温变化，及时采取降温措施，避免其体温过高。此外，家长可以与医生商讨是否需要使用一些预防性的药物来降低复发风险。预防性的药物包括抗癫痫药物、维生素等。在使用预防性药物时，需要严格遵循医生的指导，注意药物的不良反应。

4. 其他治疗

除了药物治疗外，家长还可以采取一些非药物治疗措施来降低孩子热性惊厥的复发风险。例如，建立良好的生活习惯、加强营养和锻炼、增强免疫力等。这些措施有助于提高孩子的身体素质，降低热性惊厥的复发风险。

六、转诊及注意事项

热性惊厥患儿转诊注意事项如下。

(1)病情评估：社区医生应对患儿的热性惊厥病情进行全面评估，包括惊厥的严重程度、持续时间、伴随症状等。根据评估结果，判断是否需要转诊至上级医院。

(2)转诊指征：如果患儿出现持续反复的惊厥、惊厥时间过长或伴随其他症状(如意识障碍、呼吸异常等)，社区医生应及时转诊患儿至上级医院进一步治疗。

(3)转诊前准备：在转诊前，社区医生应确保患儿的生命体征稳定，给予必要的初步处理，如保持患儿呼吸道通畅、给予吸氧等。同时，应将患儿的病情状况、治疗经过等信息详细告知上级医院，以便接收医院能更好地了解患儿病情。

热性惊厥患儿家属应注意的事项：

(1)保持安静：在患儿出现热性惊厥时，应尽量保持周围环境安静，减少不必要的刺激，使患儿能够安静休息。

(2)维持呼吸道通畅：热性惊厥可能导致患儿呼吸道阻塞，因此应保持患儿呼吸道通畅。可以将患儿的头偏向一侧，以防止呕吐物或分泌物阻塞呼吸道。

（3）吸氧：如果患儿出现缺氧症状，应及时给予吸氧，以改善缺氧状态。

（4）监测生命体征：在患儿热性惊厥发作期间，应密切监测患儿的生命体征，如体温、呼吸、心率、血压等。如果发现异常情况，应及时采取相应措施。

（5）预防复发：对于反复发生热性惊厥的患儿，应采取预防措施，如定期服用抗癫痫药物或进行物理降温等。同时，应注意加强患儿的日常护理，增强体质，减少感染和发热的发生。

第六节　癫痫持续状态

一、定义

癫痫持续状态是指癫痫连续发作之间意识未完全恢复又频繁再发，或发作持续 30 min 以上不自行停止。长时间癫痫发作，若不及时治疗，可因高热、循环衰竭或神经元兴奋毒性损伤导致不可逆的脑损伤，致残率和病死率很高，因而癫痫持续状态是内科常见的急症。

二、分类

（1）惊厥性全身性癫痫持续状态：主要表现为持续的全面性强直-阵挛发作，或者为持续的强直性发作、阵挛性发作、肌阵挛性发作等。表现为全身性抽搐一次接一次发生，始终意识不清，不及时控制可导致多脏器损害，危及生命。

（2）非惊厥性全身性癫痫持续状态：主要为失神发作持续状态，发作持续可达数小时，表现为意识障碍、失语、精神错乱等。

（3）部分性发作持续状态：表现为身体的一部分持续不断地抽搐，达数小时或者数天，但无意识障碍。此型较难控制，由单纯部分性发作持续状态可扩展为继发性全身性发作，发作终止后可遗留发作部位麻痹。

三、临床表现

癫痫持续状态的临床表现因类型不同而异。

（1）惊厥性全身性癫痫持续状态：表现为持续的全面性强直-阵挛发作，或频繁再发的强直性、阵挛性或肌阵挛性发作。患者意识始终不清，可伴随高热、呼吸衰竭等严重并发症。

（2）非惊厥性全身性癫痫持续状态：主要表现为失神发作持续状态，患者出现意识障碍、失语和精神错乱等症状。

（3）部分性发作持续状态：患者身体某一部分持续不断地抽搐，可伴有运动障碍、感觉异常等。

四、诊断

癫痫持续状态的诊断需依据病史、临床表现和相关检查结果确定。

（1）病史：了解患者是否有癫痫病史或癫痫家族史。

（2）临床表现：观察患者的抽搐表现和意识状态，注意有无高热、呼吸衰竭等并发症。

（3）脑电图：显示癫痫波形是诊断癫痫持续状态的重要依据。

（4）影像学检查：脑部影像学检查可排除其他可能导致抽搐的疾病。

（5）其他检查：电解质、血糖等检查有助于了解患者身体状况和病因。

五、治疗

癫痫持续状态的治疗需遵循以下原则。

（1）控制抽搐：给予强力镇静类药物或麻醉药物，以尽快控制抽搐。对于全面性强直-阵挛发作的患者，首选药物为苯二氮䓬类药物或丙戊酸钠等抗癫痫药物。非惊厥性全身性癫痫持续状态的患者可采用氟哌啶醇等药物治疗。部分性发作持续状态的患者可使用局部麻醉药或神经阻滞剂等。

（2）保持呼吸道通畅：密切观察患者的生命体征变化，保持其呼吸道通畅，避免窒息，必要时进行机械通气。

（3）对症治疗：针对患者的症状进行对症治疗，如降颅压减轻脑水肿、控制高热等，同时注意维持患者的电解质和酸碱平衡。

（4）寻找病因：尽可能寻找导致癫痫持续状态的病因，如脑部原发病变、代谢性疾病等。针对病因进行治疗能够有效地控制患者癫痫发作。

（5）长期治疗和随访：癫痫患者发生持续状态后，应长期规律服用抗癫痫药，定期复查并与医生建立随访机制。家属应督促患者接受治疗和进行康复训练，提高患者的生活质量和降低疾病复发风险。同时医生、患者和家属应密切合作，正确指导患者治疗和管理疾病。

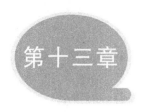

第十三章

皮肤科危重症

第一节 血管性水肿

一、定义

血管性水肿又称"巨大荨麻疹"，是因皮下疏松组织或黏膜下的小血管扩张和渗透性增加而引起的局限性水肿。与荨麻疹一样，血管性水肿也是由食物、药物或昆虫叮咬等过敏反应所引起。

二、分类

血管性水肿可分为获得性和遗传性两类。

(1)获得性血管性水肿：主要发生于组织疏松部位，如眼睑、口唇、舌、外生殖器、手和足等。这种水肿的发生与过敏反应有关，多数患者经抗过敏治疗后可缓解。

(2)遗传性血管性水肿：是一种罕见的常染色体显性遗传病，患者通常在儿童或少年期开始发作。本病可反复发作至中年甚至终生发作，但中年后发作的频率会降低、严重程度会减轻。外伤或感染可诱发本病。其主要特征是反复发作的非瘙痒性、非感染性、非过敏性的皮下和黏膜水肿。

三、临床表现

血管性水肿的临床表现包括皮肤和黏膜水肿、肠道症状和伴随症状。皮肤和黏膜水肿是最常见的表现形式，可在患者面部、四肢、生殖器等部位出现。肠道症状包括腹痛、消化不良等。伴随症状可能包括全身不适、关节痛、低血压和呼吸困难等。了解血管性水肿的临床表现有助于早期诊断和治疗血管性水肿，减轻症状和预防并发症的发生。

1. 皮肤和黏膜水肿

（1）皮肤水肿：水肿主要出现在患者面部、四肢和生殖器等部位，常表现为突然起病的非瘙痒性、非红斑性的局部肿胀，持续时间较长，一般在 1~3 天。

（2）黏膜水肿：常见的黏膜水肿部位包括口腔、喉部、舌头、咽喉及消化道等，患者可能出现声音嘶哑、吞咽困难、恶心、呕吐等症状。严重的黏膜水肿可导致呼吸道梗阻，严重威胁患者生命安全。

2. 肠道症状

（1）腹痛：多数患者在病发时会出现腹痛，可出现急性腹痛，伴有恶心、呕吐、腹泻或便秘等消化道症状。

（2）消化不良：患者也可能出现食欲不振、消化不良、胃部沉闷等消化道症状。

3. 伴随症状

（1）全身不适：在水肿的同时，患者还可能出现全身不适、乏力、头痛等症状，病情发作时会明显影响其日常生活。

（2）关节痛：部分患者在发作期间伴有关节痛或肌肉痛，常影响手指、膝盖和踝部等关节。

（3）低血压：发作期间，少数患者可能伴有低血压症状，如头晕、乏力、心悸等。

（4）呼吸困难：严重的水肿可导致呼吸道水肿，出现呼吸困难、喉咙痛、声音嘶哑等症状。

四、诊断

血管性水肿的诊断主要依据临床表现和相关检查。

（1）发病部位：常发生在组织疏松的部位，如眼睑、口唇等。

（2）肿胀表现：突然出现无症状性肿胀，且在数小时及数日后自行消退。

（3）家族史：如果患者在儿童期发病，且有家族史，可能是遗传性血管性水肿。

（4）血清学检查：血中人补体 C1 抑制因子，人补体 C2、C4 抑制因子含量降低，是诊断遗传性血管性水肿的重要指标。

（5）鉴别诊断：须与其他原因引起的水肿相鉴别，如接触性皮炎等。

五、治疗

血管性水肿的治疗主要包括以下方面。

（1）一般治疗：寻找并避免诱发因素，如某些食物、药物、昆虫叮咬等。避免过度搔抓和烫洗，减少摩擦和刺激。保持皮肤清洁干燥，避免使用刺激性的化妆品或清洁剂。

（2）药物治疗：对于获得性血管性水肿，可采用抗组胺药物进行治疗，如苯海拉明、氯雷他定等。对于遗传性血管性水肿，由于血中 C1 酯酶抑制物缺乏，普通的抗组胺药和肾上腺皮质激素治疗无效，可以采取输新鲜血浆补充 C1 酯酶抑制物或使用抗纤溶的药物进行治疗。

六、转诊及注意事项

1. 血管性水肿患者转诊注意事项

（1）病情评估：社区医生应对患者的血管性水肿病情进行全面评估，包括水肿的部位、范围、严重程度等，以及是否伴随其他症状，如呼吸困难、喉头水肿等。根据评估结果，判断是否需要转诊至上级医院。

（2）转诊指征：如果患者的血管性水肿症状严重，如喉头水肿导致呼吸困难，或伴随其他严重症状，社区医生应及时转诊患者至上级医院进一步治疗。同时，如果患者的病情复杂或需要特殊治疗，社区医生也应考虑转诊。

（3）转诊前准备：在转诊前，社区医生应确保患者生命体征稳定，给予必要的初步处理。同时，应将患者的病情状况、治疗经过等信息详细告知上级医院，以便接收医院能更好地了解患者病情。

2. 血管性水肿患者需要注意的事项

（1）避免过敏原：了解并尽量避免接触可能的过敏原，如某些食物、药物、化妆品等。保持环境清洁，减少室内尘螨和霉菌等过敏原的暴露。

（2）保持皮肤清洁：保持皮肤清洁干燥，避免长时间暴露在潮湿环境中。勤换洗衣物和床单，避免过度搔抓皮肤。

（3）合理饮食：饮食宜清淡，避免刺激性食物和饮料，如辛辣、油腻、咖啡因等。多食用富含维生素和矿物质的食物，如新鲜蔬菜、水果等。

（4）心理调适：保持心情舒畅，避免情绪紧张和焦虑。积极参加有益身心的活动，增强体质和免疫力。

（5）定期就诊：如出现血管性水肿症状加重或反复发作，应及时就诊，接受专业治疗。同时应定期复诊，以便医生根据病情调整治疗方案。

（6）注意药物使用：如需使用药物进行治疗，应遵循医生的指导。在使用任何药物之前应仔细阅读说明书，并注意观察不良反应的发生。如有不适或过敏反应，应及时停药并就诊。

（7）注意其他疾病的影响：血管性水肿可能与某些全身性疾病有关，如甲状腺疾病、风湿性疾病等。如有疑虑或出现其他异常症状，应及时就诊并进行相关检查，以便早期发现和治疗潜在疾病。

第二节　重症药疹

一、定义

重症药疹（severe drug eruption，SDE）是指由药物引起的严重皮肤炎症反应，属于药物超敏反应综合征。这种反应可以导致皮肤黏膜的广泛炎症，甚至累及多个器官系统。重症药疹的病情严重，需要及时治疗，否则可能导致严重的并发症甚至危及生命。

二、分类

重症药疹主要包括以下几种类型。

(1)重症多形红斑型药疹：初期症状类似于流感，出现高热、头痛、关节痛等，随后身体出现红斑、水疱、糜烂等，并伴随全身中毒症状。

(2)大疱性表皮松解型药疹：皮疹初期表现为局部红斑，随后红斑发展至全身，在红斑处出现大小不等的松弛性水疱和表皮松解，伴有糜烂渗出。此型药疹的病情严重，常伴随高热和全身症状，病死率较高。

(3)剥脱性皮炎型药疹：有一定的潜伏期，病程长达一个月左右，全身出现红斑、脱屑并伴随发热和淋巴结肿大等症状。此型药疹的病情严重，处理不当可能导致全身性感染和多器官功能衰竭。

(4)红皮病型药疹：皮损表现为周身弥漫性潮红、肿胀，皮肤红肿消退后，皮损处大量鳞片状和落叶状脱屑。此型药疹的皮肤损伤广泛，可能伴随高热等症状。

三、临床表现

重症药疹的临床表现主要包括以下几个方面。

(1)皮疹：通常开始于胸部、背部、上臂和腿部。皮疹可蔓延到全身，包括手掌、脚底、口腔和生殖器等部位。皮疹可能伴有水疱、溃疡、斑丘疹或红疮囊肿等症状。

(2)发热：有时伴有发冷、寒战、头痛、肌肉疼痛等症状。

(3)进食困难：由于口腔和喉部的痛苦，患者可能会出现进食困难、红肿和出血等现象。

(4)关节疼痛：有时会有关节肿胀和疼痛。

(5)多器官受累：药物过敏反应可能引起肝、肾、心等器官功能异常，导致相应症状的出现。

四、诊断

重症药疹的诊断主要依据患者的用药史、临床表现和实验室检查结果。

(1)用药史：了解患者近期使用的药物，特别是新药或未使用过的药物，有助于诊断。

(2)临床表现：根据皮疹的类型和全身症状表现，结合实验室检查的结果，可以对重症药疹作出诊断。

(3)实验室检查：血常规检查可能出现白细胞增多或减少、嗜酸性粒细胞增多等异常指标；尿常规检查可能出现蛋白尿、血尿等异常指标；肝功能检查可能出现转氨酶升高、胆红素升高等异常指标。

五、治疗

重症药疹的治疗主要包括以下方面。

（1）停用致敏药物：立即停用致敏药物是治疗的关键步骤。同时应避免使用类似结构的药物。

（2）药物治疗：使用抗组胺药物和类固醇药物进行治疗，抗组胺药物可以缓解痒感，类固醇药物可以减轻皮肤炎症和红肿。对于严重的病例，可能需要使用免疫抑制剂或免疫球蛋白等药物进行治疗。

（3）保持皮肤清洁干燥：避免揉搓或刺激皮肤，保持皮肤清洁干燥有助于缓解症状。使用温和的润肤剂可以帮助保持皮肤湿润。

（4）护理：对于进食困难的患者，应给予适当的营养支持；对于多器官受累的患者，应给予相应的治疗措施。

六、转诊及注意事项

1. 重症药疹患者社区转诊需要注意的事项

（1）评估患者的病情：在转诊前，需要对患者的病情进行全面评估，包括病史、药物使用情况、皮疹的性质和分布、伴随症状等。这有助于医生了解患者的病情，为后续治疗提供依据。

（2）选择合适的医疗机构：根据患者的病情和需求，选择具有相应专科和设备的医疗机构进行转诊。例如，如果患者需要皮肤科专家的意见，可以选择有皮肤科的大型综合医院或专科医院。

（3）携带相关资料：在转诊时，患者应携带相关的病历资料、检查报告和药物使用记录等，以便新接诊医生了解患者的病情和治疗过程。

（4）保持沟通：在转诊过程中，患者应与原就诊医生保持沟通，告知新就诊医生自己的病情变化和治疗效果，以便医生调整治疗方案。

（5）遵循医嘱：在新的医疗机构接受治疗时，患者应严格遵循医生的建议和处方，按时服药、定期复查，以确保治疗效果。

总之，重症药疹社区转诊是一个涉及多方面因素的过程，需要患者、原就诊医生和新就诊医生共同努力，确保患者得到及时、有效的治疗。

2. 重症药疹患者需要注意的事项

（1）避免再次接触过敏药物：一旦确诊为药疹，应立即停止使用可能导致过敏的药物，并告知医生自己的过敏史，以避免再次接触到过敏药物。

（2）观察病情变化：在治疗过程中，要密切观察皮疹的变化，如范围、颜色、形态等，以及伴随症状的变化，如发热、关节疼痛等。如有异常情况，应及时就诊。

（3）保持皮肤清洁干燥：药疹患者应保持皮肤清洁干燥，避免抓挠皮疹，以免导致感染。可使用温和的护肤品，如无刺激性的洗浴用品和保湿霜。

（4）注意饮食调理：药疹患者应注意饮食调理，避免食用辛辣、刺激性强的食物，多吃新鲜蔬菜水果，保持大便通畅。

（5）遵医嘱用药：在治疗过程中，应严格遵循医生的建议和处方，按时服药、定期复查。如有不适或疑问，应及时就诊咨询医生。

（6）注意休息与心理调适：药疹患者应保证充足的休息，避免过度劳累。同时，保持良好的心态，积极面对疾病，可适当进行心理疏导。

（7）防止并发症：重症药疹患者可能出现肝肾功能损害、感染等并发症，因此要密切关注身体状况，及时发现并处理相关问题。

（8）定期随访：药疹患者在治疗结束后，应定期进行随访检查，以确保病情稳定，防止复发。

重症药疹患者在治疗过程中应注意以上事项，遵循医生的建议，保持良好的生活习惯和心态，以促进病情恢复。如有其他问题，请随时提问。

第三节　天疱疮

一、定义

天疱疮是一种慢性、复发性、自身免疫性皮肤病，其特征为皮肤和黏膜上出现松弛性水疱和大疱，常伴有疼痛和瘙痒。天疱疮的命名源于其典型的疱疹样皮疹和易发生在天热和潮湿季节的特点。

二、分类

天疱疮根据不同的特点可分为多种类型，其中最常见的几类如下。

（1）大疱性类天疱疮：这是最常见的类型，通常在中年以后发病，主要影响皮肤。其特点是在红斑基础上发生水疱，尼氏征阳性，疱壁紧张，不易破裂，皮疹以躯干和四肢近端为主，面部受累较少。

（2）瘢痕性类天疱疮：这种类型以疼痛性、慢性、复发性、大疱性皮损为特征，通常发生在头部和上肢。其特点是容易形成瘢痕和色素减退。

（3）妊娠期类天疱疮：这是一种发生在妊娠期的特殊类型，通常在妊娠中晚期出现，分娩后可自行缓解。皮疹主要发生在腹部和四肢，表现为瘙痒性水疱和大疱。

（4）幼年型类天疱疮：这是指发生在儿童期的类天疱疮，通常在出生后第一年内发病。幼年型类天疱疮的特点是水疱和大疱出现在四肢和躯干，有时伴有发热和喂养困难。

三、临床表现

天疱疮的临床表现主要包括皮肤表现、口腔黏膜损伤和其他症状。

（1）皮肤表现：皮肤上出现水疱和大疱是最常见的症状。这些水疱通常呈红色或淡黄色，大小不一，容易破裂并形成糜烂和渗出。皮疹通常成群分布，可融合成片。此外，患者还可能出现皮肤瘙痒和疼痛等症状。

（2）口腔黏膜损伤：约70%的天疱疮患者会出现口腔黏膜损伤，表现为口腔溃疡、疼痛和吞咽困难。这些症状可能会影响患者的进食和日常生活。

（3）其他症状：患者可能出现发热、乏力、食欲不振等症状。此外，还可能出现关节疼痛、肌肉疼痛等症状。

（4）并发症：长期的天疱疮可能导致营养不良、感染和皮肤坏死等并发症。这些并发症可能会进一步加重患者的病情。

四、诊断

天疱疮的诊断主要依据临床表现和实验室检查结果。

（1）临床特征：观察到典型的皮疹和口腔黏膜损伤，特别是水疱和大疱。这些特征是诊断的重要依据。

（2）组织病理学检查：通过取一小块皮损组织进行病理学检查，观察皮肤组织中的细胞和结构变化，有助于确诊。病理学检查可发现表皮内水疱和棘层细胞松解。

（3）免疫荧光检查：通过将抗体标记在荧光染料上，检测皮肤组织中的免疫球蛋白沉积情况。免疫荧光检查可发现 IgG 或 IgA 抗体在表皮细胞间沉积。

（4）抗体检测：通过检测血液中的抗体水平，如抗表皮细胞间抗体（AE1/AE3）或抗桥粒芯糖蛋白 2 抗体（Dsg2），有助于诊断天疱疮。抗体检测有助于与其他类似疾病进行鉴别诊断。

五、治疗

天疱疮的治疗主要包括以下方面。

1. 药物治疗

使用糖皮质激素和免疫抑制剂是治疗天疱疮的主要方法。糖皮质激素可以抑制炎症反应和免疫异常，减轻皮疹和口腔黏膜损伤。免疫抑制剂可以降低机体的免疫功能，减少自身抗体的产生。常用的免疫抑制剂包括环磷酰胺、甲氨蝶呤等。此外，还可以使用生物制剂进行治疗，如利妥昔单抗等。在使用药物治疗时，医生会根据患者的具体情况选择合适的治疗方案，并逐渐调整药物剂量和使用方法。

2. 局部治疗

对于口腔黏膜的损伤，可以使用消炎止痛药物和局部涂药进行治疗；对于皮肤损伤，可以使用抗感染药物、抗炎药物和局部涂药进行治疗。局部治疗可以缓解症状并预防感染等并发症的发生。在进行局部治疗时，患者应按照医生的建议正确使用药物，并注意保持口腔卫生和皮肤清洁干燥。

3. 支持治疗

患者应注意保持口腔卫生，饮食以软食为主，避免刺激性食物；同时保持皮肤清洁干燥，避免继发感染。对于严重营养不良的患者，应给予营养支持治疗。支持治疗可以帮助患者保持良好的生活习惯和营养状况。

六、转诊及注意事项

1. 天疱疮社区转诊时需要注意的事项

（1）评估患者的病情：在转诊前，需要对患者的病情进行全面评估，包括病史、症状、体征等。这有助于医生了解患者的病情，为后续治疗提供依据。

（2）选择合适的医疗机构：根据患者的病情和需求，选择具有相应专科和设备的医疗机构进行转诊。例如，如果患者需要皮肤科专家的意见，可以选择有皮肤科的大型综合医院或专科医院。

（3）携带相关资料：在转诊时，患者应携带相关的病历资料、检查报告和药物使用记录等，以便新接诊医生了解患者的病情和治疗过程。

（4）保持沟通：在转诊过程中，患者应与原就诊医生保持沟通，告知新就诊医生自己的病情变化和治疗效果，以便医生调整治疗方案。

（5）遵循医嘱：在新的医疗机构接受治疗时，患者应严格遵循医生的建议和处方，按时服药、定期复查，以确保治疗效果。

2. 天疱疮患者的注意事项

（1）饮食调理：天疱疮患者需要注意饮食调理，避免食用辛辣刺激性食物，例如辣椒、花椒等，以免导致病情加重，不利于疾病的恢复。同时，患者还要注意避免食用容易引起过敏的食物，例如海鲜、芒果等，以免诱发皮肤红疹、瘙痒等症状。建议食用清淡、易消化的食物，同时注意保持足够的营养。

（2）卫生与清洁：由于天疱疮可能会导致皮肤出现糜烂、渗出等症状，患者需要注意保持局部清洁卫生，避免挠抓患处，以免导致皮肤破损，引起感染的情况。同时，患者还需要勤换洗衣物，并进行暴晒处理。

（3）休息与锻炼：由于天疱疮可能会导致患者出现皮肤瘙痒、疼痛等症状，患者要注意休息，避免过度劳累，以免加重不适症状。同时，患者还可以适当进行体育锻炼，如慢跑、游泳等，有助于增强抵抗力。

（4）定期复查：天疱疮是一种自身免疫性的大疱性疾病，病因尚不明确，可能与遗传、免疫等因素有关，容易反复发作，比较难以治愈。患者在治疗期间需要定期到医院进行复查，可以了解病情的控制情况，也可以根据复查的结果，调整治疗措施。

（5）用药注意事项：天疱疮患者在治疗期间，需要严格遵医嘱按时按量服用药物，避免私自停药或者增减药量，以免影响到药物的治疗效果。如果出现药物不良反应，还需要及时告知医生，以免延误病情。

（6）其他注意事项：日常生活中，患者要注意做好保暖措施，避免着凉。同时还要注意多休息，避免过度劳累。在饮食上可以多吃一些富含蛋白质的食物，也可以多吃一些新鲜的水果和蔬菜，如鸡蛋、牛奶、苹果、菠菜等，能够补充身体所需要的营养。

第四节　红皮疹

一、定义

红皮疹是一种常见的皮肤症状，表现为皮肤发红、充血、肿胀等。红皮疹可能是由多种原因引起的，如过敏反应、感染、药物不良反应、自身免疫性疾病等。因此，在社区诊所就诊时，如果红皮疹持续时间较长或症状较重，可能需要转诊至上级医疗机构行进一步诊断和治疗。

二、分类

红皮疹可以根据病因和表现进行分类。
（1）过敏性红皮疹：由过敏原引起的红疹，如食物过敏、药物过敏、接触性过敏等。
（2）感染性红皮疹：由细菌、病毒、真菌等感染引起的红疹，如风疹、水痘、麻疹等。
（3）自身免疫性红皮疹：由自身免疫性疾病引起的红疹，如系统性红斑狼疮、风湿性关节炎等。
（4）其他因素引起的红皮疹：如物理因素（如紫外线照射）、化学因素（如化学物质刺激）等引起的红疹。

三、临床表现

（1）过敏性红皮疹：这种红皮疹通常伴随着瘙痒等症状。
（2）感染性红皮疹：这种红皮疹通常伴随着发热等症状。
（3）自身免疫性红皮疹：这种红皮疹通常伴随着关节痛等症状。
（4）其他因素引起的红皮疹：这种红皮疹通常伴随着疼痛等症状。

四、诊断

诊断红皮疹需要结合病史、临床表现和实验室检查结果。
（1）病史采集：了解患者的生活习惯、接触史、用药史和家族史等，有助于医生初步判断病因。

（2）临床检查：医生会对患者的皮肤进行详细的检查，观察红疹的大小、形状、颜色和分布等情况，以及是否伴随瘙痒、疼痛等症状。

（3）实验室检查：通过血常规、免疫学检测和组织病理学检查等手段，进一步明确病因和炎症性质。例如，血常规检查可以检测白细胞计数和嗜酸性粒细胞计数等指标；免疫学检测可以检测相关抗体和补体等指标；组织病理学检查可以观察皮肤组织的结构和细胞变化情况。

（4）鉴别诊断：红皮疹可能是多种疾病的临床表现之一，需要进行鉴别诊断以明确病因。例如，需要与荨麻疹、银屑病、玫瑰糠疹等疾病进行鉴别。

五、治疗

红皮疹的治疗方法包括以下方面。

（1）一般治疗：保持皮肤清洁干燥，避免搔抓和摩擦患处，注意饮食调理和适当运动，增强身体免疫力。

（2）对症治疗：针对瘙痒或疼痛等症状，可以使用抗组胺药、抗炎药或局部涂药等方法缓解症状。例如，可以使用马来酸氯苯那敏、氯雷他定等抗组胺药缓解瘙痒；可以使用布洛芬等抗炎药缓解疼痛；可以使用炉甘石洗剂、糖皮质激素乳膏等局部涂药缓解症状。

（3）病因治疗：针对不同病因引起的红疹，需要采取不同的治疗方法。例如，对于过敏引起的红疹，需要找出过敏原并避免接触；对于感染引起的红疹，需要使用抗生素等药物进行治疗；对于自身免疫性疾病引起的红疹，需要使用免疫抑制剂等药物进行治疗。

六、转诊及注意事项

1. 红皮疹社区转诊时需要注意的事项

（1）评估患者的病情：在转诊前，需要对患者的病情进行全面评估，包括病史、症状、体征等。这有助于医生了解患者的病情，为后续治疗提供依据。

（2）选择合适的医疗机构：根据患者的病情和需求，选择具有相应专科和设备的医疗机构进行转诊。例如，如果患者需要皮肤科专家的意见，可以选择有皮肤科的大型综合医院或专科医院。

（3）携带相关资料：在转诊时，患者应携带相关的病历资料、检查报告和药物使用记录等，以便新的医生了解患者的病情和治疗过程。

（4）保持沟通：在转诊过程中，患者应与原就诊医生保持沟通，告知新就诊医生自己的病情变化和治疗效果，以便医生调整治疗方案。

（5）遵循医嘱：在新的医疗机构接受治疗时，患者应严格遵循医生的建议和处方，按时服药、定期复查，以确保治疗效果。

2. 红皮疹患者需要注意的事项

（1）避免诱发因素：红皮疹患者应尽量避免可能诱发病情加重的因素，如紫外线、过敏原（如某些食物、药物、化妆品等）、感染、精神紧张等。了解自己的过敏原并加以避免，有助于降低病情反复发作的风险。

（2）保持皮肤清洁干燥：红皮疹患者应注意保持皮肤清洁干燥，避免抓挠皮疹，以免导致感染。可使用温和的护肤品，如无刺激性的洗浴用品和保湿霜。

（3）注意饮食调理：红皮疹患者应注意饮食调理，避免食用辛辣、刺激性强的食物，多吃新鲜蔬菜水果，保持大便通畅。

（4）遵医嘱用药：在治疗过程中，应严格遵循医生的建议和处方，按时服药、定期复查。如有不适或疑问，应及时就诊咨询医生。

（5）注意休息与心理调适：红皮疹患者应保证充足的休息，避免过度劳累。同时，保持良好的心态，积极面对疾病，可适当进行心理疏导。

（6）防止并发症：重症红皮疹患者可能出现感染、出血等严重并发症，因此要密切关注身体状况，及时发现并处理相关问题。

（7）定期随访：红皮疹患者在治疗结束后，应定期进行随访检查，以确保病情稳定，防止复发。

总之，红皮疹患者在日常生活中应注意以上事项，遵循医生的建议，保持良好的生活习惯和心态，以促进病情恢复。如有其他问题，请随时提问。

第五节　刺胞皮炎

一、定义

刺胞皮炎是一种由于皮肤接触到某些昆虫（如蜜蜂、黄蜂、蚂蚁等）或水生生物（如海蜇、珊瑚等）的毒液而引起的皮肤炎症反应。它是一种由细菌感染引起的皮肤炎症，其特征是在皮肤上出现红肿、疼痛和刺痛的包块。这种炎症通常是由金黄色葡萄球菌、链球菌等细菌感染引起的，也可能由其他病原体引起。

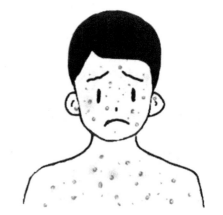

二、分类

刺胞皮炎主要分为两类。

（1）浅表性刺胞皮炎：这种类型的炎症局限于皮肤表层，表现为局部红肿、疼痛和刺痛的包块。

（2）深部刺胞皮炎：这种类型的炎症侵犯到皮肤深层，通常表现为较大的、疼痛的硬结或脓肿。深部刺胞皮炎还可能引起全身症状，如发热、寒战等。

三、临床表现

刺胞皮炎的临床表现主要包括以下几个方面。

(1)红肿：皮肤出现红肿，通常是炎症反应的表现。

(2)疼痛：炎症部位通常伴随着疼痛，尤其是在触碰或压迫时。

(3)刺痛：炎症部位可能会感到明显的刺痛感，尤其是在移动或接触时。

(4)包块：在炎症部位可以摸到一个或多个硬结或脓肿，这是炎症引起的组织反应。

(5)全身症状：深部刺胞皮炎可能引起全身症状，如发热、寒战等。

四、诊断

诊断刺胞皮炎需要进行全面的病史采集和体格检查，以及必要的实验室检查。

(1)病史采集：了解患者的症状出现时间、诱发因素、既往病史和家族史等，有助于医生初步判断病因。

(2)体格检查：医生会对患者的皮肤进行详细的检查，观察炎症部位的红肿、疼痛和包块等情况。

(3)实验室检查：通过血常规检查和脓液培养等手段，进一步明确病因和病原体类型。例如，血常规检查可以检测白细胞计数等指标；脓液培养可以检测细菌种类和药敏试验等指标。

(4)鉴别诊断：刺胞皮炎需要与其他皮肤疾病进行鉴别诊断，如疖、痈、蜂窝织炎等。

五、治疗

治疗刺胞皮炎的方法主要包括以下方面。

(1)一般治疗：保持皮肤清洁干燥，避免搔抓和摩擦患处，注意饮食调理和适当运动，增强身体免疫力。

(2)局部治疗：对于浅表性刺胞皮炎，可以使用局部抗炎药膏如红霉素软膏或莫匹罗星软膏等，以减轻炎症和疼痛。对于深部刺胞皮炎，需要使用抗菌药物如头孢菌素等进行抗感染治疗。同时，可以使用热敷或物理疗法等方法促进炎症消退。

(3)全身治疗：对于深部刺胞皮炎，可能需要使用抗生素进行治疗。根据脓液培养和药敏试验的结果，选择敏感的抗生素进行治疗。同时，可以使用止痛药或退烧药等缓解症状。

(4)手术治疗：对于严重的深部刺胞皮炎，如脓肿较大或引流不畅等，可能需要进行手术治疗。手术方法包括切开引流、穿刺抽脓等，以彻底清除病灶和脓液，促进炎症消退。

六、转诊及注意事项

在社区诊所就诊时，如果刺胞皮炎症状较重或持续时间较长，可能需要转诊至上级医疗机构进行进一步诊断和治疗。

(1)评估患者的病情：在转诊前，需要对患者的病情进行全面评估，包括病史、症状、体征等。这有助于医生了解患者的病情，为后续治疗提供依据。

(2)选择合适的医疗机构：根据患者的病情和需求，选择具有相应专科和设备的医疗机构进行转诊。例如，如果患者需要皮肤科专家的意见，可以选择有皮肤科的大型综合医院或专科医院。

(3)携带相关资料：在转诊时，患者应携带相关的病历资料、检查报告和药物使用记录等，以便新的医生了解患者的病情和治疗过程。

(4)保持沟通：在转诊过程中，患者应与原就诊医生保持沟通，告知新就诊医生自己的病情变化和治疗效果，以便医生调整治疗方案。

(5)遵循医嘱：在新的医疗机构接受治疗时，患者应严格遵循医生的建议和处方，按时服药、定期复查，以确保治疗效果。

总之，刺胞皮炎社区转诊是一个涉及多方面因素的过程，需要患者、原就诊医生和新就诊医生共同努力，确保患者得到及时、有效的治疗。

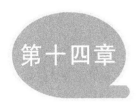

第十四章

五官科危重症

第一节　眼球外伤

一、定义

眼球外伤是指外力直接或间接作用于眼球或眼周组织，导致的一系列损伤和症状。

二、分类

(1)钝挫伤：由拳头、球类等钝物击中眼球，导致眼睑、结膜和巩膜等组织损伤。

(2)穿孔伤：锐器如刀、针等刺破眼球，导致眼球壁全层裂开。

(3)化学伤：酸性或碱性物质进入眼睛，引起眼球组织损伤。

(4)热烧伤：高温物质如热油、蒸汽等导致眼球表面烧伤。

(5)辐射伤：紫外线、红外线等高能辐射导致眼球损伤。

三、临床表现

以下是眼球外伤的常见临床表现。

(1)眼痛：眼球外伤常伴有剧烈的眼痛，程度和性质因伤势不同而异，可能是刺痛、胀痛、持续性疼痛或尖锐的痛感。

(2)视力损害：眼球外伤后，视力可出现不同程度的损害，包括视力模糊、视野缺损、双重影像等。

(3)眼结膜充血：眼球外伤会导致眼结膜充血，表现为红眼、血丝明显或血点出现。

(4)角膜损伤：角膜是眼部最前方的透明组织，易受伤。眼球外伤可能导致角膜表面擦伤、溃疡、撕裂等。患者可能出现角膜疼痛、异物感、畏光等症状。

（5）眼睑肿胀：外伤可能导致眼睑软组织损伤，包括眼睑肿胀、创伤性眼睑下垂、眼睑皮肤破损等。

（6）眼球外形异常：眼球外伤后，眼球可能出现变形、突出或凹陷等异常形态。

（7）眼前节浑浊：严重眼球外伤可导致眼前节（眼球的前部）出血、积血、浑浊等，患者可能出现眼球前部红斑、视力模糊等表现。

（8）晶状体损伤：眼球外伤还可能导致晶状体损伤，表现为眼前节浑浊、白内障等。

（9）眼球运动异常：眼球外伤后，眼球的运动可能受限或异常，患者可能出现眼球活动障碍、眼球震颤等症状。

（10）眼球内出血：严重外伤还可能导致眼球内出血，视网膜、脉络膜、玻璃体等结构受损，患者可能出现视力严重下降、视野缺损等。

四、诊断

诊断眼球外伤需要进行全面的眼科检查和必要的辅助检查。

（1）视力检查：评估患者的视力状况，了解是否有视力下降或丧失。

（2）裂隙灯检查：使用裂隙灯检查患者眼球表面和前部结构，观察是否有损伤和异常。

（3）眼底镜检查：检查患者眼底是否有出血、水肿或异常病变。

（4）B超检查：对于无法直视的眼球损伤，可以通过 B 超检查了解患者眼球内结构和损伤情况。

（5）X 线检查：对于疑似眼眶骨折的患者，可以进行 X 线检查以明确诊断。

（6）CT 检查：对于复杂的眼眶骨折或眼球内异物等，CT 检查可以提供更准确的诊断信息。

（7）MRI 检查：对于某些特殊类型的眼球外伤，如化学伤或热烧伤等，MRI 检查可以提供更详细的诊断信息。

（8）实验室检查：对于疑似感染或全身性并发症的患者，需要进行血液检查或尿液检查等实验室检查。

（9）诊断性治疗：在某些情况下，可以通过诊断性治疗来确诊眼球外伤的类型和程度。例如，对于疑似化学伤的患者，可以使用中和剂进行治疗，观察治疗效果以明确诊断。

（10）病史采集：了解患者受伤的时间、原因、方式等，有助于医生初步判断病情和指导后续治疗。

（11）体格检查：医生会仔细观察患者的眼部情况，包括外观、疼痛、充血、流泪等症状和体征，同时也会检查患者全身其他部位是否出现异常状况。

五、治疗

治疗眼球外伤的方法因伤情不同而有所差异，但一般包括以下方面。

（1）就地急救：对于眼球外伤患者，应立即进行就地急救，包括清洁眼部、止血、止痛等措施，以减少感染和减轻疼痛。

（2）手术治疗：对于严重的眼球外伤，如穿孔伤、眼内异物等，需要进行手术治疗。手术方法包括缝合术、异物取出术等，以修复眼球结构和控制感染。

（3）药物治疗：使用抗生素、抗炎药等药物治疗眼球外伤，以预防感染和控制炎症反应。同时，对于眼部疼痛等症状，可以使用止痛药或镇静剂等进行缓解。

（4）观察和随访：对于轻度的眼球外伤，可以对患者进行观察和随访，定期复查视力、眼底等指标，以确保病情得到控制和治疗有效。同时，应告知患者保持良好的生活习惯和眼部卫生习惯，以促进康复和预防感染。

六、转诊及注意事项

1. 眼球外伤转诊注意事项

（1）伤情评估：社区医生应对眼球外伤患者的伤情进行全面评估，包括伤势的严重程度、是否有并发症、患者的意识状态等。若伤情严重或存在并发症，应将患者及时转诊至上级医院。

（2）转诊指征：若患者伤势严重，如眼球破裂、眼内出血等，或出现意识障碍、呼吸困难等症状，社区医生应及时转诊。同时，对于复杂的眼球外伤或需要特殊治疗的病例，也应考虑转诊。

（3）转诊前准备：在转诊前，社区医生应确保患者生命体征稳定，给予必要的初步处理。同时，应将患者的病情状况、治疗经过等信息详细告知上级医院，以便接收医院能更好地了解患者病情。

2. 眼球外伤患者需要注意的事项

（1）冰敷与压迫：对于眼球外伤，应立即进行冰敷或冷敷，以减少肿胀和疼痛。同时，可采用压迫绷带法，轻压伤眼，减少出血。但应注意不要过度压迫眼球，以免加重伤势。

（2）清洁与包扎：保持创面清洁，避免感染。可用无菌纱布轻轻覆盖伤口，进行包扎。切勿用脏手或不洁布块擦拭伤口。

（3）避免触碰与活动：眼球受伤后应避免触碰伤眼，尽量减少眼球转动，保持头部位置固定。同时，避免剧烈运动，以免加重伤势。

（4）观察病情变化：密切观察伤眼情况，包括视力、眼球运动、疼痛等。若出现异常症状，如视力下降、疼痛加剧等，应及时就医。

（5）用药指导：在医生的指导下使用眼药水或药膏，预防感染。同时，了解用药注意事项和不良反应。

（6）定期随访：对于轻度的眼球外伤，可进行定期随访观察。若出现异常症状或并发症，应及时就医。

总之，对于眼球外伤的患者，社区医生应给予及时的初步处理和关注，同时注意观察病情变化和指导患者注意事项。若患者伤情严重或需要特殊治疗，应将患者及时转诊至上级医院。

第二节　鼻出血

一、定义

鼻出血，也称为鼻衄，指的是血液从鼻腔内非正常流出的一种现象。鼻出血既可仅限于鼻腔范围，也可向周围组织扩散，导致口腔、喉咙甚至肺部出血。

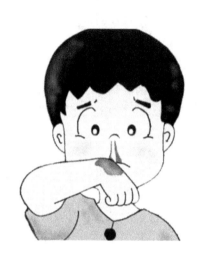

二、分类

(1)按病因：可分为局部性和全身性鼻出血。局部性鼻出血主要由鼻部疾病或创伤引起，如鼻炎、鼻窦炎、鼻息肉、鼻中隔偏曲等。全身性鼻出血则是由其他全身性疾病导致，如高血压、动脉硬化、血液疾病、肝功能异常等。

(2)按出血量：少量出血仅为鼻涕中带血，大量出血则血流不止。

(3)按出血频率：可分为单次发作和反复发作。

三、临床表现

(1)症状：鼻出血的主要症状是血液从鼻腔流出，可以是少量或大量。其他伴随症状可能包括鼻塞、头痛、耳鸣等。

(2)体征：在体格检查中，医生会观察鼻腔是否有充血、肿胀，是否有异物、肿瘤等异常，同时检查患者全身其他部位是否有异常状况。

四、诊断

诊断鼻出血需要进行全面的病史采集和体格检查，以及必要的辅助检查。

(1)病史采集：询问患者的出血情况，如出血量、伴随症状等，以及既往病史和家族史。

(2)体格检查：观察患者鼻腔情况，检查鼻腔黏膜是否充血、肿胀，是否有异物、肿瘤等异常。同时，检查患者全身其他部位是否有异常。

(3)实验室检查：进行血常规、凝血功能等检查，以排除血液疾病。

（4）影像学检查：如 CT、MRI 等，以了解患者鼻腔及鼻窦的结构和病变情况。

（5）鼻内镜检查：通过鼻内镜直接观察患者鼻腔情况，查找出血部位和病因。

（6）血管造影检查：对于难治性鼻出血，可以考虑进行血管造影检查，以明确出血部位和病因。

（7）诊断性治疗：对于某些原因不明的鼻出血，可以进行诊断性治疗，如鼻腔填塞、激光治疗等，以明确病因和治疗效果。

（8）鉴别诊断：鼻出血需要与其他类似症状的疾病进行鉴别诊断，如鼻炎、鼻窦炎、鼻腔肿瘤等。

五、治疗

治疗鼻出血的方法因个体差异而有所不同，但一般包括以下方面。

（1）一般治疗：保持鼻腔湿润，避免用力擤鼻、挖鼻等行为，避免接触刺激性物质。同时，保持良好的生活习惯和饮食结构，增强免疫力。

（2）局部治疗：对于鼻腔炎症、过敏等引起的鼻出血，可以使用抗炎药、抗过敏药等药物进行治疗。对于局部创伤引起的鼻出血，可以进行清创缝合等处理。

（3）全身治疗：对于全身疾病引起的鼻出血，应积极治疗原发病。如对于血液疾病引起的鼻出血，应进行相应的抗凝、补充血小板等治疗；对于心血管疾病引起的鼻出血，应控制血压、血脂等指标。

（4）特殊治疗：对于严重的鼻出血，如大量出血不止等，可以进行鼻腔填塞、血管栓塞等特殊治疗，以控制出血。

（5）手术治疗：对于鼻腔肿瘤引起的鼻出血，可能需要进行手术治疗。手术方法应根据肿瘤的性质和部位而定，以彻底切除肿瘤和控制出血为目的。

六、转诊及注意事项

鼻出血社区转诊是指将患者从社区医疗机构转诊到专科医院行进一步的诊断和治疗。

1.鼻出血需要进行社区转诊的常见情况

（1）鼻出血持续时间较长或频繁发作：如果患者的鼻出血持续时间较长或频繁发作，可能需要进行进一步检查和治疗，建议转诊到专科医院。

（2）鼻出血伴随其他症状：如果患者的鼻出血伴随其他症状，如头痛、眩晕、恶心等，可能需要进行进一步检查和治疗，建议转诊到专科医院。

（3）鼻出血原因不明：如果患者的鼻出血原因不明，可能需要行进一步检查和治疗，建议转诊到专科医院。

（4）需要进行特殊治疗：如果患者的鼻出血需要进行特殊治疗，如手术治疗等，建议转诊到专科医院。

需要注意的是，社区医疗机构应该具备基本的鼻出血处理能力，但对于复杂的情况，建议将患者及时转诊到专科医院进行治疗。如果您怀疑自己有鼻出血，请及时就医并接受专业医生的诊断和治疗。

2.鼻出血患者的注意事项

（1）保持镇静：当出现鼻出血时，应保持镇静，避免惊慌失措。

（2）坐直身体：坐直身体可以减少鼻腔内的血流量，有助于止血。

（3）压迫鼻翼：用手指轻轻压迫鼻翼，向前倾斜头部，持续 10~15 min，有助于止血。

（4）避免用力擤鼻子：用力擤鼻子会增加鼻腔内的压力，导致出血加重。

（5）避免剧烈运动：剧烈运动会导致血压升高，增加鼻出血的风险。

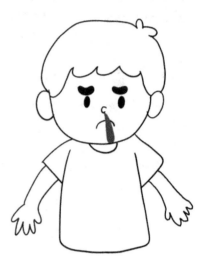

（6）避免饮酒和吸烟：饮酒和吸烟会刺激鼻腔黏膜，增加鼻出血的风险。

（7）注意保湿：干燥的环境容易导致鼻腔黏膜干燥，增加鼻出血的风险。可以使用加湿器或滴鼻液等方式保持鼻腔湿润。

需要注意的是，以上仅是一些常见的注意事项，具体情况需要根据患者的病情和医生的建议进行调整。如果您经常出现鼻出血或出血量较大，请及时就医并接受专业医生的诊断和治疗。

第三节 气道异物

一、定义

气道异物是指外来物体或食物误入气道，导致呼吸困难甚至窒息的紧急状况。气道是呼吸系统的主要组成部分，连接喉部和肺部，负责传送氧气和排出二氧化碳。当异物进入气道时，会引起一系列生理反应，严重时可能导致窒息甚至死亡。

二、分类

（1）按异物性质：可分为植物性异物、动物性异物、化学性异物和金属性异物等。植物性异物如瓜子、花生等坚果类食物，动物性异物如鱼刺、肉骨头等，化学性异物如酸碱物质，金属性异物如硬币、缝针等。

（2）按异物大小：可分为大异物和小异物。大异物可能导致呼吸道完全阻塞，小异物可能导致部分呼吸道阻塞。

（3）按异物停留位置：可分为高位气道异物和低位气道异物。高位气道异物位于声门以上，低位气道异物位于声门以下。

三、临床表现

气道异物的主要症状是呼吸困难、咳嗽、喘鸣等。根据异物的性质、大小和停留位置，症状的严重程度会有所不同。

四、诊断

气道异物的确诊需要根据患者的病史、体格检查和辅助检查结果进行综合判断。

（1）病史采集：询问患者是否有异物吸入史，了解异物的性质、大小和停留位置等信息，同时询问患者是否有咳嗽、呼吸困难等症状，以及症状的严重程度和持续时间。

（2）体格检查：观察患者的呼吸情况，听诊肺部是否有哮鸣音或湿啰音，检查患者颈部是否有肿胀、压痛等。对于怀疑有气道异物的患者，需要进行胸部 X 线检查或 CT 扫描，以确定异物的位置和大小。

（3）实验室检查：进行血常规等实验室检查，了解患者的基本生理状态和是否存在感染等。

（4）诊断性治疗：对于某些原因不明的呼吸困难或咳嗽等症状，可以进行诊断性治疗，如喉镜或气管镜检查，以明确病因和治疗效果。

（5）鉴别诊断：气道异物需要与其他类似症状的疾病进行鉴别诊断，如支气管炎、肺炎、哮喘等。

五、治疗

治疗气道异物的原则是尽快取出异物，恢复呼吸道的通畅。治疗方法因个体差异而有所不同，但一般包括以下方面。

（1）紧急处理：对于严重呼吸困难或窒息的患者，应立即进行心肺复苏或气管插管等紧急处理，以保证患者的生命安全。

（2）喉镜或气管镜检查及治疗：通过喉镜或气管镜检查，明确异物的位置和大小，并使用相应的器械将异物取出。对于某些特殊类型的异物，可能需要采用特殊的治疗方法或手术取出。

（3）药物治疗：对于某些植物性异物或动物性

异物引起的炎症反应,可以使用抗炎药或抗过敏药进行治疗。同时,根据患者的具体情况,可能需要使用抗生素预防感染。

(4)手术治疗:对于某些无法通过喉镜或气管镜取出的异物,可能需要采用手术治疗的方法取出异物。手术方法应根据异物的性质和部位而定。

六、转诊及注意事项

气道异物社区转诊是指将患者从社区医疗机构转诊到专科医院行进一步的诊断和治疗。

1.气道异物需要社区转诊的常见情况

(1)气道异物无法自行排出:如果患者尝试自行排出气道异物,但未能成功或造成更严重的伤害,需要将患者及时转诊到专科医院进行治疗。

(2)气道异物较大或深入气道:对于较大的异物或深入气道的异物,可能需要进行手术或其他介入性治疗,需要将患者转诊到专科医院进行治疗。

(3)气道异物引起感染或其他并发症:如果异物已经引起感染或其他并发症,需要进行药物治疗或其他治疗,需要将患者转诊到专科医院进行治疗。

(4)需要进一步检查:如果怀疑异物已经导致气道穿孔或其他严重损伤,需要进行影像学检查等进一步检查,需要将患者转诊到专科医院进行治疗。

需要注意的是,社区医疗机构应该具备基本的气道异物处理能力,但对于复杂的情况,建议及时将患者转诊到专科医院进行治疗。如果您怀疑自己有气道异物,请及时就医并接受专业医生的诊断和治疗。

2.气道异物患者的注意事项

(1)不要自行尝试取出异物:如果患者试图自行取出异物,可能会导致更严重的伤害,建议及时就医并接受专业医生的治疗。

(2)避免使用工具:不要使用工具(如筷子、勺子等)尝试取出异物,以免将异物推入更深的位置。

(3)避免进食固体食物:在发现气道异物后,应避免进食固体食物,以免加重症状或引起并发症。

(4)注意保持口腔清洁:保持口腔清洁可以减少感染的风险。

(5)定期检查气道:定期检查气道可以及早发现和处理问题,预防并发症的发生。

需要注意的是,以上仅是一些常见的注意事项,具体情况需要根据患者的病情和医生的建议进行调整。如果您怀疑自己有气道异物,请及时就医并接受专业医生的诊断和治疗。

第四节　食管异物

一、定义

食管异物是指各种物体意外进入食管，导致食管梗阻或刺激。食管是消化道的一部分，连接咽部和胃，主要功能是传送食物。食管异物可能是由进食时的不慎或故意吞入而导致的。

二、分类

(1)按异物性质：可分为食物性异物、非食物性异物和混合性异物。食物性异物，如鱼刺、肉骨头等；非食物性异物，如硬币、缝针等；混合性异物则是食物和非食物的混合物。

(2)按异物大小：可分为大异物和小异物。大异物可能导致食管完全梗阻，小异物可能导致部分梗阻或刺激。

(3)按异物停留位置：可分为上段食管异物、中段食管异物和下段食管异物。上段食管异物位于颈段食管，中段食道异物位于胸段食管，下段食管异物位于胸腹段食管。

三、临床表现

(1)症状：食管异物的主要症状是吞咽困难、疼痛和不适感。患者可能感到胸骨后疼痛、烧灼感或压迫感，还可能出现咳嗽、呼吸困难等症状。根据异物的性质、大小和停留位置，症状的严重程度会有所不同。

(2)体征：在体格检查中，医生会观察患者的吞咽情况，听诊颈部和胸部是否有异常声音，检查胸骨后是否有压痛等。

四、诊断

食管异物的确诊需要根据患者的病史、体格检查和辅助检查结果进行综合判断。

(1)病史采集：询问患者是否有异物吞入史，了解异物的性质、大小和停留位置等信息，同时询问患者是否有吞咽困难、疼痛等症状，以及症状的严重程度和持续时间。

(2)体格检查：观察患者的吞咽情况，听诊患者颈部和胸部是否有异常声音，检查胸骨后是否有压痛等。对于怀疑有食管异物的患者，需要进行胸部X线检查或CT扫描，以确定异物的位置和大小。

(3)实验室检查：进行血常规等实验室检查，了解患者的基本生理状态和是否存在感染等。

(4)诊断性治疗：对于某些原因不明的吞咽困难等症状，可以进行诊断性治疗，如食管镜检查，以明确病因和治疗效果。

(5)鉴别诊断：食管异物需要与其他类似症状的疾病进行鉴别诊断，如食管癌、食管炎、食管狭窄等。

五、治疗

治疗食管异物的原则是尽快取出异物，缓解症状并预防并发症的发生。治疗方法因个体差异而有所不同，但一般包括以下方面。

(1)紧急处理：对于严重吞咽困难或呼吸困难的患者，应立即采取紧急处理措施，如气管插管或环甲膜穿刺等，以保证患者的生命安全。

(2)食管镜检查及治疗：通过食管镜检查，明确异物的位置和大小，并使用相应的器械将异物取出。对于某些特殊类型的异物，可能需要采用特殊的治疗方法或手术取出。

(3)药物治疗：对于某些由食管异物引起的炎症反应或感染，可以使用抗炎药或抗感染药进行治疗。同时，根据患者的具体情况，可能需要使用止痛药或镇静药来缓解症状。

(4)手术治疗：对于某些无法通过食管镜取出异物或存在并发症的患者，可能需要进行手术治疗。手术方法应根据异物的性质和部位而定。

六、转诊及注意事项

食管异物社区转诊是指将患者从社区医疗机构转诊到专科医院行进一步的诊断和治疗。

1.食管异物需要进行社区转诊的常见情况

(1)食管异物无法自行排出：如果患者尝试自行排出食管异物，但未能成功或造成更严重的伤害，需要及时转诊到专科医院进行治疗。

(2)食管异物较大或深入食管：对于较大的异物或深入食管的异物，可能需要进行手术或其他介入性治疗，需要将患者转诊到专科医院进行治疗。

(3)食管异物引起感染或其他并发症：如果异物已经引起感染或其他并发症，需要进行药物治疗或其他治疗，需要将患者转诊到专科医院进行治疗。

(4)需要进一步检查：如果怀疑异物已经导致食管穿孔或其他严重损伤，需要进行影像学检查等进一步检查，需要将患者转诊到专科医院进行治疗。

2.食管异物患者需要注意的事项

(1)不要自行尝试取出异物：如果患者试图自行取出异物，可能会导致更严重的伤害，建议及时就医并接受专业医生的治疗。

(2)避免使用工具：不要使用工具(如筷子、勺子等)尝试取出异物，以免将异物推入更深的位置。

(3)避免进食固体食物：在发现食管异物后，应避免进食固体食物，以免加重症状或引起并发症。

（4）注意保持口腔清洁：保持口腔清洁可以减少感染的风险。

（5）定期检查食管：定期检查食管可以及早发现和处理问题，预防并发症的发生。

需要注意的是，以上仅是一些常见的注意事项，具体情况需要根据患者的病情和医生的建议进行调整。如果您怀疑自己有食管异物，请及时就医并接受专业医生的诊断和治疗。

第五节　结膜下出血

一、定义

结膜下出血也称为"红眼病"，是指眼球表面的结膜下出现一片红色或紫红色的斑块。这种情况通常是由血管破裂导致的血液渗出到结膜下所致。

结膜是覆盖在眼球表面和内眼睑内侧的透明薄膜，它含有丰富的血管。当这些血管受到外力、感染、过度疲劳等因素的影响时，可能会破裂导致出血。结膜下出血通常是自限性的，即会在12周内自行吸收消退，不会对视力造成永久性损害。

虽然结膜下出血通常是无害的，但如果出现频繁或伴随其他症状（如视力下降、眼痛等），建议及时就医进行检查以确定病因并接受相应的治疗。

二、分类

结膜下出血可以根据其病因和临床表现进行分类。以下是一些常见的结膜下出血分类。

1. 根据病因分类

（1）外伤性结膜下出血：由眼部受到外力撞击、挤压等损伤导致的结膜下出血。

（2）自发性结膜下出血：无明显外伤史，由血管破裂、血液凝固功能障碍等原因引起的结膜下出血。

（3）药物性结膜下出血：某些药物（如抗凝药、阿司匹林等）的使用可能导致结膜下出血。

（4）其他疾病相关性结膜下出血：如高血压、糖尿病、血液病等疾病引起的结膜下出血。

2. 根据临床表现分类

（1）轻度结膜下出血：仅在眼球表面出现少量红色斑块，不影响视力和日常生活。

（2）中度结膜下出血：红色斑块较大，可能伴有轻微疼痛或不适感，但仍能看清物体轮廓。

（3）重度结膜下出血：红色斑块非常明显，甚至遮挡了部分视野，严重影响视力和日常生活。

三、临床表现

(1)眼睛发红：由于结膜下微血管破裂，血液在结膜下组织间隙中积聚，使得眼球表面呈现红色或紫红色的斑块。

(2)分泌物增多：部分患者在结膜下出血的同时，可能出现眼部分泌物增多的情况，可能为黄色或白色的分泌物。

(3)眼睛流泪：一些患者可能会出现眼睛流泪的症状，这是眼球表面受到刺激所导致的。

需要注意的是，结膜下出血本身不会引起疼痛或其他不适感，也不会导致视力下降。此外，结膜下出血通常12周自行吸收，不会留下长期的影响。

四、诊断

结膜下出血的诊断通常是通过眼部检查和病史询问来确定的。以下是一些常用的诊断方法。

(1)眼部检查：医生会使用放大镜仔细观察患者眼球表面的情况，包括结膜的颜色、形状、大小等特征。如果怀疑有其他疾病存在，如青光眼、白内障等，还需要进行相应的检查。

(2)病史询问：医生会询问患者是否有外伤史、药物使用史、疾病史等相关信息，以帮助确定结膜下出血的原因。

(3)其他检查：在某些情况下，医生可能会对患者进行血液检查或其他相关检查，以排除其他疾病的可能性。

五、治疗

结膜下出血通常是自限性的，即会在12周内自行吸收消退，不会对视力造成永久性损害。因此，对于轻度的结膜下出血，一般不需要特殊治疗，患者只需注意休息和保持眼部卫生即可。但如果出现频繁或伴随其他症状(如视力下降、眼痛等)，建议及时就医进行检查以确定病因并接受相应的治疗。以下是一些常用的治疗方法。

(1)观察疗法：对于轻度的结膜下出血，医生可能会建议患者暂时避免剧烈运动和用力擤鼻子等活动，同时注意保持眼部卫生和休息。一般情况下，结膜下出血会在12周内自行吸收消退。

(2)药物治疗：对于较严重的结膜下出血，医生可能会开具一些药物来缓解症状和促进愈合。例如，局部应用冰敷可以减轻疼痛和肿胀；口服维生素C可以增强血管壁的弹性和稳定性；口服阿司匹林等抗血小板药物可以防止血栓形成。

(3)其他治疗：在某些情况下，如结膜下出血反复发作或伴有其他疾病存在，可能需要采取其他治疗措施，如激光治疗、手术切除等。这些治疗方法需要根据患者具体情况由医生决定是否适用。

六、转诊及注意事项

社区医疗机构可以为患者提供初步的诊断和治疗服务，但对于一些复杂的疾病或需要进一步检查和治疗的情况，可能需要将患者转诊到专科医院。

1. 结膜下出血社区转诊的常见情况

（1）需要专科医生诊治的情况：如眼科、耳鼻喉科等专科医生需要对患者的病情进行进一步评估和治疗。

（2）需要特殊设备或技术检查的情况：如 CT、MRI 等高级影像学检查需要在大型医疗机构进行。

（3）需要住院治疗的情况：如手术、重症监护等需要在医院进行。

在进行社区转诊时，患者需要携带相关的病历资料和检查报告，以便医生更好地了解病情并制定相应的治疗方案。同时，患者也需要遵守医生的建议和指导，积极配合治疗和开展康复工作。

2. 结膜下出血患者需要注意的事项

（1）避免用力擤鼻子或剧烈运动：这些活动可能会增加眼部压力，导致结膜下出血加重或延长恢复时间。

（2）注意保持眼部卫生：定期用温水清洗眼睛，避免接触污染物和细菌。

（3）避免揉擦眼睛：揉擦眼睛会刺激血管扩张，加重出血情况。

（4）避免饮酒和吸烟：乙醇和烟草中的化学物质会影响血液循环和血管弹性，增加出血风险。

（5）注意饮食健康：多摄入富含维生素 C、维生素 K 等营养素的食物，有助于促进血管修复和愈合。

如果结膜下出血出现频繁或伴随其他症状（如视力下降、眼痛等），建议及时就医进行检查以确定病因并接受相应的治疗。

第六节　化学性眼烧伤

一、定义

化学性眼烧伤是指眼睛接触到强酸、强碱等化学物质后引起的损伤。这些化学物质可以破坏眼部组织和结构，导致疼痛、红肿、流泪、视力模糊等症状。化学性眼烧伤的严重程度取决于化学物质的种类、浓度，受伤者接触时间及个体差异等因素。如果不及时治疗，可能会导致永久性的视力损害或其他并发症。因此，一旦发生化学性眼烧伤，应立即采取紧急措施进行冲洗和治疗。

二、分类

化学性眼烧伤可以根据其严重程度进行分类，常见的分类方法如下。

(1)轻度烧伤：角膜表层受损，症状轻微，如轻微疼痛、红肿等。

(2)中度烧伤：角膜深层受损，症状较明显，如剧烈疼痛、流泪、视力模糊等。

(3)重度烧伤：全层角膜受损，症状严重，如持续剧烈疼痛、角膜浑浊、视力丧失等。

此外，根据化学物质的不同，还可以将化学性眼烧伤分为酸性烧伤和碱性烧伤两种类型。酸性烧伤通常由硫酸、盐酸等引起，会导致角膜组织蛋白质凝固和坏死；而碱性烧伤通常由氢氧化钠、氢氧化钾等引起，会导致角膜组织溶解和液化。

三、临床表现

以下是化学性眼烧伤的一些常见症状。

(1)疼痛：眼睛接触到化学物质后会感到剧烈的疼痛，可能会持续数小时或数天。

(2)红肿：眼睛周围会出现红肿和水肿的症状。

(3)流泪：眼睛会不断地流泪，以试图冲走化学物质。

(4)视力模糊：由于角膜受损，视力可能会变得模糊不清。

(5)光敏感：受到化学物质刺激的眼睛会对光线产生过敏反应，表现为眼睛疼痛、流泪等症状。

四、诊断

化学性眼烧伤的诊断通常需要进行眼部检查和评估。以下是一些常用的诊断方法。

(1)病史询问：医生会询问患者接触到的化学物质种类、浓度、时间等信息，以及症状的发生和发展情况。

(2)眼部检查：医生会使用显微镜等工具仔细检查患者的眼部结构和功能，包括角膜、结膜、瞳孔等部位。

(3)pH测试：如果怀疑是碱性物质引起的烧伤，医生可能会使用pH试纸测试眼部表面的酸碱度。

(4)其他检查：如眼底检查、视力测试等，以评估烧伤对视力的影响程度。

需要注意的是，化学性眼烧伤是一种紧急情况，应尽快就医进行处理。在等待医疗救援的过程中，可以采取紧急冲洗措施，但不要试图用任何药物或物质涂抹受伤的眼睛。

五、治疗

化学性眼烧伤的治疗取决于烧伤的严重程度和化学物质的种类。以下是一些常见的治疗方法。

(1)紧急冲洗:在发生化学性眼烧伤后,应立即用大量清水或 0.9%氯化钠注射液冲洗受伤的眼睛,至少持续 15 min。这有助于稀释和冲走化学物质,减轻症状和损伤。

(2)药物治疗:医生可能会开具一些药物来缓解患者疼痛、消炎、促进伤口愈合等。例如,抗生素眼药水可以预防感染,人工泪液可以缓解干眼症状。

(3)手术治疗:对于严重的化学性眼烧伤,可能需要进行手术治疗。例如,移植健康的角膜组织可以帮助恢复视力和角膜结构。

需要注意的是,化学性眼烧伤是一种紧急情况,应尽快就医进行处理。在等待医疗救援的过程中,可以采取紧急冲洗措施,但不要试图用任何药物或物质涂抹受伤的眼睛。

六、转诊及注意事项

化学性眼烧伤是一种紧急情况,应尽快就医进行处理。

1.化学性眼烧伤转诊的方法

(1)携带相关资料:在前往接诊医院的路上,可以携带相关的病历、检查报告、药物清单等资料,以便医生更好地了解患者的病情和治疗历史。

(2)在转诊的过程中,可以采取紧急冲洗措施,但不要试图用任何药物或物质涂抹受伤的眼睛。

2.化学性眼烧伤患者的注意事项

(1)避免接触化学物质:在日常生活中,应尽量避免接触强酸、强碱等化学物质,特别是对于儿童和老年人来说更应该注意安全。

(2)注意个人卫生:保持良好的个人卫生习惯,如勤洗手、不揉眼睛等,可以减少感染的风险。

(3)及时就医:如果发生化学性眼烧伤,应立即采取紧急措施进行冲洗和治疗,并尽快就医进行进一步处理。

(4)避免自行处理:不要试图用任何药物或物质涂抹受伤的眼睛,用清水或其他液体冲洗时也不要过于用力或时间过长。

(5)注意饮食调理:在治疗期间应注意饮食调理,多食用富含维生素 C、维生素 E 等营养素的食物,有助于促进伤口愈合和恢复视力。

第七节　角膜擦伤

一、定义

角膜擦伤是指眼睛角膜表面被磨损或刮伤的情况。它通常是由外力撞击、摩擦或刮擦引起的，例如在运动中被球击中、使用指甲或其他物品刮擦眼睛等。

二、分类

角膜擦伤可以根据其严重程度和损伤范围进行分类。以下是一些常见的分类方法。

1. 按严重程度和损伤范围分类

(1)轻度擦伤：仅涉及角膜表面的轻微磨损或刮擦。

(2)中度擦伤：涉及角膜表面的较大面积，但未穿透角膜。

(3)重度擦伤：涉及角膜表面的广泛区域，并可能穿透角膜形成溃疡。

2. 按病因分类

(1)机械性擦伤：由外力撞击、摩擦或刮擦引起的擦伤。

(2)化学性擦伤：由接触强酸、强碱等化学物质引起的擦伤。

三、临床表现

角膜擦伤的临床表现包括以下几个方面。

(1)眼部疼痛：角膜擦伤后，患者通常会感到眼部疼痛或有刺痛感。

(2)流泪：由于角膜受到刺激，患者可能会出现流泪的情况。

(3)视力模糊：由于角膜表面受损，患者的视力可能会受到影响，表现为视力模糊。

(4)敏感光线：患者可能会对光线产生过敏反应，表现为眼睛发红、刺痛等症状。

(5)异物感：患者可能会感觉眼睛里有异物存在，导致不适感。

需要注意的是，轻度的角膜擦伤可能没有明显的症状，但如果不及时治疗，可能会发展成严重的角膜溃疡和感染。因此，一旦发现眼部不适或异常情况，应及时就医进行诊断和治疗。

四、诊断

角膜擦伤的诊断通常需要进行眼部检查。以下是一些常用的诊断方法。

(1)视力检查：医生会使用视力表来测试患者的视力，以确定是否存在视力模糊等症状。

（2）眼压测量：医生会使用眼压计来测量患者的眼压，以排除青光眼等疾病的可能性。

（3）角膜染色检查：医生会给患者眼睛滴一种特殊的染料，然后用荧光灯或显微镜观察角膜表面是否有损伤或溃疡。

（4）眼底检查：如果患者有严重的角膜擦伤或其他眼部疾病的症状，医生可能会进行眼底检查，以确定是否存在其他问题。

需要注意的是，角膜擦伤的诊断应该由专业的眼科医生进行。如果您怀疑自己患有角膜擦伤或其他眼部疾病，请及时就医寻求帮助。

五、治疗

角膜擦伤的治疗包括以下几个方面。

（1）清洁伤口：医生会用0.9%氯化钠注射液或抗生素眼药水清洗患者伤口，以预防感染。

（2）防止感染：医生可能会开具抗生素眼药水或口服抗生素药物，以预防感染的发生。

（3）控制疼痛：医生可以给患者开具止痛药或消炎药来缓解患者疼痛和不适感。

（4）避免揉搓眼睛：患者要避免揉搓眼睛，以免加重伤情和引起感染。

（5）戴护目镜：患者需要戴上护目镜，以保护眼睛免受外界刺激和损伤。

对于严重的角膜擦伤，可能需要进行手术治疗，如缝合伤口、移植角膜等。治疗方案应根据患者的具体情况而定，因此建议及时就医并遵循医生的建议进行治疗。

六、转诊及注意事项

社区转诊是指将患者从社区医疗机构转诊到更高级别的医疗机构进行治疗。对于角膜擦伤这种眼部疾病，如果社区医疗机构无法提供足够的治疗条件或技术水平不足，就需要将患者进行转诊。

1.角膜擦伤的社区转诊的步骤

（1）了解患者的病情和治疗需求：社区医生需要对患者的病情进行评估，并确定是否需要将患者转诊到更高级别的医疗机构进行治疗。

（2）联系接诊医院：社区医生需要联系接诊医院的相关科室或医生，告知患者的病情和治疗需求，并协商好转诊事宜。

（3）准备相关资料：社区医生需要准备好患者的病历、检查报告等相关资料，以便接诊医院更好地了解患者的病情和治疗历史。

（4）安排转诊时间：社区医生需要与接诊医院协商好转诊时间，并提前通知患者做好准备。

需要注意的是，在进行角膜擦伤的社区转诊时，需要确保患者的安全和治疗效果。因此，建议选择有丰富经验和技术水平的医疗机构进行转诊。

2.角膜擦伤患者的注意事项

（1）避免揉搓眼睛：患者要避免揉搓眼睛，以免加重伤情和引起感染。

（2）注意卫生：患者需要注意眼部卫生，勤洗手、勿用他人毛巾或脸盆等物品。

（3）避免强光刺激：患者需要避免强光刺激，如阳光直射、电脑屏幕等。

（4）不要戴隐形眼镜：在治疗期间，患者需要暂停使用隐形眼镜，直到伤口完全愈合。

（5）按医嘱用药：患者需要按照医生的建议正确使用药物，不要随意更改剂量或停药。

（6）注意饮食：患者需要注意饮食健康，多吃富含维生素 A、C、E 等的食物，如胡萝卜、菠菜、柑橘类水果等。

需要注意的是，如果患者出现视力下降、疼痛加剧、分泌物增多等症状，应及时就医进行诊断和治疗。

第八节　眼内异物

一、定义

眼内异物是指进入眼睛内部的任何物质，包括灰尘、沙子、金属碎片、玻璃碴儿等。这些异物可能会划伤角膜、结膜或眼球表面，引起疼痛、流泪、视力模糊等症状。如果不及时处理，眼内异物还可能导致感染和其他严重的眼部问题。因此，一旦发现眼内有异物，应立即就医进行诊断和治疗。

二、分类

眼内异物可以根据其性质和来源进行分类，以下是一些常见的分类方法。

（1）按性质分类：眼内异物可以分为金属异物、非金属异物、有机异物等。

（2）按来源分类：眼内异物可以分为外来异物和内源性异物。外来异物是指从外部进入眼睛内部的异物，如灰尘、沙子、玻璃碴等；内源性异物是指在眼球内部产生的异物，如眼球表面的病变组织、脱落的角膜上皮细胞等。

（3）按大小分类：眼内异物可以分为微小异物（直径小于 1 mm）和大型异物（直径大于 1 mm）。

三、临床表现

眼内异物的临床表现因异物的大小、性质和位置而异，以下是一些常见的症状。

（1）疼痛：眼内异物可能会引起眼睛疼痛或刺痛感。

（2）流泪：眼内异物可能会刺激泪腺分泌，导致眼泪增多。

（3）视力模糊：眼内异物可能会影响眼球的正常运动和成像，导致视力模糊。

（4）充血：眼内异物可能会引起眼球表面的充血和炎症反应。

（5）异物感：眼内异物可能会让人感到有东西卡在眼睛里，难以忍受。

需要注意的是，如果眼内异物不及时处理，可能会导致感染和其他严重的眼部问题。因此，一旦发现眼内有异物，应立即就医进行诊断和治疗。

四、诊断

眼内异物的诊断通常需要先进行眼部检查和影像学检查。以下是一些常用的诊断方法。

（1）眼部检查：医生会使用放大镜等工具仔细检查患者眼睛表面和内部，以确定是否有异物存在。

（2）视力测试：医生可能会进行视力测试，以评估患者的视力是否受到影响。

（3）X线检查：如果异物比较小或难以观察到，医生可能会建议患者进行X线检查或其他影像学检查，以确定异物的位置和大小。

五、治疗

不同类型的眼内异物可能需要不同的治疗方法，因此在发现眼内有异物时，在诊断后应及时进行治疗。眼内异物的治疗方法取决于异物的大小、性质和位置等因素。以下是一些常见的治疗方法。

（1）冲洗法：对于较小的异物，医生可以使用0.9%氯化钠注射液或人工泪液等液体进行冲洗，以帮助患者将异物冲出眼睛。

（2）手术取出法：对于较大的异物或者无法通过冲洗法去除的异物，医生可能需要进行手术取出。手术通常在局部麻醉下进行，医生会使用显微镜等工具小心地取出异物。

（3）其他治疗方法：如果异物引起了感染或其他并发症，医生可能会开具抗生素或其他药物进行治疗。

需要注意的是，在治疗过程中应注意保护眼睛，避免再次受伤。同时，为了预防眼内异物，应注意保护眼睛，避免接触有害物质和危险环境。

六、转诊及注意事项

眼内异物社区转诊是指将患者从社区医疗机构转诊到专科医院行进一步的诊断和治疗。

1. 常见眼内异物社区转诊的原因

（1）需要更专业的检查和治疗：如果社区医疗机构无法提供足够的检查和治疗设备或技术，或者医生认为需要更专业的医疗团队来处理患者的病情，那么就需要将患者进行转诊。

（2）需要更全面的医疗服务：有些疾病可能需要多个科室协作治疗，如眼科、耳鼻喉科等，这时候就需要将患者进行转诊以使其获得更全面的医疗服务。

（3）需要更经济的治疗方案：在某些情况下，社区医疗机构可能无法提供最经济的治疗方案，而专科医院可能会提供更便宜的药物或手术方式，这时候就需要将患者进行转诊。

需要注意的是，在进行社区转诊前，患者应该先咨询家庭医生或其他医疗专业人士的意见，并了解相关的医疗保险政策和费用情况。同时，在接受专科医院的治疗后，患者也应该及时回到社区医疗机构进行随访和康复治疗。

眼内异物是一种常见的眼部伤害，如果不及时处理，可能会导致严重的后果。以下是一些注意事项。

(1)避免揉搓眼睛：如果感觉有异物进入眼睛，不要揉搓眼睛，这会加重伤害并可能导致感染。

(2)不要用尖锐物品挑出异物：不要使用针、剪刀等尖锐物品尝试挑出异物，这会更加伤害眼睛。

(3)及时就医：如果感觉有异物进入眼睛，应立即就医进行诊断和治疗，不要等症状加重再去医院。

(4)注意保护眼睛：在日常生活中应注意保护眼睛，避免接触有害物质和危险环境。戴护目镜可以有效预防眼部伤害。

第九节　眼睑裂伤

一、定义

眼睑裂伤是指眼睑组织受到外力撞击或切割等损伤，导致眼睑裂开或撕裂的情况。这种伤害通常会导致眼睛疼痛、出血、肿胀和视力模糊等症状。

眼睑裂伤的严重程度取决于伤口的大小和深度。较小的伤口可以通过清洁和缝合来治疗，而较大的伤口可能需要进行手术修复。在任何情况下，如果出现眼睑裂伤的症状，应立即就医进行诊断和治疗。

二、分类

眼睑裂伤可以根据伤口的位置和形状进行分类。以下是一些常见的分类方法。

(1)按位置分类：眼睑裂伤可以分为上睑裂伤和下睑裂伤两种类型。上睑裂伤通常是由眼部被打击或撞击导致的，而下睑裂伤则通常是由眼部被割伤或切割导致的。

(2)按形状分类：眼睑裂伤可以分为直线形、曲线形和不规则形三种类型。直线形伤口通常是比较浅的划伤，而曲线形和不规则形伤口则通常比较深，需要进行缝合或其他治疗。

(3)按严重程度分类：眼睑裂伤可以分为轻度、中度和重度三种类型。轻度伤口通常只会影响到皮肤表面，而中度和重度伤口则可能会影响到肌肉和其他组织结构。

三、临床表现

眼睑裂伤的临床表现包括以下几个方面。

（1）疼痛：眼睑裂伤通常会导致疼痛，疼痛的程度取决于伤口的大小和深度。

（2）出血：眼睑裂伤可能会导致出血，出血的程度也取决于伤口的大小和深度。

（3）肿胀：眼睑裂伤可能会导致局部肿胀，肿胀的程度也取决于伤口的大小和深度。

（4）视力模糊：眼睑裂伤可能会影响视力，导致视力模糊或失明等症状。

（5）眼球运动障碍：严重的眼睑裂伤可能会影响眼球的运动，导致眼球无法正常移动。

四、诊断

眼睑裂伤的诊断通常需要经过以下几个步骤。

（1）病史询问：医生会询问患者的病史，包括受伤时间、原因、症状等信息。

（2）身体检查：医生会对患者进行身体检查，观察伤口的位置、形状、大小和深度等情况。

（3）视力检查：医生会对患者进行视力检查，以确定是否存在视力受损的情况。

（4）其他检查：根据需要，医生可能会对患者进行其他检查，如眼压测量、眼底检查等。

需要注意的是，眼睑裂伤的诊断应该由专业的眼科医生进行，不要自行诊断或治疗。如果出现眼睑裂伤的症状，应立即就医进行诊断和治疗。

五、治疗

不同的眼睑裂伤可能需要不同的治疗方法，因此在诊断后应及时进行治疗。眼睑裂伤的治疗方法取决于伤口的大小和深度，以及是否存在其他并发症。以下是一些常见的治疗方法。

（1）清洁伤口：对于较小的伤口，医生可能会进行简单的清洁和消毒，以防止感染。

（2）缝合伤口：对于较大的伤口，医生可能需要进行缝合或其他手术修复。

（3）使用药物：医生可能会给患者开一些药物，如抗生素、止痛药等，以帮助控制疼痛和预防感染。

（4）冷敷：在治疗初期，医生可能会建议患者进行冷敷，以减轻肿胀和疼痛。

需要注意的是，眼睑裂伤的治疗应该由专业的眼科医生进行。如果出现眼睑裂伤的症状，应立即就医。同时，为了预防眼睑裂伤的发生，应注意保护眼睛，避免接触有害物质和危险环境。

六、转诊及注意事项

眼睑裂伤社区转诊是指将患者从社区医疗机构转诊到专科医院进行进一步治疗的过程。

1.眼睑裂伤的常见社区转诊原因

(1)需要手术治疗：对于较大的眼睑裂伤，可能需要进行手术修复，这需要在专科医院进行。

(2)需要进一步检查：如果患者的眼睑裂伤伴随其他症状或并发症，可能需要行进一步的检查和诊断，这也需要在专科医院进行。

(3)需要长期随访：对于一些复杂的眼睑裂伤，可能需要长期随访和治疗，这也需要在专科医院进行。

需要注意的是，社区医疗机构应该及时向专科医院提供患者的病历和检查结果等信息，以便专科医生能够更好地了解患者的病情并制定相应的治疗方案。同时，患者也应该积极配合社区医疗机构和专科医院的治疗和管理。

2.眼睑裂伤患者的注意事项

(1)避免揉搓眼睛：在治疗期间，应避免揉搓或摩擦受伤的眼睛，以免加重伤口和引起感染。

(2)注意卫生：保持伤口周围的皮肤清洁干燥，避免污染和感染。

(3)避免剧烈运动：在治疗期间，应避免进行剧烈的运动或活动，以免加重伤口和引起出血。

(4)注意饮食：多吃富含维生素 C 和蛋白质的食物，有助于促进伤口愈合。

(5)按医嘱用药：按照医生的建议使用药物，不要随意更改剂量或停药。

第十节　眼球挫伤

一、定义

眼球挫伤是指眼球受到外力撞击或挤压而引起的损伤。

二、分类

根据损伤的程度和范围，眼球挫伤可以分为以下几种类型。

(1)轻度挫伤：眼球表面出现轻微瘀伤或划痕，视力不受影响。

(2)中度挫伤：眼球表面出现较深的瘀伤或划痕，视力可能受到一定程度的影响。

(3)重度挫伤：眼球表面出现严重的瘀伤或划痕，甚至可能导致角膜破裂、虹膜脱出等严重并发症,视力受到严重影响。

除了上述分类外,眼球挫伤还可以根据受伤部位进行分类,如角膜挫伤、巩膜挫伤、晶状体挫伤等。

三、临床表现

眼球挫伤的临床表现因损伤程度和范围不同而异,一般包括以下几个方面。

(1)疼痛:眼球挫伤后常常会出现眼部疼痛,疼痛程度与损伤程度有关。

(2)视力下降:轻度挫伤可能不会影响视力,但中度和重度挫伤会导致视力下降。

(3)眼部瘀伤:眼球挫伤后,眼部周围可能会出现瘀斑、瘀血等现象。

(4)流泪:眼球挫伤后,眼睛可能会分泌过多的泪液。

(5)充血:眼球挫伤后,眼结膜可能会出现充血现象。

(6)其他症状:如眼球运动障碍、瞳孔异常等。

需要注意的是,有些轻微的眼球挫伤可能没有明显的症状,但仍需要及时就医进行检查和治疗,以免延误病情。

四、诊断

眼球挫伤的诊断需要通过以下几个方面进行。

(1)病史询问:医生会询问患者是否有眼部受伤的经历,以及症状出现的时间、程度等情况。

(2)眼部检查:医生会对患者的眼部进行仔细的检查,包括观察瞳孔大小、反应、视力、眼底等情况。

(3)影像学检查:如 CT 扫描、MRI 等,可以帮助医生确定眼球挫伤的程度和范围。

(4)其他检查:如角膜染色、眼压测量等也有助于诊断眼球挫伤。

五、治疗

不同类型的眼球挫伤需要采取不同的治疗方法,有不同的注意事项。眼球挫伤的治疗需要根据损伤的程度和范围进行个体化治疗,一般包括以下几个方面。

(1)休息:对于轻度的眼球挫伤,患者需要适当休息,避免过度用眼。

(2)冷敷:可以用冰袋或冷毛巾等物品进行冷敷,有助于减轻疼痛和肿胀。

(3)药物治疗:如止痛药、消炎药等可以缓解症状和促进伤口愈合。

(4)手术治疗:对于严重的眼球挫伤,可能需要进行手术治疗,如角膜移植、巩膜修补等。

需要注意的是,眼球挫伤的治疗需要在医生的指导下进行,不要自行使用药物或进行其他治疗。同时,如果出现严重的视力下降、眼球运动障碍等症状,应立即就医进行治疗。

六、转诊及注意事项

眼球挫伤社区转诊是指将患者从社区卫生服务机构转诊到更高级别的医疗机构进行治疗。一般情况下,社区医生会根据患者的病情和需要进行初步诊断和治疗,但对于一些复杂的病例或需要特殊检查和治疗的情况,可能需要将患者转诊到更高级别的医疗机构进行治疗。

1.眼球挫伤社区转诊时需要注意的事项

(1)选择合适的医疗机构:根据患者的病情和需要,选择合适的医疗机构进行转诊。

(2)提供详细的病历资料:在转诊时,需要提供患者的详细病历资料,包括病史、检查结果、治疗方案等。

(3)遵守相关规定:在进行转诊时,需要遵守相关的法律法规和规定,确保患者的权益得到保障。

总之,眼球挫伤社区转诊是一种有效的医疗服务模式,可以提高患者的治疗效果和生活质量。

2.眼球挫伤患者在日常生活中需要注意的事项

(1)避免剧烈运动:眼球挫伤后,眼部可能会出现疼痛、肿胀等症状,此时应避免进行剧烈的运动或活动,以免加重症状。

(2)注意眼部卫生:保持眼部清洁卫生,避免感染。可以用温水轻轻清洗眼睛周围的皮肤和睫毛根部。

(3)避免用力揉搓眼睛:眼球挫伤后,眼部可能会出现瘀斑、瘀血等现象,此时不要用力揉搓眼睛,以免加重症状。

(4)避免长时间用眼:长时间用眼容易导致眼部疲劳和干涩,对于眼球挫伤的患者来说更是如此,因此需要适当休息眼睛。

(5)按医嘱进行治疗:眼球挫伤的治疗需要根据医生的建议进行,患者应按时服药、复诊,并遵照医生的指导。

总之,眼球挫伤患者需要注意保护眼部,避免加重症状,同时积极配合医生进行治疗。

第十一节 突发性耳聋

一、定义

突发性耳聋是指在短时间内(通常为数小时至数天)出现的听力下降,且无明显原因。这种类型的耳聋通常是单侧性的,但也可能是双侧性的。突发性耳聋是一种紧急情况,需要及时就医进行治疗。

二、分类

根据病因和临床表现的不同，突发性耳聋可以分为以下几种类型。

(1)感音神经性耳聋：由内耳或听神经的损伤导致的听力下降。这种类型的耳聋通常是单侧性的，可能会伴随有头晕、恶心等症状。

(2)传导性耳聋：由外耳道、中耳或鼓膜等部位的病变导致的听力下降。这种类型的耳聋通常是双侧性的，可能会伴随有耳鸣、耳痛等症状。

(3)混合性耳聋：同时存在感音神经性和传导性耳聋的情况。这种类型的耳聋可能是单侧性的，也可能是双侧性的。

(4)其他类型的耳聋：如药物性耳聋、突发性感音神经性耳聋等。这些类型的耳聋通常是由特定的药物或因素引起的。

三、临床表现

突发性耳聋的临床表现如下。

(1)突然出现单侧或双侧听力下降，通常在数小时至数天内达到高峰。

(2)可能伴随有耳鸣、头晕、恶心等症状。

(3)在一些情况下，患者可能会感到耳朵堵塞或有压力感。

(4)在进行听力测试时，患者可能会发现无法听到低频声音或高频声音。

需要注意的是，突发性耳聋是一种紧急情况，如果出现这种情况应该立即就医。及时的治疗可以提高恢复听力的概率。

四、诊断

突发性耳聋的诊断通常需要进行以下步骤。

(1)病史询问：医生会询问患者的病史，包括是否有过类似的症状，是否有过耳部感染等。

(2)身体检查：医生会对患者进行身体检查，包括检查耳朵、鼻子和喉咙等部位。

(3)听力测试：医生会对患者进行听力测试，以确定患者的听力水平和受损程度。

(4)其他检查：根据需要，医生可能会对患者进行其他检查，如磁共振成像(MRI)或计算机断层扫描(CT)等。

需要注意的是，突发性耳聋的诊断需要排除其他可能的原因，如中耳炎、耳垢堵塞等。

五、治疗

突发性耳聋的治疗通常包括以下几种方法。

(1)药物治疗：常用的药物包括类固醇、抗病毒药物和血管扩张剂等。这些药物可以减轻炎症、促进血液循环和恢复听力。

（2）氧疗：通过吸入高浓度氧气来增加血液中的氧气含量，促进听觉神经的修复和再生。

（3）手术治疗：对于一些特殊情况，如中耳积液或鼓膜穿孔等，可能需要进行手术治疗。

除了上述治疗方法外，患者还可以采取以下措施来帮助恢复听力：避免暴露在噪音环境中；避免吸烟和饮酒；注意饮食健康，保持充足的睡眠；积极参加康复训练，如听力语言康复训练等。

六、转诊及注意事项

突发性耳聋是一种紧急情况，需要及时就医进行治疗。如果患者在社区医院就诊后被诊断为突发性耳聋，医生可能会建议患者转诊到专科医院进行治疗。社区医院通常可以提供初步的诊断和治疗，但对于一些复杂的病例，可能需要转诊到专科医院行进一步的检查和治疗。专科医院通常拥有更先进的设备和技术，能够更好地诊断和治疗突发性耳聋。

在进行转诊时，患者需要提供相关的病历和检查报告，以便专科医生更好地了解病情并制定治疗方案。同时，患者也需要遵守专科医院的治疗方案和注意事项，积极配合治疗，以提高治疗效果。

在治疗期间，患者需要注意以下事项。

（1）避免暴露在噪音环境中。

（2）避免吸烟和饮酒。

（3）注意饮食健康，保持充足的睡眠。

（4）积极参加康复训练，如听力语言康复训练等。

（5）按照医生的建议进行治疗，不要自行停药或更改剂量。

（6）如果出现不良反应或症状加重，应及时告知医生。

（7）避免剧烈运动和重体力劳动。

（8）注意保暖，避免受凉。

第十二节　外耳道异物

一、定义

外耳道异物是指任何非生物体（如棉签、小玩具等）或生物体（如昆虫、蟑螂等）进入外耳道引起的耳部疾病。这些异物可能会导致疼痛、瘙痒、感染或其他不适症状，并可能需要医疗干预来移除它们。

二、分类

外耳道异物可以根据其性质和来源进行分类。以下是一些常见的分类方法。

1. 根据性质分类

（1）非生物体异物：包括棉签、纸巾、橡皮球、小玩具等。

（2）生物体异物：包括昆虫、蟑螂、蚂蚁、蜈蚣等。

2. 根据来源分类

（1）外来异物：由于意外或疏忽，不小心将物体放入耳朵中。

（2）内生异物：耳垢过多或其他原因导致耳屎堵塞在耳道中，形成类似异物的感觉。

需要注意的是，以上分类仅供参考，实际情况可能更加复杂。

三、临床表现

外耳道异物的临床表现因异物的大小、形状、性质和位置而异。以下是一些常见的症状。

（1）疼痛：异物刺激或损伤外耳道皮肤时，会引起疼痛感。

（2）瘙痒：异物的存在会导致外耳道皮肤受到刺激，引起瘙痒感。

（3）红肿：异物的存在会导致外耳道局部充血和水肿，引起红肿。

（4）分泌物增多：异物的存在会刺激外耳道分泌物的产生，导致分泌物增多。

（5）听力下降：较大的异物可能会阻塞外耳道，影响声音传导，导致听力下降。

（6）头晕、恶心、呕吐等全身症状：严重的外耳道异物可能会引起头晕、恶心、呕吐等全身症状。

需要注意的是，以上症状并不一定都出现，具体表现因人而异。

四、诊断

外耳道异物的诊断通常包括以下几个方面。

（1）病史询问：医生会询问患者是否有将物体放入耳朵中的经历，以及出现的症状和持续时间等。

（2）体格检查：医生会使用专业的工具检查患者耳朵，包括了解外耳道、鼓膜和听力等情况。

（3）影像学检查：对于一些复杂的情况，医生可能会建议进行 X 线检查、CT 扫描或 MRI 等影像学检查，以确定异物的位置和性质。

（4）其他检查：如果怀疑异物已经引起感染或其他并发症，医生可能会进行血液检查或其他相关检查。

五、治疗

外耳道异物的治疗方法取决于异物的大小、形状、性质和位置，以及患者的症状和身体状况。以下是一些常见的治疗方法。

（1）取出异物：对于较小的异物，医生可以使用专业的工具或吸引器将其取出；对于较大的异物或深入耳道的异物，可能需要进行手术或其他介入性治疗。

（2）药物治疗：如果异物已经引起感染或其他并发症，医生可能会开具抗生素或其他药物来缓解症状和控制感染。

（3）冲洗清洁：对于一些较浅的异物，医生可以使用0.9%氯化钠注射液或其他适当的溶液进行冲洗清洁。

（4）其他治疗：对于一些特殊情况，如异物已经导致鼓膜穿孔或其他严重损伤，可能需要进行修复手术或其他治疗。

需要注意的是，外耳道异物的治疗需要由专业医生进行，不要自行尝试取出异物，以免造成更严重的伤害。

六、转诊及注意事项

外耳道异物社区转诊是指将患者从社区医疗机构转诊到专科医院行进一步的诊断和治疗。

1. 外耳道异物需要进行社区转诊的情况

（1）无法自行取出异物：如果患者尝试自行取出异物，但未能成功或造成更严重的伤害，需要及时转诊到专科医院进行治疗。

（2）异物较大或深入耳道：对于较大的异物或深入耳道的异物，可能需要进行手术或其他介入性治疗，需要转诊到专科医院进行治疗。

（3）异物引起感染或其他并发症：如果异物已经引起感染或其他并发症，需要进行药物治疗或其他治疗，需要转诊到专科医院进行治疗。

（4）需要进一步检查：如果怀疑异物已经导致鼓膜穿孔或其他严重损伤，需要进行影像学检查等进一步检查，需要转诊到专科医院进行治疗。

需要注意的是，社区医疗机构应该具备基本的外耳道异物处理能力，但对于复杂的情况，建议及时将患者转诊到专科医院进行治疗。

2. 外耳道异物患者的注意事项

（1）不要自行尝试取出异物：如果患者试图自行取出异物，可能会导致更严重的伤害。建议及时就医并接受专业医生的治疗。

（2）避免使用棉签等物品清理耳朵：使用棉签等物品清理耳朵可能会将异物推入更深的位置，增加治疗难度。

（3）避免揉搓或刺激耳朵：揉搓或刺激耳朵可能会加重症状或引起感染。

（4）注意保持耳朵干燥：避免水进入耳朵中，以免影响治疗效果。

（5）定期检查耳朵：定期检查耳朵可以及早发现和处理问题，预防并发症的发生。

需要注意的是，以上仅是一些常见的注意事项，具体情况需要根据患者的病情和医生的建议进行调整。如果您怀疑自己有外耳道异物，请及时就医并接受专业医生的诊断和治疗。

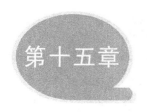

第十五章

重症监测与操作技术

第一节　心电监护

心电监护是一种临床监测技术，通过实时记录和分析患者心电图、心率、呼吸、血氧饱和度、血压等多种生理参数，为临床诊断、治疗和危重患者的抢救提供可靠的数据支持。心电监护技术在医疗领域中被广泛应用于患者急救、危重监护、麻醉等场景。

一、心电监护的原理

心电监护设备主要包括心电监护仪、传感器和传输线。心电监护仪是核心部分，负责实时采集、处理和显示心电信号。传感器负责将患者的心电信号转换为电信号，并通过传输线传输到心电监护仪。心电监护仪对采集到的信号进行滤波、放大、分析和显示，从而实现对患者心电状况的实时监测。

二、心电监护的类型

（1）床旁心电监护：床旁心电监护是指在患者床旁进行的心电监护，适用于患者住院期间的心电监测。

（2）远程心电监护：远程心电监护是指通过无线通信技术将患者的心电信号传输到远程服务器，由专业人员进行分析和监测，适用于家庭医疗、康复训练等场景。

（3）移动心电监护：移动心电监护是指在患者活动过程中进行的心电监护，适用于患者在院外活动时的心电监测。

三、心电监护的临床应用

（1）急性心肌梗死：心电监护有助于早期发现急性心肌梗死患者的病情变化，为患者提供及时的救治。

（2）心力衰竭：心电监护可监测患者的心率、心律失常等情况，为心力衰竭的诊断和治疗提供依据。

（3）高血压：心电监护可监测患者的心率、血压波动等情况，有利于高血压患者的病情评估和治疗。

（4）麻醉与复苏：心电监护在麻醉过程中至关重要，可实时监测患者的心电状况，确保麻醉安全。

（5）重症监护：心电监护用于重症监护病房，有助于及时发现患者的心电异常，为抢救提供依据。

四、心电监护的注意事项

（1）确保传感器放置正确：传感器应放置在患者胸部，确保接触良好，避免干扰。

（2）定期检查设备：心电监护设备应定期进行维护和检查，确保设备性能良好。

（3）观察报警：心电监护仪报警时，应及时处理，避免延误病情。

（4）患者教育：患者及家属应对心电监护设备有一定的了解，配合医护人员进行监测。

五、心电监护的发展趋势

（1）无线传输技术：随着无线通信技术的发展，心电监护设备将实现无线传输，提高患者舒适度。

（2）远程医疗：心电监护与远程医疗相结合，将实现远程心电监测，为基层医疗提供支持。

（3）智能分析：利用人工智能技术，将实现心电信号的智能分析，提高监测的准确性。

（4）可穿戴设备：发展可穿戴心电监护设备，将为患者提供便捷、实时的心电监测。

心电监护技术在医疗领域具有广泛的应用前景，随着技术的不断发展，心电监护将为患者提供更加精准、便捷的监测服务，为临床诊疗和患者康复贡献力量。

六、心电监护的目的

心电监护的主要目的有以下几点。

（1）实时监测：心电监护可以实时监测患者的心电图、心率、呼吸、血氧饱和度、血压等多种生理参数，为临床医生提供有关患者生命体征的准确数据。

（2）早期发现异常：心电监护有助于及时发现患者心电图的异常变化，如心律失常、心肌缺血等，为临床诊断和治疗提供依据。

（3）预警风险：心电监护可以预警患者发生心血管疾病的风险，如心肌梗死、心力衰竭等，有利于医生及时采取救治措施。

(4)监测疗效:心电监护可以用于评估患者在接受治疗过程中的心电状况,如药物治疗、心脏手术等,以便医生及时调整治疗方案。

(5)评估病情:心电监护有助于评估患者的病情严重程度,为临床病情判断和分级诊疗提供依据。

(6)监测康复进程:在心电监护下,医生可以观察患者在康复过程中的心电变化,评估康复效果,为患者制定合理的康复方案。

(7)提高医疗安全:心电监护有助于降低医疗事故发生的风险,提高医疗安全水平。

(8)远程医疗与家庭医疗:心电监护设备可以与远程医疗平台相结合,实现远程心电监测,为基层医疗和家庭医疗提供支持。

综上所述,心电监护的目的在于为临床诊疗、患者康复和医疗安全提供实时、准确的数据支持,提高医疗服务质量和水平。

七、心电监护导联

心电监护导联是用于监测患者心电图的电极,通常包括多个导联,以实现对患者心电信号的全面监测。心电监护导联的位置如下。

(1)右上侧:白色的导联,上面有 RA 的标志,位置是胸骨右缘锁骨中线第一肋间。

(2)左上侧:黑色的导联,上面有 LA 的标志,位置是胸骨左缘锁骨中线第一肋间。

(3)中间:棕色的导联,上面有 C 的标志,位置是胸骨左缘第四肋间。

(4)左下侧:红色的导联,上面有 LL 的标志,位置在左锁骨中线的内缘处。

(5)右下侧:绿色的导联,上面有 RL 的标志,位置是右锁骨中线的肋缘处。

此外,心电监护中还常用到其他导联,如 V1、V2、V3、V4、V5、V6 等。这些导联的位置如下:V1,位于胸骨右侧第四肋间;V2,位于胸骨左侧第四肋间;V3,位于 V2 与 V4 导联连线中点;V4,位于左锁骨中线第五肋间;V5,位于左腋前线,与 V4 处于同一水平上;V6,位于左腋中线,与 V4 处于同一水平上。

心电监护导联的放置有助于实时监测患者的心电图变化,为临床诊断和治疗提供依据。在实际操作中,还需根据患者的具体情况和需求选择合适的导联。

第二节　动态心电图

动态心电图(dynamic electrocardiogram, DCG)是一种长时间监测患者心电图变化的方法,可以连续记录患者在日常生活、活动、睡眠等不同状态下的心电信号。动态心电图是一种无创性检查方法,可以帮助医生了解患者心脏的电活动,为诊断和治疗心脏疾病提供重要依据。

一、动态心电图导联

动态心电图导联是用于记录动态心电图的电极位置。动态心电图导联的主要作用是捕捉这些不同状态下心电图的变化，以便为临床诊断、治疗和评估心脏疾病的严重程度提供依据。

动态心电图导联通常包括以下几个位置。

（1）胸部导联：包括左侧（LA、LL）和右侧（RA、RL）导联，用于监测胸部心脏的电活动。

（2）肢体导联：包括左上肢（L1、L2、L3）、右上肢（R1、R2、R3）和下肢（LL1、LL2、LL3）导联，用于监测肢体心脏的电活动。

此外，还有一些特殊导联如下。

（1）V1、V2、V3、V4、V5、V6导联：位于胸部，与常规动态心电图导联相结合，可提供更详细的心脏电活动信息。

（2）aVR、aVL、aVF、V1~V6导联：位于胸部，用于记录心脏各部位的电活动。

在实际应用中，根据患者的病情和需求，可以选择合适的动态心电图导联进行记录。需要注意的是，动态心电图导联的放置位置和数量可能因设备型号和患者情况而有所不同。通常，为了获得更全面的心电图信息，会尽量选择较多的导联进行记录。

二、动态心电图导联分析

动态心电图导联分析内容主要包括以下几个方面。

（1）常规分析：对每个导联的波形进行观察，评估P波、QRS波、T波的形态、振幅、时限等参数。重点关注P波和QRS波的形态，以及P波与QRS波之间的间距。

（2）异常心电图特征分析：识别异常心电图类型，如窦性心动过缓、窦性心动过速、房颤、室性心动过速、传导阻滞等。

（3）缺血性改变分析：观察ST段变化、T波倒置等缺血性改变，结合患者病史和临床表现评估其严重程度。

（4）心肌损伤标志物分析：监测心肌损伤标志物（如肌钙蛋白、肌酸激酶等）的升高，有助于诊断心肌梗死。

（5）电生理参数分析：对心律失常的类型、程度、频率等进行评估，如房颤的心率、室性心动过速的频率等。

（6）起搏器功能评估：对于安装起搏器的患者，评估起搏器的工作状态、起搏阈值、感知灵敏度等。

（7）睡眠呼吸暂停分析：结合睡眠呼吸监测，分析睡眠呼吸暂停的类型、程度和时长等。

（8）心脏负荷试验：评估患者在负荷试验过程中心电图的变化，如运动试验、多巴胺试验等。

（9）Holter报告：对24 h动态心电图（Holter）进行报告，包括全天平均心率、最长心率、最短心率等参数。

（10）患者生活日志：结合患者的生活日志，分析心电图变化与日常生活、活动、情绪等因素的关系。

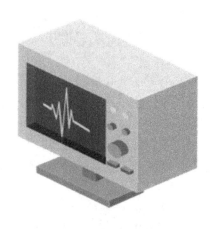

综合以上分析内容，为临床诊断、治疗和评估心脏疾病的严重程度提供依据。需要注意的是，动态心电图导联分析需结合患者的病史、临床表现和其他相关检查结果，进行全面、细致的评估。

三、动态心电图临床价值

动态心电图在临床上的应用价值主要体现在以下几个方面。

（1）冠心病诊断：动态心电图可以监测心肌缺血性ST段压低、T波倒置等表现，对冠心病的早期诊断和病情评估具有重要作用。

（2）冠状动脉病变预测：动态心电图对冠状动脉病变的预测具有重要价值。研究表明，动态心电图心肌缺血性ST段压低点多个导联有阳性改变者，诊断冠状动脉病变较肯定。ST段压低幅度、持续时间、出现阵次均与冠状动脉狭窄程度、病变范围有关。

（3）心脏功能评估：动态心电图可以反映心脏的电生理功能，如心律失常、传导阻滞等，对评估心脏功能具有重要意义。

（4）起搏器疗效评估：对于安装起搏器的患者，动态心电图可以评估起搏器的工作状态、起搏阈值、感知灵敏度等，为起搏器调试和优化提供依据。

（5）心脏负荷试验：动态心电图可以评估患者在负荷试验过程中心电图的变化，如运动试验、多巴胺试验等，有助于评估心脏的储备能力和病情严重程度。

（6）睡眠呼吸暂停评估：结合睡眠呼吸监测，DCG可以分析睡眠呼吸暂停的类型、程度和时长等，为呼吸睡眠障碍性疾病的诊断和治疗提供依据。

（7）评估心脏疾病严重程度：动态心电图可以全面、细致地分析患者的心电图变化，为临床诊断、治疗和评估心脏疾病的严重程度提供重要依据。

（8）监测药物治疗效果：动态心电图可以用于监测患者在药物治疗过程中的心电图变化，评估药物治疗的疗效和不良反应，为调整治疗方案提供依据。

综上所述，动态心电图在临床上具有很高的应用价值，为心血管疾病的诊断、治疗和评估提供了重要依据。然而，需要注意的是，动态心电图导联分析需结合患者的病史、临床表现和其他相关检查结果，进行全面、细致的评估。

第三节　血流动力学监测

血流动力学是研究血液及其组成成分在机体内运动特点和规律的科学。血流动力学监测是根据物理学的定律，结合生理和病理生理学概念，对循环系统中血液运动的规律进行定量的、动态的测量和分析，并将这些数据反馈性作用于对病情发展的了解和对临床治疗的指导。本文将对血流动力学监测进行详细阐述，包括监测原理、方法、指标、临床应用和意义等。

一、血流动力学监测原理

血流动力学监测是基于生理学和病理生理学原理，通过对循环系统中作用力、流量和容积三个方面的分析，观察和研究血液在循环系统中的运动情况。心脏作为循环系统的动力源，维持着血液在循环系统中的运动。血流动力学监测需要从心脏的角度出发，综合评价阻力血管、毛细血管、容量血管、血容量和心脏五个部分的相互影响。

二、血流动力学监测方法

（1）无创动脉血压监测：无创动脉血压监测是一种非侵入性的血压测量方法，可以通过血压计、袖带等设备对血压进行实时监测。无创动脉血压监测方法包括坐位、卧位、立位等多种姿势，可以反映心排血量和外周血管总阻力。

（2）有创动脉血压监测：有创动脉血压监测是一种侵入性的血压测量方法，通过动脉导管将传感器插入动脉内，实时测量血压。有创动脉血压监测适用于重症患者、高血压患者等，具有更高的准确性和实时性。

（3）中心静脉压监测：中心静脉压（central venous pressure，CVP）是指腔静脉与右心房交界处的压力，反映右心前负荷。中心静脉压监测可以指导输液速度和容量治疗，避免过度输液导致的心脏负荷过重。

（4）肺动脉压监测：肺动脉压（pulmonary artery pressure，PAP）是指肺动脉内的压力，可以通过有创方法或无创方法进行监测。肺动脉压监测对评估肺部疾病、心脏疾病和容量状态具有重要意义。

（5）心排血量监测：心排血量是指心脏每分钟泵出的血液量。心排血量监测可以反映心脏功能和循环状态，为临床治疗提供依据。

三、血流动力学监测指标

（1）血压：血压包括收缩压、舒张压和脉压，是衡量循环功能的重要指标。血压与心排血量、外周血管阻力、血容量、血管壁弹性和血液黏稠度等因素密切相关。

（2）中心静脉压：中心静脉压反映右心前负荷，可以指导输液速度和容量治疗。

（3）肺动脉压：肺动脉压与肺部疾病、心脏疾病和容量状态密切相关。

（4）心排血量：心排血量反映心脏功能和循环状态，为临床治疗提供依据。

（5）血氧饱和度：血氧饱和度（SaO_2）是反映组织供氧的指标，正常范围在95%~100%。血氧饱和度低于90%时，组织缺氧明显。

四、血流动力学监测临床应用

（1）维持最佳氧输送：血流动力学监测可以确保组织得到足够的氧供应，从而改善组织缺氧状况。

（2）评估病情严重程度：通过对血流动力学指标的监测，可以了解疾病的严重程度和脏器功能。

（3）指导治疗：血流动力学监测可以为临床治疗提供依据，如调整输液速度、进行药物治疗等。

（4）综合评价：血流动力学监测可以综合评价患者的循环状态、心脏功能和病情变化。

五、血流动力学监测意义

（1）定量、动态：血流动力学监测可以对循环系统中血液运动的规律进行定量、动态的测量和分析。

（2）反映心脏、血管、血液、组织的氧供、氧耗：血流动力学监测可以揭示心脏、血管、血液和组织的氧供、氧耗情况。

（3）了解疾病发展过程：通过对血流动力学指标的监测，可以了解疾病的进展和预后。

（4）指导临床治疗：血流动力学监测可以为临床治疗提供重要依据，提高治疗效果和患者生存率。

总之，血流动力学监测在临床诊疗中具有重要意义，可以有效地评估患者病情、指导治疗和改善预后。然而，在实际操作中，血流动力学监测也存在一定局限性，在于监测设备、技术要求和操作难度等方面。因此，临床医生需要根据患者病情和实际需求，合理选择监测方法和指标，以充分发挥血流动力学监测的优势。

第四节 呼吸功能检查

呼吸功能检查是一种评估呼吸系统健康状况的检查方法。本节将详细介绍呼吸功能检查的内容，包括检查方法、常见项目、正常值及临床意义等。

一、呼吸功能检查方法

(1)病史询问：了解患者的吸烟史、呼吸道症状、家族病史等，为后续检查提供依据。

(2)体格检查：检查患者的外表、呼吸形态、胸廓和肺部的触觉，进行视诊、听诊等。

(3)实验室检查：包括血常规、尿常规、痰液常规、动脉血气分析等。

(4)影像学检查：如 X 线片、CT、MRI 等，了解肺部结构、大小和形态。

(5)肺功能检查：肺功能检查是呼吸功能检查的核心内容，包括通气功能、换气功能、肺容量、肺顺应性等。

(6)支气管镜检查：通过支气管镜检查，观察呼吸道内部情况，诊断气道、支气管和肺部疾病。

(7)呼吸动力学检查：通过呼吸动力学设备，检测呼吸道的压力、流量、容量等参数。

(8)神经电生理检查：如心电图、食管电生理检查等，评估呼吸道的神经功能。

二、常见呼吸功能检查项目及正常值

(1)肺活量(VC)：成年男性为 4.5~5.5 L，成年女性为 3.5~4.5 L。

(2)用力肺活量(FVC)：成年男性为 4.0~5.0 L，成年女性为 3.0~4.0 L。

(3)1 秒率(FEV_1/FVC)：成年男性为 70%~85%，成年女性为 75%~85%。

(4)呼吸峰值流速(PEF)：成年男性为 8.5~10.5 L/S，成年女性为 6.5~8.5 L/S。

(5)动态肺顺应性(CLyn)：成年男性为 1.1~2.3 L/cmH_2O，成年女性为 1.1~1.9 L/cmH_2O。

(6)动脉血气分析：pH 的正常范围为 7.35~7.45，PaO_2 的正常范围为 80~100 mmHg，PCO_2 的正常范围为 35~45 mmHg，HCO_3^- 的正常范围为 22~26 mmol/L。

三、呼吸功能检查的临床意义

呼吸功能检查是评估呼吸系统健康状况的重要手段。通过详细的检查内容、正常值和临床意义，可以帮助医生诊断疾病、指导治疗和评估预后。

(1)诊断呼吸道疾病：如慢性阻塞性肺疾病、哮喘、肺炎、肺纤维化等。

(2)评估肺功能损害程度：如肺功能减退、肺气肿、呼吸衰竭等。

(3)指导治疗：如药物治疗、氧疗、呼吸锻炼等。

(4)评估手术适应证：如肺部手术、矫形手术等。

(5)监测病情变化：如疾病进展、疗效评估等。

(6)评估预后：如严重程度、死亡风险等。

然而，呼吸功能检查也存在一定局限性，如技术要求、设备依赖等。因此，在实际操作中，应根据患者病情和需求，合理选择检查项目和方法。

第五节　各类临床检验正常参考值

一、血液检查

血液检查主要包括红细胞、白细胞、血小板、血凝指标、生化指标等。以下为详细解读。

1. 红细胞检查

(1)血红蛋白(Hb)浓度：成年男性正常值为 $120\sim160$ g/L，成年女性正常值为 $110\sim150$ g/L，儿童正常值为 $120\sim140$ g/L。

(2)红细胞(RBC)计数：成年男性正常值为 $(4.0\sim5.5)\times10^{12}$/L，成年女性正常值为 $(3.5\sim5.0)\times10^{12}$/L，儿童正常值为 $(4.0\sim5.5)\times10^{12}$/L。

(3)血细胞比容(HCT)，或称血细胞比容：成年男性正常值为 $0.40\sim0.52$，成年女性正常值为 $0.35\sim0.47$。

(4)红细胞平均体积(MCV)：正常值为 $80\sim100$ fL。

(5)红细胞平均血红蛋白浓度(MCHC)：正常值为 $320\sim360$ g/L。

(6)红细胞平均直径(MCD)：正常值为 $6.5\sim8.1$ μm。

2. 白细胞检查

(1)白细胞计数(WBC)：成人正常值为 $(4.0\sim10.0)\times10^{9}$/L，儿童正常值为 $(5.0\sim12.0)\times10^{9}$/L。

(2)白细胞分类：中性粒细胞比例的正常值为 $40\%\sim75\%$。淋巴细胞比例的正常值为 $20\%\sim50\%$。单核细胞比例的正常值为 $3\%\sim10\%$。嗜酸性粒细胞比例的正常值为 $0.4\%\sim8\%$。嗜碱性粒细胞比例的正常值为 $0\%\sim1\%$。核细胞比例的正常值为小于 1%。嗜酸性粒细胞绝对值的正常值为 $(0.2\sim0.5)\times10^{9}$/L。嗜碱性粒细胞绝对值的正常值范围为 $(0.2\sim1.0)\times10^{9}$/L。

3. 血小板检查

(1)血小板计数(PLT)：正常值为 $100\sim300\times10^{9}$/L。

(2)血小板压积(PCT)：正常值为 $0.10\sim0.15$。

(3)平均血小板体积(MPV)：正常值为 $8\sim11$fL。

(4)血小板分布宽度(PDW)：正常值为 $15.5\%\sim18.1\%$。

4. 生化指标

(1)血糖(GLU)：空腹血糖正常值为 $3.9\sim6.1$ mmol/L，餐后血糖正常值为 $6.7\sim9.9$ mmol/L。

(2)总胆固醇(TC)：正常值为 $3.5\sim5.2$ mmol/L。

(3)甘油三酯(TG)：正常值为 $0.56\sim1.7$ mmol/L。

(4)高密度脂蛋白胆固醇(HDL-C)：正常值为 $1.0\sim2.1$ mmol/L。

（5）低密度脂蛋白胆固醇（LDL-C）：正常值为 2.1~3.4 mmol/L。

（6）肝功能：丙氨酸氨基转移酶（ALT），男性正常值为 7~40 U/L，女性正常值为 7~35 U/L；天门冬氨酸氨基转移酶（AST），男性正常值为 8~40 U/L，女性正常值为 8~35 U/L。

（7）肾功能：血肌酐（Cr），男性正常值为 62~115 μmol/L，女性正常值为 45~97 μmol/L；尿素氮（BUN），正常值为 2.8~6.8 mmol/L。

（8）电解质：钾（K^+），正常值为 3.5~5.5 mmol/L；钠（Na^+），正常值为 135~150 mmol/L；氯（Cl^-），正常值为 98~110 mmol/L；钙（Ca^{2+}），正常值为 2.1~2.6 mmol/L。

5. 血凝指标

（1）凝血酶原时间（PT）：正常值为 11~14 s。

（2）活化部分凝血活酶时间（APTT）：正常值为 25~35 s。

（3）国际标准化比值（INR）：正常值为 0.8~1.1。

（4）纤维蛋白原（Fbg）：正常值为 2~4 g/L。

（5）凝血酶时间（TT）：正常值为 15~18 s。

6. 其他检查指标

（1）尿酸（UA）：男性正常值 208~416 μmol/L，女性正常值 170~389 μmol/L。

（2）肌酐（Cr）：男性正常值 10~150 μmol/L，女性正常值 8~135 μmol/L。

（3）胆红素（TBIL）：正常值 5~21 μmol/L。

（4）直接胆红素（DBIL）：正常值 0~6 μmol/L。

（5）间接胆红素（IBIL）：正常值 3~18 μmol/L。

（6）总蛋白（TP）：正常值 65~85 g/L。

（7）白蛋白（ALB）：正常值 40~55 g/L。

（8）球蛋白（GLB）：正常值 20~30 g/L。

（9）白蛋白/球蛋白（A/G）：正常值 1.5~2.5。

二、尿液检查

尿液临床检验是临床实验室常规检测项目之一，涵盖尿常规和尿生化检查。以下是尿液临床检验的部分参考值。

（1）尿蛋白（PRO）：正常参考值为阴性。正常情况下，尿液中蛋白质的含量极低，常规方法无法检测到。

（2）尿糖（GLU）：正常参考值为阴性。正常情况下，尿液中糖的含量很低，常规方法无法检测到。

（3）尿酮体（KET）：正常参考值为阴性。正常情况下，尿液中酮体含量很低，常规方法无法检测到。

（4）尿胆红素（URO）：正常参考值为阴性。正常情况下，尿液中胆红素含量很低，常规方法无法检测到。

（5）尿亚硝酸盐（NIT）：正常参考值为阴性。正常情况下，尿液中亚硝酸盐含量很低，常规方法无法检测到。

（6）尿白细胞（LEU）：正常参考值为阴性。正常情况下，尿液中白细胞数量较少。

（7）尿红细胞（ERY）：正常参考值为阴性。正常情况下，尿液中红细胞数量较少。

（8）尿比重（SG）：正常参考值为1.015~1.025。尿液比重是评估尿液浓缩程度的重要指标。

（9）尿酸碱度（pH）：正常参考值为5.5~7.4。尿液酸碱度反映了体内酸碱平衡状况。

（10）尿隐血（BLD）：正常参考值为阴性。正常情况下，尿液中无明显隐血。

（11）尿肉眼观察：正常尿液为清澈、淡黄色。正常尿液呈淡黄色，清澈透明，无明显沉淀物和异味。

以上仅为尿液临床检验的部分参考值，实际检测项目可能因实验室设备、方法学等因素略有差异。在进行尿液检查时，需根据具体项目和实验室要求参考上述正常范围。如有异常结果，需要及时咨询专业医生。需要注意的是，尿液检查的正常参考值范围会受到许多因素的影响，如年龄、性别、生理状况等。在评估尿液检查结果时，需综合考虑患者的具体情况。

三、粪便检查

粪便检查是临床实验室常规检测项目之一，涵盖粪便常规和粪便生化检查。以下是粪便检查的部分参考范围。

（1）外观：正常粪便呈棕黄色或黄褐色，质地软硬适中，无明显恶臭。

（2）气味：正常粪便具有一定的气味，来源于肠道细菌分解食物产生的挥发性化合物。

（3）色泽：正常粪便颜色受胆红素含量影响，呈棕黄色或黄褐色。

（4）稠度：正常粪便具有一定的稠度，不易捏碎。

（5）寄生虫：正常粪便中无明显寄生虫感染。

（6）细胞：正常粪便中含少量上皮细胞、白细胞和红细胞。

（7）食物残渣：正常粪便中含有少量食物残渣，如脂肪颗粒、淀粉颗粒等。

（8）菌群：正常粪便中有大量肠道菌群，主要为厌氧菌和兼性厌氧菌。

（9）隐血：正常情况下，粪便中无明显隐血。

（10）病原微生物：正常粪便中无明显病原微生物感染。

（11）生化检测：包括肝功能、肾功能、血糖、蛋白质、脂肪等指标。

以上仅为粪便检查的部分参考范围，实际检测项目可能因实验室设备、方法学等因素略有差异。在进行粪便检查时，需根据具体项目和实验室要求参考上述正常范围。如有异常结果，需要及时咨询专业医生。

需要注意的是，粪便检查的正常参考值范围会受到许多因素的影响，如年龄、性别、生理状况等。在评估粪便检查结果时，需综合考虑患者的具体情况。在实际临床工作中，粪便检查项目可根据患者症状和需要进行针对性检测。粪便检查对于疾病诊断、病情监测和治疗评估具有重要意义。

四、脑脊液检查

脑脊液检查是一种临床实验室常规检测项目，主要用于中枢神经系统的初步诊断、鉴别诊断和治疗监测。脑脊液检查的常规项目包括脑脊液理学检查、细胞计数、细胞分类计数和蛋白质检查等。以下是脑脊液检查的部分参考值。

1. 颜色和性状

正常脑脊液无色透明，12~24 h 之内不凝固，无凝块和薄膜。

2. 细胞计数和细胞分类计数

（1）红细胞计数：无（正常情况下）。

（2）白细胞计数：成年人正常参考值为小于 $10×10^6$/L。儿童正常参考值为小于 $15×10^6$/L。新生儿正常参考值为小于 $30×10^6$/L。

（3）细胞分类计数：以淋巴细胞和单核细胞为主，中性粒细胞占 0~6%，其他细胞罕见。

3. 蛋白质含量

（1）腰椎穿刺：正常参考值为 0.02~0.4 g/L。

（2）小脑延髓池穿刺：正常参考值为 0.1~0.25 g/L。

（3）侧脑室穿刺：正常参考值为 0.05~0.15 g/L。

4. 葡萄糖

正常参考值为 2.5~4.4 mmol/L。

5. 氯化物

正常参考值为 117 mmol/L。

6. 磷脂

正常参考值为 1.1~2.0 mmol/L。

7. 腺苷酸

正常参考值为 20~40 μmol/L。

8. 乳酸

正常参考值为 0.5~1.9 mmol/L。

9. 蛋白电泳

白蛋白正常参考值为 70%~80%；α1-球蛋白正常参考值为 2%~5%；α2-球蛋白正常参考值为 2%~3%；β 球蛋白正常参考值为 15%~20%；γ 球蛋白正常参考值为 10%~15%。

以上脑脊液检查参考值仅针对部分项目，实际临床检测项目可能因实验室设备、方法学等因素略有差异。在进行脑脊液检查时，需根据具体项目和实验室要求参考上述正常范围。需要注意的是，脑脊液检查的正常参考值会受到年龄、性别、生理状况等因素的影响。在评估脑脊液检查结果时，需综合考虑患者的具体情况。脑脊液检查对于疾病诊断、病情监测和治疗评估具有重要意义。如有异常结果，需要及时咨询专业医生。

第六节　诊疗技术

一、静脉切开术

静脉切开术是一种常见的临床操作，主要用于患者长时间输液、特殊检查或治疗等情况。下面是关于静脉切开术的适应证、禁忌证、术前准备、操作方法、并发症及护理注意事项的详细介绍。

1. 适应证

(1)需要长期输液：患者需要进行长时间的治疗或输液，预计静脉穿刺无法维持较长时间。

(2)特殊检查：如心导管、中心静脉压测定、静脉高营养治疗等。

(3)急救输血：在紧急情况下，患者急需输血，但静脉穿刺困难。

2. 禁忌证

(1)穿刺部位感染或破溃：局部皮肤有感染、破溃等症状时，不适合进行静脉切开。

(2)出血倾向：患者有明显的出血倾向或凝血功能障碍。

(3)碘过敏：对碘过敏的患者，禁用碘伏消毒液。

(4)严重颅脑外伤：避免在受伤部位进行静脉切开，以免加重病情。

3. 术前准备

(1)选择合适的穿刺部位，如颈内静脉、股静脉等。

(2)备好所需器械和药品，如注射器、导管、消毒液等。

(3)患者须空腹或饭后 2 h 以上，以免误吸。

(4)向患者解释操作过程，缓解患者紧张情绪。

4. 操作方法

(1)选择穿刺部位，消毒皮肤。

(2)局部麻醉。

(3)使用静脉切开刀或一次性切开针进行穿刺。

(4)见回血后，插入导管。

(5)固定导管，缝合皮肤。

(6)连接输液设备，开始输液。

5. 并发症

(1)局部感染：穿刺部位出现红肿、疼痛等感染症状。

(2)静脉炎：由长时间输液或操作不当导致的静脉炎症。

(3)血栓形成：静脉内发生血栓阻塞。

(4)误伤周围组织：如神经、血管等。

6. 护理注意事项

(1)保持穿刺部位清洁干燥,防止感染。

(2)定期检查导管固定情况,避免脱出。

(3)观察患者输液过程中有无不适症状,如呼吸困难、胸闷等。

(4)密切监测患者生命体征,如心率、血压等。

(5)避免在切开静脉处进行其他穿刺操作,以免加重损伤。

(6)做好患者心理护理,缓解其紧张情绪。

在进行静脉切开术时,须严格掌握适应证和禁忌证,做好术前准备,遵循操作规程,加强术后护理,以降低并发症风险,确保患者安全。

二、锁骨下静脉穿刺术

锁骨下静脉穿刺术是一种常见的静脉穿刺技术,主要用于输液、监测中心静脉压、血液透析等治疗。以下是关于锁骨下静脉穿刺术的适应证、禁忌证、术前准备、操作方法、并发症及护理注意事项的详细介绍。

1. 适应证

(1)需要长期输液或静脉高营养治疗。

(2)监测中心静脉压。

(3)血液透析、血液滤过等治疗。

(4)急救输血。

(5)心脏手术、心导管检查等。

2. 禁忌证

(1)穿刺部位感染或破溃。

(2)出血倾向或凝血功能障碍。

(3)对碘过敏的患者,禁用碘伏消毒液。

(4)严重颅脑外伤患者,避免在受伤部位进行穿刺,以免加重病情。

3. 术前准备

(1)选择合适的穿刺部位,通常为锁骨下静脉。

(2)备好所需器械和药品,如注射器、导管、消毒液等。

(3)患者需空腹或饭后 2 h 以上,以免误吸。

(4)向患者解释操作过程,缓解患者紧张情绪。

4. 操作方法

(1)患者取平卧位,头偏向一侧。

(2)选择穿刺部位,消毒皮肤。

(3)局部麻醉。

(4)使用静脉穿刺针或一次性切开针进行穿刺。

(5)见回血后,插入导管。

(6)固定导管,缝合皮肤。

（7）连接输液设备，开始输液。

5. 并发症

（1）局部感染：穿刺部位出现红肿、疼痛等感染症状。

（2）静脉炎：由长时间输液或操作不当导致的静脉炎症。

（3）血栓形成：静脉内发生血栓阻塞。

（4）误伤周围组织：如神经、血管等。

6. 护理注意事项

（1）保持穿刺部位清洁干燥，防止感染。

（2）定期检查导管固定情况，避免脱出。

（3）观察患者输液过程中有无不适症状，如呼吸困难、胸闷等。

（4）密切监测患者生命体征，如心率、血压等。

（5）避免在锁骨下静脉穿刺处进行其他穿刺操作，以免加重损伤。

（6）做好患者心理护理，缓解其紧张情绪。

在进行锁骨下静脉穿刺术时，需严格掌握适应证和禁忌证，做好术前准备，遵循操作规程，加强术后护理，以降低并发症风险，确保患者安全。

三、中心静脉压测定术

中心静脉压测定（central venous pressure，CVP）是一种通过插入中心静脉导管来测量上下腔静脉近右心房压力的方法。该方法有助于评估心肺功能、指导补液和药物治疗等。下面是关于中心静脉压测定术的适应证、操作方法及注意事项的详细介绍。

1. 适应证

（1）心肺功能不全：用于评估心脏排血功能和肺部充血程度。

（2）重症休克、脱水、失血和容量不足：监测循环血容量变化，指导补液治疗。

（3）长期静脉输液、给药和静脉高营养疗法：用于监测药物和营养液的输注效果。

（4）大量输血和换血疗法：监测输血过程中血容量变化及血液稀释情况。

（5）各类心血管手术及其他大而复杂手术：术中监测CVP，评估心脏功能和循环稳定情况。

2. 操作方法

（1）选择合适的穿刺部位：通常选择颈内静脉、锁骨下静脉或股静脉。

（2）消毒皮肤：穿刺部位皮肤消毒。

（3）局部麻醉：穿刺部位局部浸润麻醉。

（4）穿刺：按照标准化操作流程进行穿刺。

（5）插入导管：将导管插入上下腔静脉近右心房处。

（6）连接测压装置：将导管与测压装置连接，记录CVP数值。

（7）固定导管：固定导管，避免脱出。

3. 注意事项

（1）注意穿刺部位感染或破溃：避免在感染或破溃部位进行穿刺。

（2）注意出血倾向：患者有明显出血倾向或凝血功能障碍时，需特别注意穿刺过程中的出血风险。

（3）测量准确：确保测压管零点与右心房水平一致，避免误差。

（4）避免气泡：在操作过程中注意排除气泡，以免影响测量结果。

（5）导管护理：定期消毒和更换导管，防止感染。

（6）观察患者病情：监测患者生命体征，观察穿刺部位有无红肿、疼痛等感染症状。

（7）防止误操作：在操作过程中，严格遵循无菌原则，避免误伤周围组织。

综上所述，中心静脉压测定术在临床中具有广泛的应用价值。适应证包括心肺功能不全、重症休克、长期静脉输液、大量输血和心血管手术等。操作方法主要包括选择穿刺部位、消毒皮肤、局部麻醉、穿刺、插入导管、连接测压装置和固定导管等。在操作过程中，注意事项包括注意穿刺部位感染或破溃、注意出血倾向、测量准确、避免气泡、导管护理、观察患者病情和防止误操作等。只有严格掌握适应证、操作方法和注意事项，才能确保中心静脉压测定术的安全性和有效性。

四、气管插管术

气管插管术是一种将特制的气管导管插入患者气管，用以通畅气道、吸入麻醉药和进行呼吸管理的临床技术。以下是关于气管插管术的适应证、禁忌证、术前准备、操作方法及并发症的详细介绍。

1. 适应证

（1）急性呼吸道梗阻：如异物、肿瘤、炎症等原因导致的呼吸道狭窄或阻塞。

（2）需要机械通气：如严重急性呼吸窘迫综合征、急性肺损伤等。

（3）吸入麻醉：在手术或诊疗过程中，需要使用吸入麻醉药的患者。

（4）呼吸道保护：预防吸入性肺炎、肺不张等并发症。

（5）呼吸道分泌物清除：如咳嗽无力、意识障碍等患者。

2. 禁忌证

（1）严重出血倾向：如凝血功能障碍、服用抗凝药物等。

（2）急性喉炎、喉水肿：可能导致插管困难或加重呼吸道梗阻。

（3）颈椎不稳定：插管过程中可能引发颈椎损伤。

（4）插管部位皮肤感染：可能导致感染扩散。

（5）患者不合作或无法自主维持气道通畅。

3. 术前准备

（1）评估患者病情：了解患者基础疾病、呼吸道状况等。

（2）过敏体质：询问患者及家属是否存在过敏史。

（3）器械准备：准备好各种型号的气管导管、喉镜、插管器具等。

（4）药物准备：根据患者病情，准备相应的镇静、镇痛、抗炎、抗过敏等药物。

（5）人员准备：确保至少有一名具备插管经验的医护人员在场。

4. 操作方法

(1)患者去枕平卧，头后仰，肩部略向前。

(2)涂抹润滑剂于气管导管前端。

(3)插入喉镜，暴露声门。

(4)观察声门，选择合适型号的气管导管。

(5)手持气管导管，沿喉镜柄插入气管。

(6)确认导管位置：通过呼气末 CO_2 监测、听诊双肺呼吸音等方法确认导管是否在气管。

(7)连接呼吸机或麻醉机，进行呼吸管理。

5. 并发症

(1)气道损伤：如声带、气管、支气管损伤等。

(2)插管困难：如喉狭窄、颈椎不稳定等原因导致的插管困难。

(3)误吸：插管过程中或插管后出现的误吸现象，可能导致吸入性肺炎、肺不张等。

(4)感染：插管部位皮肤感染、气管炎等。

(5)喉痉挛：插管过程中或插管后出现的喉痉挛。

(6)低氧血症：插管过程中或插管后出现的低氧血症。

综上所述，气管插管术在临床呼吸管理中具有重要意义。适应证包括急性呼吸道梗阻、需要机械通气、吸入麻醉等。禁忌证包括严重出血倾向、急性喉炎等。术前准备包括评估患者病情、器械和药物准备等。操作方法主要包括插入喉镜、选择合适型号的气管导管、确认导管位置等。并发症包括气道损伤、插管困难、误吸等。严格掌握适应证、禁忌证、术前准备和操作方法，及时处理并发症，有助于确保气管插管术的安全性和有效性。

五、气管切开术

气管切开术是一种紧急救治措施，主要用于解除气道阻塞、通畅呼吸道，便于呼吸管理和清除呼吸道分泌物。以下是关于气管切开的适应证、手术方法、护理及注意事项的详细介绍。

1. 适应证

(1)急性喉炎、喉水肿：导致气道狭窄或阻塞，危及生命。

(2)颈椎不稳定或头部损伤：避免插管引起的进一步损伤。

(3)严重急性呼吸窘迫综合征：需机械通气支持。

(4)呼吸道分泌物清除困难：如神经肌肉疾病、老年患者等。

(5)吸入性肺炎或肺不张：需要通畅气道以便于呼吸道管理。

2. 手术方法

(1)局麻或全麻下进行。

(2)选择合适的气管切开部位，通常为甲状软骨下 1~2 cm 处。

(3)消毒、铺巾，用手术刀切开皮肤、皮下组织及气管前筋膜。

(4)用吸引器或手指清除气管的分泌物。

（5）插入特制的气管导管，连接呼吸机或麻醉机进行呼吸管理。

3. 护理

（1）保持切口部位清洁、干燥，预防感染。

（2）定期更换气管导管及固定装置，避免皮肤损伤和感染。

（3）监测呼吸状况，及时调整呼吸机参数。

（4）观察气道分泌物，及时清除，保持气道通畅。

（5）防止误吸，加强口腔、消化道管理。

4. 注意事项

（1）严格无菌操作，预防感染。

（2）选择合适型号的气管导管，确保气道通畅。

（3）监测生命体征，及时发现并处理异常。

（4）加强呼吸机管理，避免发生呼吸机相关肺炎。

（5）患者意识恢复后，及时进行心理护理和康复指导。

总之，气管切开术是一种紧急救治措施，用于解除气道阻塞、通畅呼吸道。掌握适应证、手术方法、护理及注意事项，及时处理并发症，有助于提高气管切开术的安全性和有效性。在进行气管切开术时，应严格按照操作规程进行，确保患者生命安全。同时，加强术后护理，预防感染和并发症，有助于患者康复。

六、呼吸机机械通气

呼吸机是一种重要的急救和生命支持设备，广泛应用于临床。其主要作用是提供呼吸支持，帮助患者克服呼吸衰竭，维持生命体征稳定。

1. 临床应用

以下是呼吸机在临床中的主要应用。

（1）治疗呼吸衰竭：呼吸机可以为患者提供机械通气，减轻呼吸做功，增加肺泡通气量，改善氧合，降低二氧化碳潴留，从而治疗呼吸衰竭。

（2）预防性应用：在某些情况下，如手术、麻醉或危重症患者的转运过程中，预防性使用呼吸机可以确保患者在出现呼吸困难时立即得到支持，降低并发症风险。

（3）呼吸锻炼和康复：呼吸机还可以用于呼吸锻炼和康复治疗，通过逐渐增加呼吸负荷，帮助患者恢复呼吸功能。

（4）呼吸机撤离：对于长期机械通气的患者，呼吸机撤离是一项重要任务。通过逐步降低呼吸机支持水平，评估患者自主呼吸能力，并最终实现自主呼吸。

（5）特殊情况下的应用：呼吸机还可应用于潜水、高空作业、睡眠呼吸暂停综合征等领域。

在临床应用中，呼吸机类型繁多，根据患者病情和需求选择合适的呼吸机至关重要。使用呼吸机时，需注意适应证、禁忌证、呼吸机参数设置、气道管理、监测和护理等方面，以确保患者安全并提高治疗效果。总之，呼吸机在临床应用中具有重要意义，对于挽救患者生命、提高呼吸功能和生活质量具有积极作用。

2.机械通气的目的

呼吸机机械通气的目的是为呼吸功能不全或呼吸衰竭的患者提供呼吸支持,以确保氧气供应和二氧化碳排出,维持患者生命体征稳定。以下是机械通气的主要目的。

(1)维持气体交换:机械通气通过提供稳定的气道压力,有助于开放闭合的肺泡,增加肺泡通气量,改善氧合,降低二氧化碳潴留,从而维持正常的气体交换。

(2)减轻呼吸做功:机械通气可减轻患者呼吸肌肉的负担,降低呼吸做功,使患者能够更轻松地呼吸。

(3)防止呼吸衰竭恶化:对于急性呼吸衰竭的患者,机械通气可以迅速缓解呼吸困难,为病因治疗和进一步救治争取时间。

(4)保持呼吸道通畅:机械通气过程中,呼吸机可提供正压通气,有助于清除气道分泌物,保持呼吸道通畅。

(5)改善全身氧供:机械通气有助于提高肺部氧合能力,从而改善全身组织的供氧,降低多器官功能障碍的风险。

(6)过渡到自主呼吸:在某些情况下,机械通气可以作为过渡手段,帮助患者从呼吸机支持过渡到自主呼吸,从而降低呼吸功能不全的风险。

总之,机械通气的主要目的是为呼吸功能不全的患者提供呼吸支持,纠正气体交换障碍,改善全身氧供,为进一步治疗和康复创造条件。在临床应用中,机械通气是一种重要的生命支持措施,对于挽救患者生命具有至关重要的作用。

3.机械通气的适应证

呼吸机机械通气是一种生命支持技术,不是所有呼吸困难的患者都需要机械通气,其适应证包括以下内容。

(1)急性呼吸衰竭:如严重肺部感染、急性重症肺炎、急性肺损伤、急性呼吸窘迫综合征等。

(2)慢性呼吸衰竭:如慢性阻塞性肺疾病(COPD)急性加重、严重哮喘、肺间质纤维化等。

(3)急性心跳呼吸骤停:心肺复苏(CPR)后,自主呼吸和心跳恢复但需进一步呼吸支持。

(4)神经肌肉疾病:如吉兰-巴雷综合征、肌无力、脑瘫等导致的呼吸功能障碍。

(5)胸部外伤:如严重创伤、胸腔积液、张力性气胸等。

(6)其他:如严重中毒、严重代谢紊乱、高碳酸血症等。

4.机械通气的指征

(1)呼吸衰竭:动脉血气分析显示严重低氧血症($PaO_2 < 60$ mmHg)和(或)高碳酸血症($PCO_2 > 50$ mmHg)。

(2)呼吸困难:呼吸频率增快(RR>30 次/min),呼吸肌肉疲劳,意识障碍等。

(3)氧疗效果不佳:经面罩、鼻导管等常规氧疗措施无法改善氧合状况。

(4)肺顺应性降低:如肺部感染、急性呼吸窘迫综合征等。

(5)病情恶化:病情加重,预计自主呼吸难以维持。

(6)术中呼吸管理:手术过程中需要暂停自主呼吸,如胸腔手术、心脏手术等。

需要注意的是，机械通气的适应证和指征并非绝对，需根据患者具体病情、病史、动脉血气分析结果等多方面因素综合判断。在实际操作中，应由医生根据患者病情制定个体化的治疗方案。

5.机械通气的禁忌证

呼吸机机械通气虽然可以挽救许多患者的生命，但并非所有呼吸困难患者都适合使用。禁忌证主要包括以下内容。

（1）绝对禁忌证。

无法纠正的出血倾向：如活动性出血、严重凝血功能障碍等。

头部创伤或手术后：特别是颅脑手术、面部创伤等，机械通气可能导致气道分泌物进入脑部。

气道损伤：如严重烧伤、喉部损伤等，机械通气可能导致气道狭窄或堵塞。

急性心肌梗死：急性心肌梗死患者在机械通气过程中，可能导致心脏破裂。

严重肺动脉高压：机械通气可能导致肺动脉压力升高，加重患者病情。

急性心功能不全：严重心功能不全患者，机械通气可能无法改善心功能。

（2）相对禁忌证。

慢性阻塞性肺疾病（COPD）急性加重：患者在病情稳定期可考虑机械通气，但急性加重期可能耐受性较差。

严重哮喘：哮喘持续状态患者，机械通气效果有限，需密切观察病情变化。

胸部外伤：如张力性气胸、严重胸腔积液等，机械通气可能加重病情。

神经肌肉疾病：如肌无力、脑瘫等，患者可能无法耐受机械通气。

需要注意的是，机械通气的禁忌证并非绝对，需根据患者具体病情、病史、动脉血气分析结果等多方面因素综合判断。在实际操作中，应由医生根据患者病情制定个体化的治疗方案。必要时，可以请专业呼吸治疗师会诊，以提高机械通气成功率。

6.机械通气的基本类型

呼吸机机械通气的基本类型主要包括以下几种。

（1）控制通气（controlled ventilation，CV）：制通气模式下，呼吸机将按照预设的呼吸参数（如呼吸频率、潮气量等）进行通气。患者自主呼吸的努力将被忽略，呼吸机将完全取代患者自主呼吸。这种模式适用于患者无法自主呼吸或自主呼吸不稳定的情况。

（2）同步间歇指令通气（synchronized intermittent mandatory ventilation，SIMV）：同步间歇指令通气模式下，呼吸机在每两次呼吸之间给予患者一段时间的无呼吸，以便于患者休息和清除气道分泌物。这种模式适用于患者在部分时间内能够自主呼吸，但在某些情况下需要呼吸机辅助的情况。

（3）压力支持通气（pressure support ventilation，PSV）：压力支持通气模式下，呼吸机在患者自主呼吸时提供一定程度的支持压力，以帮助患者克服气道阻力。当患者吸气力量不足时，呼吸机将开始辅助呼吸。这种模式适用于患者自主呼吸能力较弱，但仍有部分自主呼吸能力的情况。

（4）持续气道正压通气（continuous positive airway pressure，CPAP）：持续气道正压通气模式下，呼吸机为患者提供持续的气道正压，以保持气道通畅，防止气道塌陷。这种模式适用于治疗睡眠呼吸暂停综合征、慢性阻塞性肺疾病等疾病。

（5）备用呼吸机（spare breaths per minute，SBR）：备用呼吸机模式下，呼吸机根据患者的需求提供呼吸频率，通常用于患者在短时间内需要较高呼吸频率的情况。

（6）循环呼吸：循环呼吸模式下，呼吸机按照预设的呼吸参数进行通气，同时监测患者的呼气末二氧化碳浓度（$EtCO_2$）。当 $EtCO_2$ 达到预设值时，呼吸机会暂停呼吸，等待患者自主呼气。这种模式适用于患者需要较高呼吸频率的情况。

以上是呼吸机机械通气的基本类型。在实际应用中，医生会根据患者的具体病情和需求选择合适的通气模式。患者在使用呼吸机时，应密切观察病情变化，并根据医生的建议调整通气参数。

7. 机械通气的模式

呼吸机机械通气的模式主要包括以下几种。

（1）控制通气模式：在这种模式下，呼吸机完全取代患者的自主呼吸，按照预设的呼吸参数（如呼吸频率、潮气量等）进行通气。这种模式适用于患者无法自主呼吸或自主呼吸不稳定的情况。

（2）同步间歇指令通气模式：同步间歇指令通气模式是一种混合通气模式，它在每次呼吸时根据患者的生理需求提供部分或全部呼吸支持。与控制通气相比，同步间歇指令通气模式允许患者在呼吸机支持下自主呼吸，从而降低呼吸机依赖的风险。同步间歇指令通气模式适用于患者在部分时间内能够自主呼吸，但在某些情况下需要呼吸机辅助的情况，一般是病情较轻的患者，如神经系统疾病、脑损伤等。

（3）压力支持通气模式：压力支持通气是一种在患者自主呼吸过程中提供压力支持的通气模式。当患者吸气力量不足时，呼吸机将开始辅助呼吸，提供一定的压力支持，帮助患者克服气道阻力。在呼气过程中，呼吸机不再提供压力支持。压力支持通气适用于需要呼吸机支持但又不适合采用控制通气的患者，如慢性阻塞性肺疾病（COPD）等。

（4）持续气道正压通气模式：持续气道正压通气模式是一种持续提供气道正压的通气模式，以保持气道通畅，防止气道塌陷，主要用于预防和治疗睡眠呼吸暂停综合征。持续气道正压通气模式通过维持气道通畅，改善患者的通气状况，降低睡眠期间呼吸暂停和低氧血症的风险。

（5）双水平正压通气模式：双水平正压通气模式是一种在吸气和呼气过程中分别提供不同水平气道正压的通气模式。双水平正压通气适用于需要较高气道正压的患者，如严重睡眠呼吸暂停综合征患者。与持续气道正压通气模式相比，双水平正压通气能够更好地克服气道阻力，提高通气效果。

（6）定时切换呼吸模式：在这种模式下，呼吸机按照预设的呼吸频率和吸气时间进行通气，同时监测患者的呼气末二氧化碳浓度（$EtCO_2$）。当 $EtCO_2$ 达到预设值时，呼吸机会暂停呼吸，等待患者自主呼气。这种模式适用于患者需要较高呼吸频率的情况。

（7）比例通气模式：在这种模式下，呼吸机根据预设的潮气量和呼吸频率进行通气。潮气量可以根据患者的需氧量进行调整。这种模式适用于需要精确控制潮气量的患者，如ARDS患者。

（8）神经调节通气：神经调节通气是一种根据患者神经反射调整通气参数的通气模

式。通过监测患者的呼吸频率和深度，神经调节通气能够实时调整呼吸机的支持水平，使患者的通气状况与生理需求相匹配。神经调节通气适用于各种原因导致的呼吸衰竭患者。

机械通气有多种模式，根据患者的具体病情和生理需求选择合适的通气模式至关重要。

8.通气参数的设置和调整

呼吸机通气参数的设置和调整是根据患者的具体病情和生理需求来进行的。以下是一些常用的通气参数及其设置和调整方法。

(1)呼吸频率(respiratory rate，RR)：呼吸频率是指每分钟内呼吸的次数。一般而言，成年人的正常呼吸频率为 12~20 次/min。在呼吸机通气过程中，根据患者的生理需求和病情调整呼吸频率。例如，对于急性呼吸窘迫综合征(ARDS)患者，可能需要较高的呼吸频率(>30 次/min)以保证足够的通气量。

(2)潮气量(tidal volume，VT)：是指每次呼吸时吸入或呼出的气量。正常成年人的潮气量为 8~15 mL/kg。在呼吸机通气过程中，根据患者的体重、身高、性别以及肺部顺应性等因素调整潮气量。设置合适的潮气量可以避免肺泡过度扩张或萎缩，从而降低肺部损伤的风险。

(3)呼吸周期：是指从开始吸气到结束呼气的时间。正常的呼吸周期为 1~2 s。在呼吸机通气过程中，根据患者的生理需求和病情调整呼吸周期。较短的呼吸周期(如 1 s)适用于需要快速达到高潮气量的患者，而较长的呼吸周期(如 2 s)适用于需要较高通气量的患者。

(4)呼气末正压(positive end-inspiratory pressure，PEEP)：是指在患者呼气末维持气道内的压力。正常的 PEEP 值为 5~15 cm H_2O。在呼吸机通气过程中，根据患者的肺部状况和病情调整 PEEP 值。较高的 PEEP 值有助于保持气道通畅，防止肺泡萎陷，降低肺部损伤的风险。

(5)吸入气中的氧浓度分数(fraction of inspiratory oxygen，FiO_2)：是指呼吸的气体中氧气的比例。正常情况下，FiO_2 约为 21%。在呼吸机通气过程中，根据患者的氧合状况和病情调整 FiO_2。较高 FiO_2 可提高患者的氧合水平，但过高的 FiO_2 可能导致氧中毒。

(6)吸气流量(inspiratory flow，IF)：是指呼吸机在吸气过程中提供的气流速度。正常情况下，成年人的吸气流量为 30~60 L/min。在呼吸机通气过程中，根据患者的生理需求和病情调整吸气流量。较高的吸气流量有助于快速达到高潮气量，降低肺部损伤的风险。

综上所述，呼吸机通气参数的设置和调整应根据患者的具体病情和生理需求进行。在使用呼吸机过程中，应密切监测患者的生命体征和呼吸参数，并根据监测结果及时调整通气参数。这有助于提高患者的通气效果，降低肺部损伤的风险，促进患者康复。

9.机械通气应用步骤

机械通气是一种生命支持技术，应用于患者呼吸功能不全或呼吸衰竭时。以下是机械通气的一般应用步骤。

(1)评估患者病情：首先，需要对患者的病情进行全面评估，包括病史、症状、体征和实验室检查等。确定患者是否存在呼吸衰竭及其严重程度，评估患者的呼吸生理状况和气道通畅程度。

（2）确定通气模式和参数：根据患者的病情，选择合适的通气模式（如控制通气、支持通气等）并设置初始通气参数。通气参数包括呼吸频率、潮气量、气道压等。设置时需考虑患者的年龄、身高、体重、肺部顺应性等因素。

（3）连接呼吸机和患者：将呼吸机与患者的气道（如鼻导管、面罩或人工气道）连接，确保气道通畅。对于需要人工气道的患者，如气管插管术或气管切开术，需按照操作规程进行操作。

（4）开始通气：根据设定的通气模式和参数，启动呼吸机。密切观察患者的生命体征和通气参数，如心率、血压、血氧饱和度等。

（5）监测和调整：在通气过程中，需密切监测患者的生命体征、通气参数和氧合情况。根据监测结果，及时调整通气模式和参数，以满足患者的生理需求。

（6）撤机和拔管：当患者病情改善，呼吸功能逐渐恢复时，可考虑撤离呼吸机。撤机过程分为逐步降低支持水平和拔管两个阶段。撤机过程中须密切监测患者的呼吸状况，如呼吸频率、潮气量、血氧饱和度等。

（7）护理和康复：在机械通气期间，需对患者进行细致的护理，包括气道管理、体位护理、营养支持等。同时，指导患者进行呼吸训练和康复锻炼，以提高呼吸功能和生活质量。

请注意，以上步骤仅供参考，具体操作应根据患者的病情和医疗环境进行。在使用机械通气时，务必遵循相关规程和指南，确保患者的安全与舒适。

10. 机械通气的管理

机械通气是一种生命支持技术，用于治疗呼吸衰竭或呼吸功能不全的患者。机械通气的管理包括多个方面，以确保患者的安全和有效性。以下是一些关键的机械通气管理措施。

（1）气道管理：保持气道通畅，及时清除气道分泌物；选择合适的人工气道（如鼻导管、面罩、气管插管或气管切开套管）；定期检查气道通畅性，如指尖血氧饱和度、呼吸音等。

（2）通气参数调整：根据患者病情和生理需求调整通气模式（如控制通气、支持通气、无创通气等）；设置合适的呼吸频率、潮气量、气道压等参数；监测患者的生理反应，如血氧饱和度、动脉血气分析等，及时调整通气参数。

（3）呼吸机清洁和消毒：按照医院规定和制造商建议，定期清洁和消毒呼吸机及其附件，以防止感染；患者更换或撤离呼吸机时，严格执行呼吸机附件的更换和消毒流程。

（4）病情监测与评估：密切监测患者生命体征，如心率、血压、血氧饱和度等；定期评估患者呼吸状况，如呼吸频率、潮气量、血氧饱和度等；监测患者意识状态和全身状况，以评估通气效果和病情变化。

（5）营养支持和康复锻炼：根据患者病情和营养需求，给予合理的营养支持，以促进患者康复；患者病情允许时，指导患者进行呼吸训练和康复锻炼，以提高呼吸功能和生活质量。

（6）心理支持和家属教育：关心患者的心理状况，给予心理支持和疏导；向患者和家属解释机械通气的目的、方法和注意事项，提高患者依从性和家属满意度。

（7）医护团队协作：加强医护团队之间的沟通与协作，确保机械通气患者的全面管理和优质护理；定期召开病例讨论会，总结经验教训，提高机械通气护理水平。

请注意，以上内容仅供参考，具体操作应根据患者的病情、医疗环境和医护团队的建议进行。在进行机械通气管理时，务必遵循相关规程和指南，确保患者的安全与舒适。

11. 呼吸机撤离的条件和方法

（1）呼吸机撤离的条件。

①患者病情好转，患者的一般情况好转，神志清楚，感染得到控制，循环平稳。

②呼吸功能明显改善，自主呼吸增强，咳嗽有力，能自主排痰；在吸痰等暂时断开呼吸机时，患者无明显的呼吸困难，无缺氧和 CO_2 潴留表现，血压、心率稳定。

③血气分析稳定，血气分析在一段时间内保持稳定，血红蛋白浓度维持在 10 g/dl 以上。

④酸碱失衡得到纠正，水电解质平衡。

⑤肾功能基本恢复正常。

⑥患者能够配合撤离呼吸机的过程。

（2）呼吸机撤离的生理指标：最大吸气压力超过-20 cmH_2O；自主潮气量大于 5 mL/kg，深吸气量；$FiO_2 \leqslant 40\%$ 时，$PaO_2 > 300$ mmHg；$FiO_2 < 0.4$ 时，$PaO_2 > 60$ mmHg；胸肺顺应性 > 25 mL/cmH_2O。

（3）呼吸机撤离的方法。

①直接撤机：当患者自主呼吸良好，且不耐受气管插管时，可以直接撤离呼吸机，让患者自主呼吸。

②逐步撤机：在医生的指导下，逐步降低呼吸机的支持水平，观察患者的生理反应，如生命体征、血气分析等。在确保患者稳定的情况下，逐渐减少呼吸机支持，直至撤离。

③转换通气模式：根据患者病情，逐渐转换通气模式，如从控制通气向支持通气或无创通气过渡。

④观察期：在撤离呼吸机后，需密切观察患者病情，如生命体征、呼吸状况等。确保患者病情稳定后，可逐渐延长观察期。

总之，呼吸机撤离的条件主要包括患者病情好转、呼吸功能改善、血气分析稳定、肾功能恢复等。撤离方法可根据患者病情和医生建议，选择直接撤机或逐步撤机等。在撤离过程中，需密切监测患者生理指标，确保患者安全。撤离呼吸机后，需继续观察患者病情，直至完全恢复。以上内容仅供参考，具体操作应根据患者的病情、医疗环境和医护团队的建议进行。在进行呼吸机撤离时，务必遵循相关规程和指南，确保患者的安全与舒适。

12. 机械通气并发症及处理

机械通气是一种生命支持技术，用于治疗严重的呼吸衰竭。尽管机械通气在许多情况下挽救了患者的生命，但它也可能导致一些并发症。以下是一些常见的机械通气并发症及其处理方法。

（1）气道损伤。

类型：气道损伤包括气道狭窄、气道溃疡、气道出血等。

处理方法：①保持气道通畅，及时清除气道内分泌物；②根据患者病情选择合适的通气模式和参数；③必要时使用药物治疗，如抗生素、抗炎药物等；④定期进行气道内镜检查，监测气道状况。

（2）肺部感染。

类型：肺部感染包括医院获得性肺炎、呼吸机相关性肺炎等。

处理方法：①严格执行无菌操作，降低感染风险；②根据感染病情，选用合适的抗生素进行抗感染治疗；③加强呼吸道管理，及时清除呼吸道分泌物；④合理调整机械通气参数，避免过度通气或通气不足。

（3）氧中毒。

表现：氧中毒表现为头痛、恶心、烦躁不安、呼吸抑制等。

处理方法：①适当降低氧浓度，保持 FiO_2 在 40% 以下；②监测患者血气分析结果，了解氧疗效果；③根据患者病情，调整氧疗方案。

（4）呼吸机依赖。

表现：呼吸机依赖表现为患者在撤离呼吸机时出现呼吸困难、心率增快等症状。

处理方法：①逐步降低呼吸机支持水平，训练患者自主呼吸；②加强呼吸康复训练，提高患者呼吸功能；③在医生指导下，进行撤机尝试。

（5）循环系统并发症。

类型：循环系统并发症包括高血压、低血压、心律失常等。

处理方法：①密切监测患者生命体征，及时发现异常；②根据患者病情，使用降压、升压药物；③调整机械通气参数，避免过度通气或通气不足。

（6）神经肌肉并发症。

类型：神经肌肉并发症包括肌肉萎缩、肌无力等。

处理方法：①进行早期康复训练，提高肌肉功能；②适当使用神经肌肉刺激药物，改善肌肉状况；③加强营养支持，提高患者抵抗力。

总之，机械通气并发症的预防与处理需要医护团队密切监测患者病情，根据患者需要进行相应的治疗和护理措施。在处理并发症时，应遵循相关指南和规范，以保障患者的安全与舒适。

以上内容仅供参考，具体操作应根据患者的病情、医疗环境和医护团队的建议进行。在进行机械通气时，务必遵循相关规程和指南，确保患者的安全与舒适。

七、心脏直流电复律

心脏直流电复律是一种用于恢复心脏正常心律的电生理治疗方法。以下是其适应证、禁忌证、操作方法，并发症及处理。

1. 适应证

（1）各类快速型异位心律失常，如心房颤动、心室颤动。

（2）阵发性室上性心动过速、室性心动过速等药物治疗无效的情况。

（3）预激综合征伴快速心律失常。

2. 禁忌证

（1）洋地黄中毒所致的心律失常或心律失常伴有洋地黄中毒。

（2）低血钾、病态窦房结综合征。

（3）伴有高度或完全房室传导阻滞的心房颤动和扑动。

（4）心脏明显增大、心房内有新鲜血栓形成的心房颤动。

3. 操作方法

（1）患者平卧，连接心电监护设备。

（2）按照医生指示，给予适量麻醉药物，确保患者在治疗过程中无痛苦。

（3）将电极片贴在患者胸部，根据需要选择合适的电极位置。

（4）打开心脏电复律设备，根据患者病情设置合适的参数。

（5）在医生指导下，进行电复律操作。

4. 并发症及处理

（1）短暂性低血压：治疗过程中，可能导致血压下降。处理方法为观察血压变化，必要时给予升压药物。

（2）心动过缓：电复律后，可能导致心率减慢。处理方法为观察心率变化，必要时给予药物治疗。

（3）胸痛、恶心、呕吐：可能与治疗过程中的刺激有关。处理方法为观察症状，给予对症治疗。

（4）气道损伤：电复律过程中，可能导致气道损伤。处理方法为密切观察气道状况，及时清除气道分泌物。

（5）心脏损伤：电复律过程中，可能对心脏造成一定损伤。处理方法为密切监测心脏功能，及时发现并处理异常。

请注意，以上内容仅供参考，具体操作应根据患者的病情、医疗环境和医护团队的建议进行。在进行心脏直流电复律治疗时，务必遵循相关规程和指南，确保患者的安全与舒适。

八、临时人工心脏起搏

临时人工心脏起搏是一种用于治疗突发性心律失常或心脏停搏的紧急医疗措施。以下是其适应证、分类、操作方法、并发症及障碍处理。

1. 适应证

（1）急性心肌梗死、心律失常或心脏手术后出现的心脏停搏。

（2）严重的心脏传导阻滞，导致心动过缓或停搏。

（3）药物或其他治疗方法无法控制的严重心律失常。

（4）心脏停搏复苏后的心律失常或心动过缓。

2. 分类

（1）经静脉临时起搏：通过静脉途径植入临时起搏电极，适用于短期需要起搏治疗的患者。

（2）经皮临时起搏：通过皮肤途径植入临时起搏电极，适用于长期需要起搏治疗的患者。

3. 操作方法

(1)消毒局部皮肤,铺无菌巾。

(2)按照医生指示,给予适量麻醉药物,确保患者在治疗过程中无痛苦。

(3)对于经静脉临时起搏,将电极导管插入静脉,通过 X 射线或超声引导,将电极导管放置到心脏起搏部位。

(4)对于经皮临时起搏,将电极贴片贴在患者胸部,根据需要选择合适的电极位置。

(5)连接起搏器,调整起搏参数,确保有效起搏。

4. 并发症及障碍处理

(1)感染:与植入电极或手术有关。预防措施包括严格无菌操作、术后合理抗生素使用。

(2)出血或血肿:可能与穿刺或手术有关。处理方法为密切观察出血情况,必要时给予止血药物或再次手术止血。

(3)电极移位:可能导致起搏效果不佳。处理方法为重新调整电极位置或更换起搏器。

(4)心脏损伤:可能与电刺激或手术有关。处理方法为密切监测心脏功能,及时发现并处理异常。

(5)电池耗竭:临时起搏器使用时间较长时,可能出现电池耗竭。处理方法为及时更换起搏器。

请注意,以上内容仅供参考,具体操作应根据患者的病情、医疗环境和医护团队的建议进行。在进行临时人工心脏起搏治疗时,务必遵循相关规程和指南,确保患者的安全与舒适。

九、洗胃术

洗胃术是一种紧急救治措施,用于清除胃内有害物质。以下是洗胃术的适应证和禁忌证、操作步骤、洗胃方法及注意事项。

1. 适应证和禁忌证

(1)适应证:毒物中毒,如有机磷、百草枯、重金属、毒蘑菇等中毒;食物中毒,如吃了发霉变质的食物导致的中毒;药物中毒,如误服过量药物;术前准备,如幽门梗阻伴大量胃液潴留患者需做钡餐检查或手术前的准备;急性胃扩张,需排出胃内容物减压的情况。

(2)禁忌证:强酸、强碱中毒,强腐蚀性的毒物洗胃时会加重症状;严重口腔变形,无法插入胃管的患者;情绪激动、躁动不配合,患者在洗胃时应保持安静和配合;肝硬化、食管、胃底静脉曲张,洗胃容易造成食管胃底静脉曲张破裂,引起大出血;腹主动脉瘤或胸主动脉瘤,洗胃可能导致主动脉破裂;近期胃部手术、食管糜烂或恶变,洗胃可能加重病情或导致出血。

2. 操作步骤

(1)准备器材:包括洗胃液、胃管、注射器、洗胃桶等。

（2）患者体位：去枕平卧，头偏向一侧，以免洗胃液误入气管。

（3）插入胃管：根据患者情况，选择经鼻腔或口腔插入胃管。胃管应顺利通过食管到达胃内。

（4）抽吸胃内容物：胃管插入胃内后，用注射器抽取胃内容物进行分析。

（5）冲洗胃腔：根据毒物性质，选择适当的洗胃液进行冲洗。常见的洗胃液有清水、0.9%氯化钠注射液、碳酸氢钠溶液等。

（6）排放胃内容物：将洗胃液注入胃内，然后排出，重复多次，直至胃内毒物洗净。

（7）观察病情：洗胃过程中密切观察患者生命体征，如出现异常，应及时处理。

3. 洗胃方法

（1）催吐洗胃术：适用于服毒物不久、意识清醒的患者。通过刺激咽部和鼻腔，诱发呕吐反应，从而排出胃内毒物。

（2）胃管洗胃术：适用于口服毒物的患者。将胃管插入胃内，通过注入洗胃液和排出胃内容物，达到清除毒物的目的。

4. 注意事项

（1）严格掌握适应证和禁忌证，确保洗胃安全有效。

（2）洗胃液的选择应考虑毒物性质，避免加重患者病情。

（3）洗胃过程中应密切观察患者生命体征，如出现异常，应及时处理。

（4）患者在洗胃后需留院观察，定期复查，确保毒物清除。

（5）针对不同中毒原因，给予相应的解毒治疗，以提高患者康复率。

（6）洗胃器械应严格消毒，防止交叉感染。

（7）患者及家属应了解中毒原因，加强安全意识，预防类似事件再次发生。

以上内容仅供参考，具体情况须在医生指导下进行。洗胃术具有一定的风险，患者及家属应密切配合医生，确保救治顺利进行。

十、三腔管填压术

三腔管填压式止血法是一种应用于门脉高压引起食管、胃底静脉曲张破裂出血的急救措施。以下是其适应证、禁忌证、术前准备、操作方法、并发症及处理以及注意事项。

1. 适应证

食管胃底静脉曲张破裂出血患者。

2. 禁忌证

目前没有绝对禁忌证。但是，对于非门脉高压引起的出血（如胃溃疡出血等）或其他原因导致的出血，三腔管填压式止血法效果较差。

3. 术前准备

（1）准备三腔管、注射器、气囊导尿管等器材。

（2）了解患者的病情、病史及过敏史，让患者或其家属签署知情同意书。

（3）常规检查患者的生命体征，确保患者在手术过程中安全。

4.操作方法

(1)将三腔管插入患者胃内,依次填充食管囊和胃囊。

(2)填充食管囊时,注入气体约 300 mL,观察有无出血。如无出血,继续填充胃囊,同样注入气体约 300 mL,观察有无出血。

(3)若出血停止,将三腔管留置于患者体内,并密切观察病情。

5.并发症及处理

三腔管填压式止血法的并发症主要包括气胸、胃肠道损伤、感染等。

(1)气胸:如发生气胸,应立即进行穿刺排气,严重时需行胸腔闭式引流。

(2)胃肠道损伤:如出现胃肠道损伤,需及时进行内镜或手术修复。

(3)感染:加强抗感染治疗,预防性使用抗生素。

6.注意事项

(1)操作过程中应严格无菌,避免感染。

(2)填充气囊时应注意观察患者有无不适症状,如呼吸困难、胸痛等。

(3)术后密切观察患者生命体征,如发现异常情况,及时处理。

(4)患者在治疗期间应严格遵循医嘱,注意饮食和生活习惯。

总之,三腔管填压式止血法是一种有效的急救措施,但应注意其适应证和操作方法,并做好术前准备和术后护理,以降低并发症风险。

十一、输血技术

输血是指将血液或血液制品通过静脉途径注入另一个人的体内,以增加其血液容量、改善血液循环或纠正贫血等病理状态的一种医疗措施。输血的目的主要是补充患者缺失的血液成分,恢复正常的生理功能。输血可以分为自体输血、异体输血和血浆置换等类型。在临床治疗中,输血技术被广泛应用于手术、创伤、出血性疾病、贫血等相关疾病的治疗。然而,输血也存在一定的风险,如感染、过敏、溶血等,因此,在输血前需进行严格的检验和评估,确保输血的安全性。

1.全血输注

全血输注是指将整个血液单元(包括红细胞、白细胞、血小板和血浆等成分)输注给患者的一种输血方式。全血输注通常用于治疗严重贫血、大面积创伤、手术后出血等情况。全血输注的优点是能够迅速补充患者缺失的血液成分,改善血液循环。然而,全血输注也存在一定的局限性和风险。由于全血中含有各种血液成分,患者在接受全血输注时可能出现过敏、输血反应等不良反应。此外,全血输注还存在传播病毒和细菌的风险,因此,在输血前需要对血液制品进行严格的检测和消毒处理。全血输注的适应证和禁忌证如下。

(1)适应证。

①严重贫血:如缺铁性贫血、维生素 B_{12} 和叶酸缺乏性贫血等。

②大面积创伤或手术后出血:如骨折、车祸伤、战伤等。

③凝血功能障碍:如血友病、弥散性血管内凝血等。

④急性大量出血：如消化道出血、产后出血等。

⑤免疫功能低下：如白血病、淋巴瘤等。

⑥特定情况下的患者：如珠蛋白生成障碍性贫血、慢性肝病等。

（2）禁忌证。

①过敏性体质：对输血相关制品过敏，可能出现过敏反应。

②感染性疾病：如乙肝、丙肝、艾滋病等病毒感染。

③恶性肿瘤：某些恶性肿瘤可能对全血输注产生不良影响。

④心脏功能不全：全血输注可能加重心脏负担，恶化心脏功能。

⑤高血压：全血输注可能引起血压升高，加重病情。

⑥凝血功能障碍：全血输注可能加重凝血功能障碍。

⑦孕妇：孕妇在某些情况下可能不适合接受全血输注，如胎儿窘迫、前置胎盘等。

需要注意的是，以上适应证和禁忌证仅作为一般参考，具体输血方案应根据患者的实际情况和医生的建议制定。

2. 成分输血

成分输血是指将新鲜血液分离成各种成分，根据患者的需要选择性地输注某种或某几种成分。这种输血方式具有疗效明确、不良反应较小、资源利用率高等优点。在实际临床应用中，根据患者的病情和需求，医生会采取成分输血的方式，有针对性地补充患者缺失的血液成分，如红细胞、血小板、血浆等。这种方式相对于全血输注更加安全、有效。因此，目前临床上的输血实践越来越倾向于采用成分输血。

（1）成分输血主要包括以下几种成分。

①红细胞：将新鲜血液分离出红细胞悬液，用于治疗贫血、大面积创伤、手术后出血等。

②血小板：用于治疗血小板减少性紫癜、骨折、车祸伤等导致的出血。

③纤维蛋白原：用于治疗弥散性血管内凝血、术后出血等。

④冷沉淀物：含有大量纤维蛋白原、凝血因子Ⅷ和Ⅸ，用于治疗血友病、产后出血等。

⑤血浆：含有水分、蛋白质、凝血因子等，可用于治疗失水、创伤、手术后患者。

⑥洗涤红细胞：经过特殊处理的红细胞，去除大部分血浆和白细胞，适用于过敏性体质的患者。

⑦免疫球蛋白：从献血者血液中提取的免疫球蛋白，具有抗感染、抗病毒、抗毒素等作用，用于治疗免疫缺陷病、病毒感染等。

（2）成分输血的优点。

①提高疗效：针对性地补充患者所需的某种成分，提高治疗效果。

②减少不良反应：避免输注不必要的成分，减少过敏反应、输血相关性肺水肿等不良反应的发生。

③节省血液资源：同一份血液可以制备成多种成分，提高血液资源的利用率。

④减少输血传播疾病的风险：通过过滤和病毒去除/灭活技术，降低输血传播病毒感染的风险。

需要注意的是，成分输血需要严格遵循无菌操作和规范化的操作流程，以确保输血安全。同时，患者在输血前应进行相关检查，以确保输血适应证和避免输血禁忌证。在实际临床应用中，医生会根据患者的病情和需求，制定个性化的成分输血方案。

3.输血反应

输血反应是指在输血过程中或之后，受血者发生了与输血相关的新的异常表现或疾病。根据发生时间和临床表现，输血反应可分为即刻型和迟发型两大类。即刻型输血反应通常在输血开始后的 30 min 内发生，主要包括血型不匹配、过敏反应和细菌污染等。迟发型输血反应则在输血后数小时至数天内发生，多与输血时引入的抗原产生的免疫反应有关。输血反应的防治措施如下。

(1)全面而准确的病史询问和体检，包括血型与交叉配血等检查，以确保输血的安全性。

(2)输血前进行预处理，如给予抗组胺药物预防过敏反应。

(3)密切观察输血过程中的体征和症状变化，及时处理并酌情调整输血速度和输血量。

(4)有过敏史者可在输血前半小时口服抗组胺药或皮质激素。

(5)选择无过敏史的供者，反复有过敏反应者可选择洗涤红细胞或冷冻红细胞、洗涤浓缩血小板。

(6)禁用血浆及血浆制品，去除白细胞或微聚物。

(7)输血过程中出现过敏反应时，立即减慢输血速度，给予地塞米松等药物治疗。

(8)出现非溶血性发热反应时，立即停止输血，密切观察病情，给予保暖镇静剂或退热药。

(9)输血后出现紫癜等不良反应时，及时给予甲强龙、免疫球蛋白等药物治疗。

总之，输血反应的防治需要从多方面入手，包括严格筛选供者与受者、合理选择输血成分、及时处理输血过程中出现的异常情况等。这有助于降低输血反应的发生率，确保输血安全。然而，输血反应的防治仍面临诸多挑战，临床医护人员需要不断积累经验、提高认识，以进一步提高输血安全水平。在实际操作中，应根据患者病情、输血指征和可能出现的输血反应，制定个性化、科学化的输血方案，确保患者受益。

十二、胸腔闭式引流术

胸腔闭式引流术是一种常见的临床操作，用于治疗胸腔积液、气胸等病症。下面是关于胸腔闭式引流的适应证、禁忌证、术前准备、操作方法、并发症及处理以及注意事项的详细介绍。

1.适应证

(1)胸腔积液：用于排除胸腔积液，缓解患者胸闷、呼吸困难等症状。

(2)气胸：用于排放胸腔气体，促使肺部复张。

(3)胸腔压力监测：用于监测胸腔压力变化，指导治疗。

2.禁忌证

(1)患者病情危重、体质消瘦、恶病质、不能耐受穿刺。

（2）有严重的出血倾向、血小板低于 30000/L 的患者。

（3）肝硬化、消化道大出血、有出血倾向的患者。

（4）有意识障碍或精神障碍，不能配合穿刺的患者。

（5）对利多卡因过敏者，无法进行局麻。

（6）皮肤有严重的挫伤、感染，无法穿刺者。

3. 术前准备

（1）详细了解患者病情，评估胸腔闭式引流的必要性及可行性。

（2）检查患者血常规、凝血功能等指标，确保术中出血风险可控。

（3）备好胸腔闭式引流所需的器械和药品，如穿刺针、引流管、局麻药等。

（4）向患者及家属解释手术目的、过程及可能出现的并发症，征得其同意。

4. 操作方法

（1）患者取坐位或侧卧位，选择合适的穿刺点。

（2）局部皮肤消毒、铺巾，给予局麻。

（3）穿刺针沿肋间隙刺入胸腔，抽出积液或气体。

（4）置入引流管，连接闭式引流装置。

（5）打开引流阀，排出胸腔积液或气体。

（6）观察引流液性状、量和速度，根据病情调整引流参数。

5. 并发症及处理

（1）气胸：穿刺过程中可能引发气胸，应严密观察患者呼吸状况，如有异常，及时处理。

（2）胸腔出血：穿刺过程中患者可能出现胸腔出血，应密切观察患者生命体征，如有异常，及时输血、止血处理。

（3）感染：密切观察患者体温变化，预防性使用抗生素，如患者出现感染征象，及时抗感染治疗。

（4）导管相关性感染：保持引流管通畅，定期更换引流瓶，预防性使用抗生素。

6. 注意事项

（1）严格无菌操作，防止感染。

（2）选择合适的穿刺点和引流管，避免损伤周围组织。

（3）密切观察患者病情变化，及时调整引流参数。

（4）保持引流管通畅，避免受压、折叠。

（5）注意患者心理护理，减轻患者焦虑、恐惧情绪。

（6）做好患者健康教育，指导出院后护理。

总之，胸腔闭式引流是一种有效的治疗胸腔积液和气胸的方法。在操作过程中，应充分评估患者病情，严格遵循适应证和禁忌证，做好术前准备，规范操作，及时处理并发症，并加强护理和健康教育，以确保患者安全。

十三、心包穿刺术

心包穿刺是一种常见的临床操作,主要用于治疗心包积液、心脏压塞等症状。以下是关于心包穿刺的适应证、操作方法及注意事项的详细介绍。

1. 适应证

(1)心脏压塞:心脏压塞是由于心包积液或肿瘤等原因导致心脏受到压迫,从而引发胸痛、呼吸困难等症状。心包穿刺可以缓解心脏压塞,改善患者症状。

(2)心包积液:心包积液是指心包腔内积聚过多的液体,可能导致心脏功能受限。心包穿刺可以抽取心包积液,以恢复心脏的正常功能。

(3)心脏肿瘤:心包穿刺可用于获取心脏肿瘤的组织样本,进行病理检查,以明确肿瘤的性质。

(4)心包炎:心包炎是指心包腔内发生炎症反应,如化脓性心包炎、结核性心包炎等。心包穿刺可以抽取心包积液,进行实验室检查,以明确心包炎的病因。

2. 操作方法

(1)穿刺点选择:通常选择在胸腔左侧、胸廓下 1/3 与中 1/3 交界处的水平线与第 4 肋间交点处进行穿刺。

(2)麻醉:穿刺前给予患者局部浸润麻醉,如阿托品静脉注射,以防止患者术中发生迷走神经反射。

(3)穿刺:使用 20 mL 的玻璃注射器连接 16 号针头,于术部的肋骨前缘皮肤垂直刺入针头。进入胸腔后,注射器内维持负压,缓慢向心脏方向推进。当针触及心包膜后,可感觉到心搏动。刺入心包膜,心包液体进入注射器内,说明已刺入心包腔。

(4)置管:取下注射器,用直径 1 mm 的医用聚乙烯导管,经 16 号针头插入心包腔 5~6 cm,固定导管,拔出针头。导管用胶布固定在胸壁上。

(5)引流:通过导管持续抽取心包液,或经导管定期向心包腔内注入药物,也可通过导管对心包腔进行冲洗引流。

3. 注意事项

(1)严格无菌操作,防止感染。

(2)穿刺过程中密切观察患者生命体征,如心率、血压、呼吸等,如有异常,及时处理。

(3)穿刺速度宜慢,每次抽液量不宜过多,以免造成急性右心室扩张。首次抽液量一般不超过 100 mL。

(4)抽出新鲜血液时,应立即停止抽吸,密切观察患者有无心脏压塞症状,观察患者的反应。

(5)术后患者需卧床休息,避免剧烈咳嗽、深呼吸或突然改变体位,以免引起疼痛加重。

(6)定期更换引流瓶,保持引流管通畅,避免受压、折叠。

(7)注意患者术后病情变化,如出现发热、感染等症状,应及时给予抗生素治疗。

(8)做好患者心理护理,减轻焦虑、恐惧情绪。

总之,心包穿刺是一种重要的临床操作,用于治疗心脏压塞、心包积液等症状。在实际操作中,要严格掌握适应证,规范穿刺方法,密切观察患者病情变化,并加强术后护理,以确保患者安全。

十四、胸腔穿刺术

胸腔穿刺是一种常见的临床操作,用于诊断和治疗胸腔疾病。以下是关于胸腔穿刺的适应证、禁忌证、操作方法、并发症及处理以及注意事项的详细介绍。

1. 适应证

(1)胸腔积液:用于诊断和治疗胸腔积液,如结核性胸膜炎、心力衰竭、肿瘤等原因导致的胸腔积液。

(2)气胸:用于诊断和治疗气胸,如外伤性气胸、自发性气胸等。

(3)胸膜肿瘤:用于获取胸膜肿瘤的组织样本,进行病理检查。

(4)胸腔闭式引流:用于治疗胸腔积液、气胸等疾病的胸腔闭式引流。

2. 禁忌证

(1)穿刺部位有感染或肿瘤转移病灶。

(2)患者有严重出血倾向或在抗凝治疗期间。

(3)胸腔穿刺部位有手术瘢痕或血管异常。

(4)患者不能配合或精神异常,不能保持安静。

3. 操作方法

(1)选择合适的穿刺点:通常选择在胸部叩诊实音最明显的部位进行穿刺。

(2)患者体位:根据穿刺部位选择坐位或侧卧位。

(3)消毒、麻醉:穿刺前对穿刺部位进行消毒,给予患者局部浸润麻醉。

(4)穿刺:使用 20 mL 的玻璃注射器连接 18 号针头,沿消毒过的皮肤穿刺点刺入。当针头进入胸腔后,抽出适量胸腔积液或气体。

(5)置管:如需持续引流,可选用直径 1 mm 的医用聚乙烯导管,经针头插入胸腔 5 ~ 6 cm,固定导管,拔出针头。

(6)引流:通过导管持续抽取胸腔积液或气体,或向胸腔注入药物。

4. 并发症及处理

(1)气胸:穿刺过程中可能损伤胸腔的肺组织,导致气胸。轻度的气胸可自然吸收,严重气胸需行胸腔闭式引流。

(2)胸腔出血:穿刺过程中可能损伤胸腔的血管,导致出血。轻度出血可先观察,严重出血需及时处理,如输血、药物止血等。

(3)感染:穿刺过程中可能引发感染,如红肿、发热、疼痛等症状,须给予抗生素治疗,并加强局部护理。

(4)神经损伤:穿刺过程中可能损伤胸腔的神经,导致手臂麻木、无力等症状。轻症者可先观察,重症者须给予神经营养药物治疗。

5.注意事项

(1)严格无菌操作,防止感染。

(2)穿刺过程中密切观察患者生命体征,如心率、血压、呼吸等。

(3)术后患者需卧床休息,避免剧烈咳嗽、深呼吸或突然改变体位。

(4)定期更换引流瓶,保持引流管通畅,避免受压、折叠。

(5)注意患者术后病情变化,如出现发热、感染等症状,及时给予相应治疗。

(6)做好患者心理护理,减轻患者焦虑、恐惧情绪。

总之,在进行胸腔穿刺时,要严格掌握适应证和禁忌证,规范操作方法,加强术后护理,以确保患者安全。在穿刺过程中,如遇到并发症,应及时处理,以降低患者的风险。

十五、腹腔穿刺术

腹腔穿刺是一种常见的临床操作,用于诊断和治疗腹腔疾病。以下是关于腹腔穿刺的适应证、禁忌证、操作方法、并发症及处理以及注意事项的详细介绍。

1.适应证

(1)腹腔积液:用于诊断和治疗腹腔积液,如肝硬化、卵巢囊肿破裂、心肌梗死所致腹腔积液等。

(2)腹痛原因不明:用于诊断腹痛的原因,如急性腹膜炎、腹腔肿瘤等。

(3)胃肠道出血:用于诊断和治疗胃肠道出血,如肝硬化食管胃底静脉曲张破裂、溃疡病出血等。

(4)胰腺炎:用于诊断和治疗胰腺炎,如急性胰腺炎、慢性胰腺炎等。

(5)腹膜腔积液肿瘤:用于获取腹膜肿瘤的组织样本,进行病理检查。

2.禁忌证

(1)穿刺部位有感染或肿瘤转移病灶。

(2)患者有严重出血倾向或在抗凝治疗期间。

(3)腹腔穿刺部位有手术瘢痕或血管异常。

(4)患者不能配合或精神异常,不能保持安静。

3.操作方法

(1)选择合适的穿刺点:通常选择在腹部叩诊实音最明显的部位进行穿刺。

(2)患者体位:根据穿刺部位选择仰卧位、侧卧位或半坐位。

(3)消毒、麻醉:穿刺前对穿刺部位进行消毒,给予患者局部浸润麻醉。

(4)穿刺:使用 50 mL 的玻璃注射器连接 18 号针头,沿消毒过的皮肤穿刺点刺入。当针头进入腹腔后,抽出适量腹腔积液或血液。

(5)置管:如需持续引流,可选用直径 1 mm 的医用聚乙烯导管,经针头插入腹腔 5~6 cm,固定导管,拔出针头。

(6)引流:通过导管持续抽取腹腔积液或血液,或向腹腔注入药物。

4.并发症及处理

(1)腹膜炎:穿刺过程中可能引发腹膜炎,表现为腹痛、发热等症状,须给予抗生素治疗，并加强局部护理。

（2）腹腔出血：穿刺过程中可能损伤腹腔的血管，导致出血。轻度出血可先观察，严重出血须及时处理，如输血、药物止血等。

（3）神经损伤：穿刺过程中可能损伤腹腔的神经，导致下肢麻木、无力等症状。轻症者可先观察，重症者须给予神经营养药物治疗。

（4）气腹：穿刺过程中可能出现气腹，导致患者不适，一般可自行缓解，严重时须再次穿刺排气。

5.注意事项

（1）严格无菌操作，防止感染。

（2）穿刺过程中密切观察患者生命体征，如心率、血压、呼吸等。

（3）术后患者需卧床休息，避免剧烈咳嗽、深呼吸或突然改变体位。

（4）定期更换引流瓶，保持引流管通畅，避免受压、折叠。

（5）注意患者术后病情变化，如出现发热、感染等症状，及时给予相应治疗。

（6）做好患者心理护理，减轻患者焦虑、恐惧情绪。

总之，在进行腹腔穿刺时，要严格掌握适应证和禁忌证，规范操作方法，加强术后护理，以确保患者安全。在穿刺过程中，如遇到并发症，应及时处理，以降低患者的风险。

十六、腰椎穿刺术

腰椎穿刺是一种常见的神经科临床检查方法，对神经系统疾病的诊断和治疗具有重要意义。以下是关于腰椎穿刺适应证、禁忌证、操作方法、并发症及处理以及注意事项的详细介绍。

1.适应证

（1）中枢神经系统炎症性疾病诊断与鉴别诊断。

（2）脑血管意外的诊断。

（3）颅内肿瘤性疾病的诊断与治疗。

（4）测定颅内压力和了解蛛网膜下隙是否有阻塞。

（5）需要进行椎管内给药。

2.禁忌证

（1）颅内高压脑疝。

（2）穿刺部位有炎症、脊柱结核或开放性损伤。

（3）患者有明显出血倾向和病情危重不宜搬动。

（4）有脊髓压迫症的患者，其脊髓功能处于即将丧失的临界状态。

3.操作方法

（1）患者体位：通常取侧卧位，双下肢屈曲，使腰背部和脊柱保持自然弯曲。

（2）皮肤消毒：穿刺部位消毒，范围包括腰部皮肤、髂嵴和穿刺点周围。

（3）局部麻醉：用1%利多卡因进行穿刺点局部浸润麻醉。

（4）穿刺：使用20~22号穿刺针，沿消毒过的皮肤穿刺点刺入，缓慢进入蛛网膜下隙。

(5)抽取脑脊液：当针头进入蛛网膜下隙后，抽取适量脑脊液进行检测。

(6)插管：如需持续引流或给药，可放置硬膜外导管，固定并拔出针头。

4. 并发症及处理

(1)头痛：为腰椎穿刺的常见并发症，与脑脊液压力变化有关，可给予镇痛、脱水药物治疗，适当休息。

(2)脑脊液漏：穿刺过程中脑脊液泄漏，可能导致头痛、发热等症状，须让患者平卧休息，密切观察病情。

(3)神经损伤：穿刺过程中可能损伤周围神经，导致腰腿部疼痛、麻木等症状。轻者先观察，重者给予神经营养药物治疗。

(4)感染：穿刺部位感染，表现为红肿、疼痛等，须及时给予抗生素治疗，加强局部护理。

5. 注意事项

(1)严格无菌操作，防止感染。

(2)穿刺过程中密切观察患者生命体征，如心率、血压、呼吸等。

(3)术后患者需卧床休息，避免剧烈咳嗽、深呼吸或突然改变体位。

(4)定期更换引流瓶，保持引流管通畅，避免受压、折叠。

(5)注意患者术后病情变化，如出现发热、感染等症状，及时给予相应治疗。

(6)做好患者心理护理，减轻其焦虑、恐惧情绪。

总之，在进行腰椎穿刺时，要严格掌握适应证和禁忌证，规范操作方法，加强术后护理，以确保患者安全。在穿刺过程中，如遇到并发症，应及时处理，以降低患者的风险。

十七、血液灌流术

血液灌流术是一种通过体外循环将患者血液引入装有吸附剂的灌流器，清除体内毒素、代谢产物和多余水分等物质的治疗方法。以下是关于血液灌流术的适应证、禁忌证、操作方法、并发症及处理以及注意事项的详细介绍。

1. 适应证

(1)急性中毒：如有机磷农药、化学物质、药物等中毒。

(2)慢性中毒：如重金属、苯丙氨酸等中毒。

(3)代谢紊乱：如高胆红素血症、高尿酸血症等。

(4)严重的水、电解质和酸碱平衡紊乱。

(5)肝功能衰竭、肾功能衰竭等。

(6)顽固性瘙痒、疼痛等症状。

2. 禁忌证

(1)严重的心脏、肺功能不全，无法耐受体外循环。

(2)有出血倾向或凝血功能障碍。

(3)局部皮肤感染或严重过敏体质。

(4)急性传染病发热期。

(5)怀孕和哺乳期妇女。

3. 操作方法

(1)准备器材：包括灌流器、血液泵、滤器、导管等。

(2)建立血管通路：选择合适的穿刺部位，如股静脉、颈内静脉等，穿刺成功后，插入导管。

(3)连接电路：将灌流器、血液泵、滤器等器材连接起来，形成封闭的循环系统。

(4)开始灌流：打开血液泵，将患者血液引入灌流器，进行体外循环。

(5)观察与监测：密切观察患者生命体征、灌流效果等，根据需要调整灌流参数。

(6)结束灌流：达到治疗效果后，关闭血液泵，拔出导管，局部压迫止血。

4. 并发症及处理

(1)出血和血肿：穿刺部位出血、血肿，需加强局部压迫、包扎，必要时给予止血药物。

(2)感染：注意穿刺部位消毒和无菌操作，预防感染。

(3)空气栓塞：密切观察患者生命体征，如出现呼吸困难、胸痛等症状，应立即停止灌流，采取相应处理。

(4)过敏反应：如出现过敏症状，立即停用过敏原，给予抗过敏治疗。

(5)低血压、低氧血症：密切监测患者生命体征，及时调整灌流参数，必要时给予升压、氧疗等治疗。

5. 注意事项

(1)严格无菌操作，防止感染。

(2)选择合适的穿刺部位，避免局部皮肤感染和出血。

(3)密切观察患者生命体征，如心率、血压、呼吸等。

(4)调整灌流参数时要缓慢，避免大幅度的波动。

(5)灌流过程中注意患者舒适度和病情变化，如患者出现不适，及时处理。

(6)加强术后护理，预防并发症。

总之，在进行血液灌流术时，要严格掌握适应证和禁忌证，规范操作方法，加强术后护理，以确保患者安全。在治疗过程中，如遇到并发症，应及时处理，以降低患者的风险。

十八、血液透析

血液透析是一种通过半透膜弥散原理，清除血液中代谢废物、多余水分和电解质的治疗方法。以下是关于血液透析的适应证、禁忌证、操作方法、并发症及处理以及注意事项的详细介绍。

1. 适应证

(1)急性肾功能衰竭：如肾梗死、肾中毒等。

(2)慢性肾功能衰竭：如糖尿病肾病、高血压肾病等。

(3)尿毒症：晚期肾功能不全导致的毒素积累、水电解质紊乱等。

(4)严重的水、电解质和酸碱平衡紊乱。

(5)药物或毒物中毒。

(6)某些特殊疾病：如系统性红斑狼疮、血管炎等。

2. 禁忌证

(1)严重的心脏病，无法耐受体外循环。

(2)有出血倾向或凝血功能障碍。

(3)局部皮肤感染或严重过敏体质。

(4)急性传染病发热期。

(5)怀孕和哺乳期妇女。

3. 操作方法

(1)准备器材：包括透析器、透析管路、血液泵、滤器等。

(2)建立血管通路：选择合适的穿刺部位，如动静脉内瘘、动静脉桥血管等，穿刺成功后，插入透析导管。

(3)连接电路：将透析器、血液泵、滤器等器材连接起来，形成封闭的循环系统。

(4)开始透析：打开血液泵，将患者血液引入透析器，进行体外循环。

(5)观察与监测：密切观察患者生命体征、透析效果等，根据需要调整透析参数。

(6)结束透析：达到治疗效果后，关闭血液泵，拔出透析导管，局部压迫止血。

4. 并发症及处理

(1)出血和血肿：穿刺部位出血、血肿，须加强局部压迫、包扎，必要时给予止血药物。

(2)感染：注意穿刺部位消毒和无菌操作，预防感染。

(3)空气栓塞：密切观察患者生命体征，如出现呼吸困难、胸痛等症状，应立即停止透析，采取相应处理。

(4)过敏反应：如出现过敏症状，立即停用过敏原，给予抗过敏治疗。

(5)低血压、低氧血症：密切监测患者生命体征，及时调整透析参数，必要时给予升压、氧疗等治疗。

5. 注意事项

(1)严格无菌操作，防止感染。

(2)选择合适的穿刺部位，避免局部皮肤感染和出血。

(3)密切观察患者生命体征，如心率、血压、呼吸等。

(4)调整透析参数时要缓慢，避免剧烈波动。

(5)透析过程中注意患者舒适度和病情变化，如患者出现不适，及时处理。

(6)加强术后护理，预防并发症。

总之，在进行血液透析时，要严格掌握适应证和禁忌证，规范操作方法，加强术后护理，以确保患者安全。在治疗过程中，如遇到并发症，应及时处理，以降低患者的风险。

参考文献

［1］陈孝平, 汪建平.外科学［M］.8版.北京：人民卫生出版社, 2013.

［2］谢建兴.外科学［M］.北京：中国中医药出版社, 2012.

［3］龙明, 王立义.外科学［M］.7版.北京：人民卫生出版社, 2014.

［5］胡维勤.看图学老年人家庭急救［M］.哈尔滨：黑龙江科学技术出版社, 2018.

［6］吴在德, 吴肇汉.外科学［M］.7版.北京：人民卫生出版社, 2008.

［7］陈仁辉.现场急救［M］.厦门：厦门大学出版社, 2022.

［8］陈凯荣.院前急救普及读物［M］.太原：山西科学技术出版社, 2022.

［9］郭丽.家庭急救技术［M］.北京：北京理工大学出版社, 2021.

［10］江秀敏, 康育兰.儿童意外伤害急救与预防实例剖析［M］.福州：福建科学技术出版社, 2022.

［11］马渝, 董荔.公众急救手册图文版(一)心脏骤停急救篇［M］.重庆：重庆大学出版社, 2022.

［12］贾大成.关键时刻能救命的急救指南［M］.天津：天津科学技术出版社, 2021.

［13］彭飞, 席淑华, 邵小平.家庭急救知识图解［M］.上海：上海科学技术出版社, 2020.

［14］柴日奕, 陈星星.你也学得会院前与家庭急救［M］.上海：上海科学普及出版社, 2020.

［15］吴海峰, 陈立书.创伤急救培训教程［M］.北京：中国医药科技出版社, 2019.

［16］弗雷德里克·阿德内, 桑德里娜·特鲁夫洛.图解急救知识百科［M］.沈一蕊, 译.武汉：华中科技大学出版社, 2019.

［17］熊名副, 全忠, 刘叶飞, 等.骨创伤疾病诊治与急救技术［M］.长春：吉林科学技术出版社, 2019.

［18］高建强.急性中毒与急救［M］.天津：天津科学技术出版社, 2018.

［19］王建航.现代创伤骨科急救学［M］.西安：西安交通大学出版社, 2018.

图书在版编目（CIP）数据

社区危重症医学 / 刘雍容等主编. --长沙：中南
大学出版社，2024.9.
ISBN 978-7-5487-5918-8

Ⅰ. R459.7

中国国家版本馆 CIP 数据核字第 20241XX964 号

社区危重症医学
SHEQU WEIZHONGZHENG YIXUE

刘雍容　付冰　张文秀　唐海云　汤观秀　主编

□出 版 人	林绵优
□责任编辑	代　琴
□责任印制	李月腾
□出版发行	中南大学出版社
	社址：长沙市麓山南路　　　　邮编：410083
	发行科电话：0731-88876770　　传真：0731-88710482
□印　　装	广东虎彩云印刷有限公司

□开　　本	787 mm×1092 mm 1/16	□印张 18	□字数 441 千字
□版　　次	2024 年 9 月第 1 版	□印次 2024 年 9 月第 1 次印刷	
□书　　号	ISBN 978-7-5487-5918-8		
□定　　价	68.00 元		

图书出现印装问题，请与经销商调换